図説 カラダ大辞典 ①

メタボリック
シンドローム

金沢医科大学

刊行にあたって

金沢医科大学理事長　山下 公一

　近年、健康に関する皆さんの関心は非常に高まっており、一般向けの健康や医療に関する解説書は市場に氾濫して、一般の人々の知識のレベルもかなり専門的で詳細な点にわたることも少なくありません。これは現代社会のあり方でもあり、病気の予防に対しても良い効果があるものと思われます。ただ、この種の情報提供もこれで十分というものではないので、提供側からも工夫を重ねて取り組んでいかねばならないものと思います。

　金沢医科大学では、一般の皆さんにぜひ知っておいていただきたい健康や病気に関する解説番組を、金沢医科大学病院の教育・診療スタッフとテレビ金沢とで協同制作し、平成18年4月から、「カラダ大辞典」シリーズとして放送してまいりました。放送を積み重ねるにつれて、再放送を求める声も多くなってきたことから、番組をライブラリとして蓄積することにし、金沢医科大学ホームページからアクセスしてインターネット上で全番組がいつでも随時無料で閲覧できるようにいたしました。関係者の努力に心から感謝いたす次第ですが、すでに学生、研修医をはじめ多くの方々に利用されるようになっており、さらに一般の多くの方々の利用が進むよう期待しているところです。

　さて、この「図説 カラダ大辞典」シリーズですが、上記の「カラダ大辞典」番組の放送が進む中で新しい企画として、現今の医療の最前線の状況をより詳細に読み理解を確かのものにするための資料として発刊することになりました。金沢医科大学病院の教育・診療スタッフが、日頃の診療や、教育、研究などで経験した「生（なま）」の資料やイラストを用い、できるだけオリジナルな図を多く使って、最新の知識を分かりやすく説明する「質の高い健康と医学の教科書」を目指して制作されたものです。一般の皆さんはもちろん、医学部、看護学部の学生、さらには広く医師の方々にも知識の内容を確認したり理解を広めたり整理するのに役立てていただければ、誠に幸いと思っております。目下、「メタボリックシンドローム」の発刊に続いて「がん」、「神経の病気」の2巻の発刊を予定しています。

　医学は日進月歩であり、新しい診断法や治療法の出現によって関係分野が爆発的に進歩することも珍しくありません。本シリーズではそのような場合の改訂に備えて、本の装丁は簡素かつ丈夫なものにいたしました。多くの皆さんのご利用を期待しております。

　最後になりましたが、忙しい中、編集、執筆にあたっていただいた本学の教育・診療スタッフおよび出版局のスタッフの労に心から感謝いたします。

平成21年1月

推薦のことば

金沢医科大学学長　山　田　裕　一

　金沢医科大学の建学の精神には「社会に貢献する」ことが謳われています。その社会貢献活動の一環として、新聞、テレビ、ラジオなどのマスメディアなどを通した一般向けの疾病の解説や健康教育などに、本学は従前から力を入れてきました。

　特に平成18年4月から始まったテレビ金沢の「カラダ大辞典」シリーズでは、金沢医科大学病院の教授たちを先頭に、たくさんの教職員が一般の人々が関心のある話題や、一般の人々にぜひ知っていただきたい問題などをテーマとして、交互にテレビに出演し、できるだけ解りやすくそれらを説明することに努めてきました。幸いにして、この番組が視聴者からは大変好評であると聞いています。

　テレビで放映した内容を、それっきりでなく、必要な時にじっくり振り返ることができる「書物」という媒体にして残しておいたらどうかという山下公一理事長からの強いお勧めがあり、この書籍版シリーズの発刊が企画されました。学内外の関係者の合意を得て「がん」と「メタボリックシンドローム」「神経の病気」という3巻が構想され、それぞれの執筆、編集、監修のプロジェクトチームがスタートしたのは平成19年の1月でした。以来ほぼ2年がかりでようやく出版にまでこぎ着きました。

　一般に、映像に比べて、文字で情報を発信しようとすると、より厳密で正確な表現を要求されるもののようです。そのため、構成が網羅的となり、しかも専門用語を多用せざるを得なかったようで、一般向けとしてはやや難解な内容になってしまったようです。むしろ、ある程度医学知識のあるコメディカルの方々や医学、看護学の学生にとっては、その知識を深めるのに格好な教科書として出来上がったのではないかと思います。

　医学の進歩はまことに速く、2年をかけて作られた本書も、賞味期限が切れないうちに利用していただくよう、装丁は簡素なものにされています。書物は本来1ページ目から通読するのが最良の賞味方法でしょうが、興味のある部分、必要な部分から読んで利用するのも悪い方法ではないと思います。

　最後に、長期間にわたり執筆、編集、監修に奮闘された教職員の皆さんに、衷心からその労へのねぎらいと感謝をいたします。

平成21年1月

監修・編集者を代表して

金沢医科大学教授　　松井　忍

　動脈硬化に基づく心筋梗塞と脳卒中は、それぞれわが国の死因の第2位と第3位であり、両者を合計すると約30％にもなります。この数値は死因第1位のがんに匹敵します。さらに問題なのは、近年、これらの心筋梗塞と脳卒中が急増していることにあります。心筋梗塞や脳卒中は、発症初期に致命率が高く、かつ、生存した場合にも長期にわたり著しく生活の質が低下する病気であり、しばしば、動脈硬化のごく初期の段階で突然発症することが明らかになってまいりました。最近の心筋梗塞や脳卒中に対する急性期ならびに再発予防を含めた慢性期治療の進歩には目を見張るものがありますが、発症予防、すなわち、動脈硬化の発症・進展防止策はいまだ十分とは言えない状況にあります。

　近年、飽食と運動不足を背景として、内臓脂肪蓄積をもとに、高血圧、高血糖、高中性脂肪血症、低HDL（善玉コレステロール）血症など複数の動脈硬化促進因子が集積している症例がきわめて多くなり、かつ、このような症例で高頻度に心筋梗塞や脳卒中を発症することが明らかとなりました。この病態、すなわちメタボリックシンドロームは、今後、増え続け、結果として医療費の高騰につながることより、厚生労働省が特定健診・保健指導事業を通して生活習慣改善への介入と生活習慣病予防の徹底に取り組み始めたところです。

　本書は、この様な状況をとらえて、医学部学生、看護学部学生、研修医、一般臨床医、コメディカルなど医療関係者のみならず一般市民の方々に、生活習慣改善を中心としたメタボリックシンドロームの予防と治療、ひいては、心筋梗塞や脳卒中の発症予防の重要性を理解していただくことを主眼に置いて企画編集させていただきました。

　本書の執筆にあたっては、各項目について金沢医科大学病院に在籍中、あるいは、かつて在籍された医師、看護師、管理栄養士ならびに金沢医科大学教員のなかで、それぞれの分野で最も理解が深く、かつ、経験のある方に協力をいただきました。ご多忙に関わらず執筆いただいた方々に感謝するとともに、本書が読者諸氏のメタボリックシンドロームに対する理解を深め、医療関係者にとっては明日からの診療・研究・教育の、また、一般市民の方々にとっては生活習慣病予防の一助となれば幸いです。

　なお、メタボリックシンドロームは新しい疾患概念であり、いまだ十分解明されていない事項や十分合意の得られていない部分もいくつか見受けられます。今後の基礎ならびに臨床研究の進展に応じて内容を改めたいと考えております。

平成21年1月

目　次

刊行にあたって ……………………………………………………… 山下　公一
推薦のことば ………………………………………………………… 山田　裕一
監修・編集者を代表して …………………………………………… 松井　　忍
企画・監修・編集・執筆者紹介

第1章　メタボリックシンドロームとは

メタボリックシンドロームとは　（松井　忍） ……………………………… 2
　　　Q&A　メタボリックシンドロームに年齢・性別が関係しますか？…5
本邦におけるメタボリックシンドロームの現況　（三浦　克之） …………… 6
　　　Q&A　若い女性にも肥満は増えているのですか？…9
メタボリックシンドロームの発症メカニズム　（中野　茂） ……………… 10
コラム1　女性のメタボリックシンドローム　（赤澤　純代） ……………… 17

第2章　メタボリックシンドロームと動脈硬化促進因子（危険因子）との関連

高血圧　（木越　俊和） ……………………………………………………… 20
　　　Q&A　早朝の血圧測定がなぜ重要なのですか？…22
糖代謝異常　（中川　淳） …………………………………………………… 23
　　　Q&A　75g経口ブドウ糖負荷試験で何がわかりますか？…26
脂質代謝異常（脂質異常症）　（梶波　康二） ……………………………… 27
　　　Q&A　卵の黄味はコレステロールを多量に含みますが、高コレステロール血症の人は、卵の黄味は絶対口にしていけないものでしょうか？…29
肥満　（西澤　誠） …………………………………………………………… 30
尿酸代謝異常　（小西　一典） ……………………………………………… 35
コラム2　メタボリックシンドロームと喫煙　（中西　由美子） …………… 39
　　　Q&A　たばこの止め方は？…40
　　　Q&A　たばこを止めると太るのでは？…40

コラム3　メタボリックシンドロームとアルコール　（島田 昌彦）…… 41

第3章　メタボリックシンドロームで引きおこされる病気

動脈硬化症に基づく病気

1-メタボリックシンドロームと狭心症・心筋梗塞　（梶波 康二）… 44
　　Q＆A　日本人は欧米人よりも動脈硬化になりにくいのでしょうか？…47

2-メタボリックシンドロームと脳血管障害（脳卒中）　（堀 有行）… 48

3-メタボリックシンドロームと閉塞性動脈硬化症　（松原 純一）… 50
　　Q＆A　下肢の動脈が塞っていると長生き出来ないのでしょうか？…53

4-メタボリックシンドロームと腎臓病　（古家 大祐）………… 54

その他の病気

1-メタボリックシンドロームと肝臓病　（川原 弘）…………… 57

2-メタボリックシンドロームと痛風　（内田 健三）…………… 61

3-メタボリックシンドロームと睡眠時無呼吸症候群　（栂 博久）…… 66

第4章　メタボリックシンドロームの診断

内臓脂肪蓄積の判定法とメタボリックシンドロームの診断基準

（中野 茂）……… 72
　　Q＆A　メタボリックシンドロームの診断における日本のウエスト周囲径の
　　　　　基準（男性≧85cm、女性≧90cm）は適切なのでしょうか？…75

メタボリックシンドロームの予防・治療に必要な検査項目と診察手順

（北田 宗弘）…… 76
　　Q＆A　現在、糖尿病、高血圧で治療中ですが、検査や指導をして
　　　　　もらえますか？…78

メタボリックシンドロームの早期発見　－職場・地域での取り組み－

（中野 茂）…… 79

コラム4　特定健診・特定保健指導とメタボリックシンドローム

（三浦 克之）……… 83

第5章　メタボリックシンドロームの早期治療

オーダーメード治療

1- 金沢医科大学病院における生活習慣改善プログラム
　　　　　　　　　　　　　　　　　　　　（北田 宗弘）… 86

2- 食事療法　（山本 香代）……………………………… 87

　　Q＆A　1日のカロリー内であれば、朝・昼食を少なくし、夕食にその分をとっておいてもよいのですか？…94
　　Q＆A　よく○○ダイエットというのがありますが本当に効くのですか？…94
　　Q＆A　お腹がすいて我慢できないときは何を食べたらよいのですか？…94

3- 運動療法　（田村 暢熙）……………………………… 95

　　Q＆A　運動によるエネルギー消費量の求め方は？…101
　　Q＆A　運動時間は長ければ長いほど効果がありますか？…102
　　Q＆A　「ゆっくり」と運動することが重要な理由は？…102

4- 包括的生活指導　（福武 広美）……………………… 103

集団指導

1- 職場における取り組み －肥満症の減量スクール－　（三浦 克之）　106
　　Q＆A　グループワークのメリットはなんですか？…108

2- 地域における取り組み　（武田 友香）……………… 109
　　Q＆A　健康支援教室に参加したい場合は、どこへ問い合わせたらよいでしょうか？…111

薬物療法

メタボリックシンドロームの薬物療法　（木越 俊和）…………　112
　　Q＆A　いわゆる"やせ薬"にはどのようなものがありますか？…115

メタボリックシンドロームを伴った疾患の治療

1- 狭心症・心筋梗塞　（北山 道彦）…………………… 116
2- 脳血管障害（脳梗塞）　（堀 有行）………………… 124
3- 閉塞性動脈硬化症　（松原 純一）…………………… 125
　　Q＆A　タバコはどうして血流に悪いのですか？…128
4- 腎臓病　（古家 大祐）………………………………… 129

5-肝臓病（脂肪肝）（川原 弘）………………………………………… 133
　　6-閉塞性睡眠時無呼吸症候群の手術的治療（高島 雅之）……… 138
　　　　Q＆A　手術適応の判断は何が重要ですか？…140
　　　　Q＆A　誰でも手術は受けられるのでしょうか？…140

第6章　メタボリックシンドロームの発症予防

職場・地域社会での試み　（三浦 克之）……………………………… 142
　　　　Q＆A　栄養面でのポピュレーション・アプローチにはどのような
　　　　　　　ものがありますか？…146

小児期からの予防対策　（伊藤 順庸）………………………………… 147
　　　　Q＆A　小児にもメタボリックシンドロームはありますか？…150
　　　　Q＆A　小児肥満は必ずメタボリックシンドロームになりますか？…150

第7章　メタボリックシンドロームの今後の展望

メタボリックシンドロームの今後の展望－メタボリックシンドロームの
提唱により社会はどう変わったか－（内田 健三）…………………… 152

企画

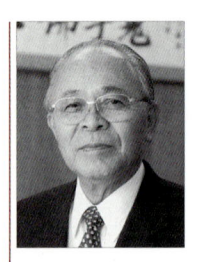

山下 公一
金沢医科大学
理事長

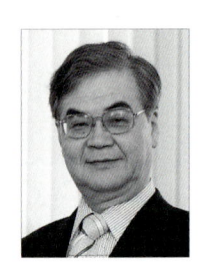

山田 裕一
金沢医科大学
学長

監修・編集

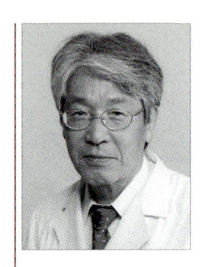

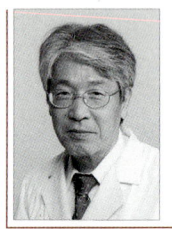

松井 忍
金沢医科大学教授
生活習慣病センター

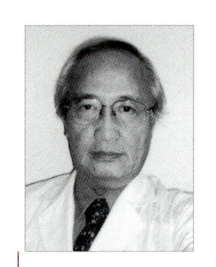

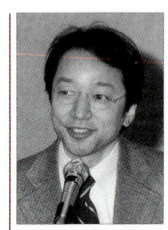

内田 健三
金沢医科大学名誉教授
生活習慣病センター

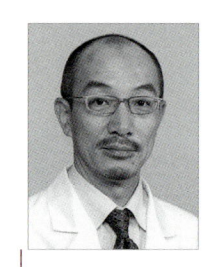

古家 大祐
金沢医科大学教授
内分泌代謝制御学
（内分泌内科学）

執筆（執筆順）

松井 忍
金沢医科大学教授
生活習慣病センター

三浦 克之
前 金沢医科大学准教授
健康予防増進医学（公衆衛生学）
滋賀医科大学 社会医学講座公衆衛生学
部門准教授

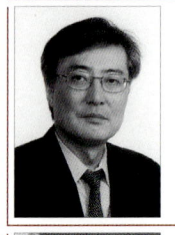

中野 茂
前 金沢医科大学教授
内分泌代謝制御学（内分泌内科学）
志賀クリニック院長

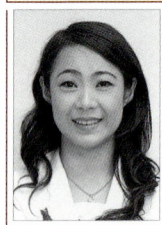

赤澤 純代
金沢医科大学助教
生活習慣病センター

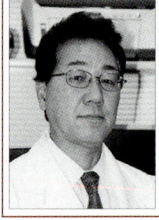

木越 俊和
金沢医科大学 氷見市民病院副院長
内分泌・代謝科

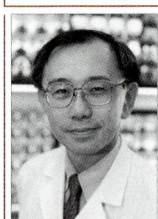

中川 淳
金沢医科大学准教授
内分泌代謝制御学（内分泌内科学）

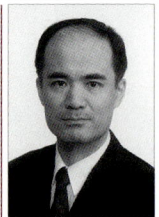

梶波 康二
金沢医科大学教授
循環制御学（循環器内科学）

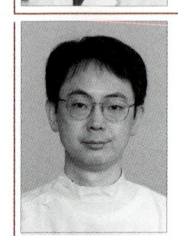

西澤 誠
金沢医科大学講師
内分泌代謝制御学（内分泌内科学）

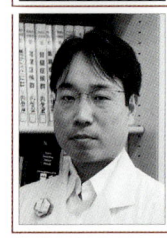

小西 一典
金沢医科大学 氷見市民病院講師
内分泌・代謝科

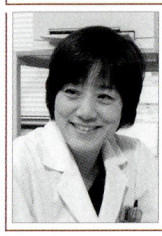

中西由美子
金沢医科大学講師
健康管理センター

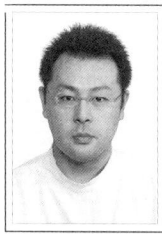

島田 昌彦
前 金沢医科大学講師
消化器機能治療学（消化器内科学）

朝霞台中央総合病院 消化器内科医師

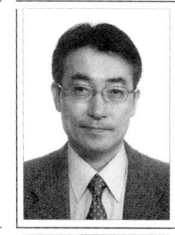

堀 有行
金沢医科大学准教授
医学教育学・生活習慣病センター

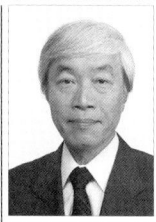

松原 純一
前 金沢医科大学名誉教授
心血管外科学（胸部外科学）

特定・特別医療法人博愛会病院院長

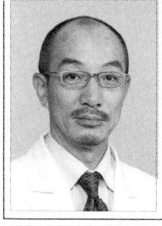

古家 大祐
金沢医科大学教授
内分泌代謝制御学（内分泌内科学）

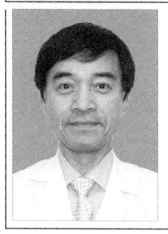

川原 弘
金沢医科大学 氷見市民病院教授
消化器内科

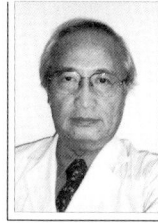

内田 健三
金沢医科大学名誉教授
生活習慣病センター

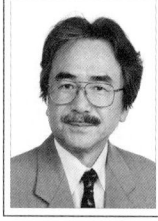

栂 博久
金沢医科大学教授
呼吸機能治療学（呼吸器内科学）

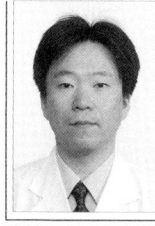

北田 宗弘
金沢医科大学助教
生活習慣病センター

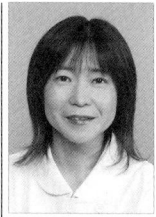

山本 香代
金沢医科大学管理栄養士
栄養部

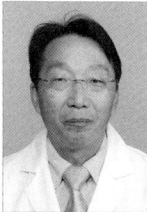

田村 暢煕
金沢医科大学教授
生活習慣病センター

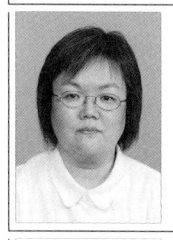

福武 広美
金沢医科大学看護師
生活習慣病センター

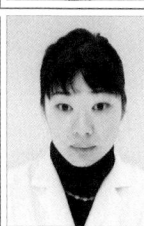

武田 友香
前 金沢医科大学研究医
内分泌代謝制御学（内分泌内科学）

前 押水クリニック副院長

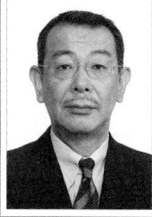

北山 道彦
金沢医科大学准教授
循環制御学（循環器内科学）

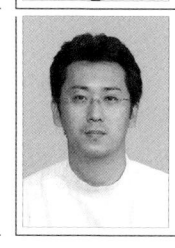

高島 雅之
前 金沢医科大学講師
感覚機能病態学（耳鼻咽喉科学）

たかしまクリニック院長

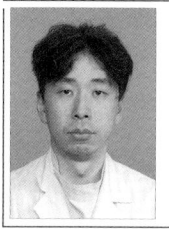

伊藤 順庸
金沢医科大学助教
発生発達医学（小児科学）

編集協力者

大石勝昭（元 金沢医科大学広報局）
中山正喜、森 秀男、木下英理（金沢医科大学広報局）
丸谷 良、中川美枝子（金沢医科大学出版局出版課）
中谷 渉（金沢医科大学出版局フォトセンター）

第1章

メタボリックシンドロームとは

- メタボリックシンドロームとは （松井 忍）.. 2
  - Q&A・メタボリックシンドロームに年齢・性別が関係しますか？…5
- 本邦におけるメタボリックシンドロームの現況 （三浦 克之）................... 6
  - Q&A・若い女性にも肥満は増えているのですか？…9
- メタボリックシンドロームの発症メカニズム （中野 茂）........................ 10
- コラム1 女性のメタボリックシンドローム （赤澤 純代）...................... 17

第1章 メタボリックシンドロームとは

メタボリックシンドロームとは

松井　忍

動脈硬化に基づく心臓病、脳血管障害は、それぞれ日本人の死因の第2位と第3位で、合わせて約30％を占め、死因第1位のがんに匹敵します。さらに問題なのは、わが国においては動脈硬化を基盤とした病気がどんどん増えつつあり、その対策が急務となっていることです。

動脈硬化症がLDLコレステロール（悪玉コレステロール）を介して発症することは、多くの疫学調査、臨床ならびに基礎研究によって明らかにされています。また、コレステロール低下薬により動脈硬化性疾患の発症リスクが有意に低下したとする多くの臨床試験成績が報告されています。しかし、これらコレステロール低下薬を用いた臨床試験における発症リスクの低下は30～40％程度です。この成績は、いかにLDLコレステロールを低下させても、60～70％の患者においては動脈硬化性疾患の発症を抑制できないことを意味します。この事実は、動脈硬化性疾患発症におけるLDLコレステロール以外の重要なリスク病態の存在を考える必要性があることを示します。

近年、飽食と運動不足を背景として、肥満とりわけ内臓脂肪蓄積をもとに複数の動脈硬化促進因子（危険因子）が集積している症例が極めて多くなり、かつ、このような症例で各々の危険因子の程度が軽くても高頻度に動脈硬化性疾患が発症することが明らかとなりました。従来から、このような病態は「内臓脂肪症候群」「死の四重奏」「インスリン抵抗性症候群」といった概念でとらえられていました。近年、「腹部肥満がある」かつ「血圧が高い」「中性脂肪が高いあるいはHDLコレステロール（善玉コレステロール）が低い」「血糖値が高い」といった危険因子のうち複数を併せ持った症例を「メタボリックシンドローム」（metabolic syndrome: 代謝症候群）と呼ぶようになりました。

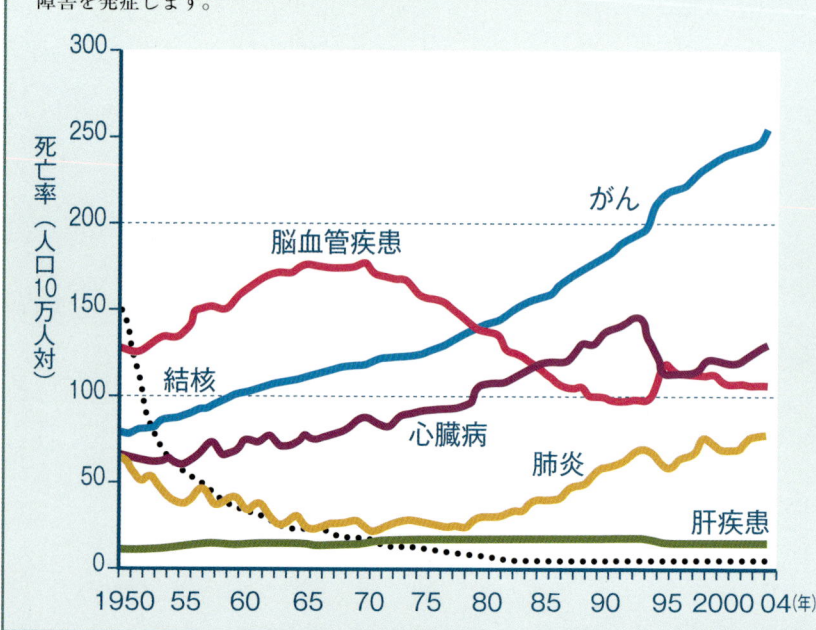

動脈硬化の成り立ち

動脈硬化はその名前から推測されるように、動脈壁の一部が硬くなり、内壁が粗造になり、かつ血管が狭くなる状態を指します。動脈硬化にはいろいろな種類がありますが、その中でも特に重要なのは「粥状(じゅくじょう)動脈硬化」といわれるものです。粥状動脈硬化とは「粥」という字が示すように動脈硬化とは言いながら、その病巣はやわらかくどろどろした状態のもの（粥腫(じゅくしゅ)：アテローム、

わが国の主な死因の年次推移

（厚生労働省「人口動態統計」）

日本人の死因で最も多いのは「がん」ですが、動脈硬化と関係している「心臓病」「脳血管障害」は第2位、第3位を占めており、両者を合わせると「がん」に匹敵します。メタボリックシンドロームでは、肥満、高血圧、高中性脂肪血症、低HDLコレステロール血症、糖尿病といった危険因子が複数集積し、早期に心臓病や脳血管障害を発症します。

atheroma）を言います。

　動脈壁は血管内腔から外に向かって3つの層すなわち「内膜」「中膜」「外膜」の三層から成り立っています。このうち内膜は一層の内皮細胞と内皮下層で構成されており、粥状動脈硬化の病巣の場となります。すなわち、高血圧、高血糖、喫煙などによって内皮細胞に障害が加わると、そこから血中のLDLコレステロール（いわゆる悪玉コレステロール）が内皮細胞の下に入り込みます。そこで、何らかの酸化ストレスを受けて「酸化LDL」に変わります。一方、白血球の一種である「単球」も内皮細胞下に入り込み、そこでマクロファージという細胞に変わります。このマクロファージは酸化LDLを取り込んで分解し、コレステロールのみを自らの中に溜め込んでいきます。コレステロールをたくさん溜め込んだマクロファージを泡沫細胞といいます。このような泡沫細胞やその他いくつかの細胞がたまって、どろどろした粥状硬化巣が形作られます。

動脈硬化がもとで起こってくる病気

　粥状動脈硬化が始まり徐々に進行してくると、局所的に血管壁が内腔に向かって膨らんできます。動脈硬化が進むにつれて内腔は徐々に狭くなり、ついには血液の流れが悪くなり、そこから先に十分な酸素や栄養を送り込むことができなくなります。その結果、いろいろな臓器の働きが悪くなり、さまざまな動脈硬化性疾患が発症してきます。また時には、粥状硬化の早い時期に粥腫（アテローム）を被っている被膜が破

メタボリックシンドロームの診断基準

①に加えて、②〜④の項目2つ以上に当てはまる場合

① **腹部肥満（内臓脂肪の蓄積）**
　ウエスト周囲径　男性85cm以上/女性90cm以上

② **高脂血症（血清脂質異常）**
　中性脂肪値　150mg/dl以上
　HDLコレステロール値　40mg/dl未満の一方、または両方

③ **高血圧**
　収縮期血圧　130mmHg以上　または拡張期血圧　85mmHg以上

④ **高血糖（空腹時高血糖）**
　空腹時血糖　110mg/dl以上

動脈の構造と粥状動脈硬化

　動脈壁は内側から外側に向かって「内膜」「中膜」「外膜」の三層から成り立っています。血管の内側の膜（血管内皮）が傷害されるとLDLコレステロール（悪玉コレステロール）やある種の白血球（単球）が内膜に入り込み、粥腫（アテローム）というやわらかい塊を作ります。粥腫により血管内腔が狭くなったり、粥腫の破綻により血の塊（血栓）ができると血流障害がおきます。

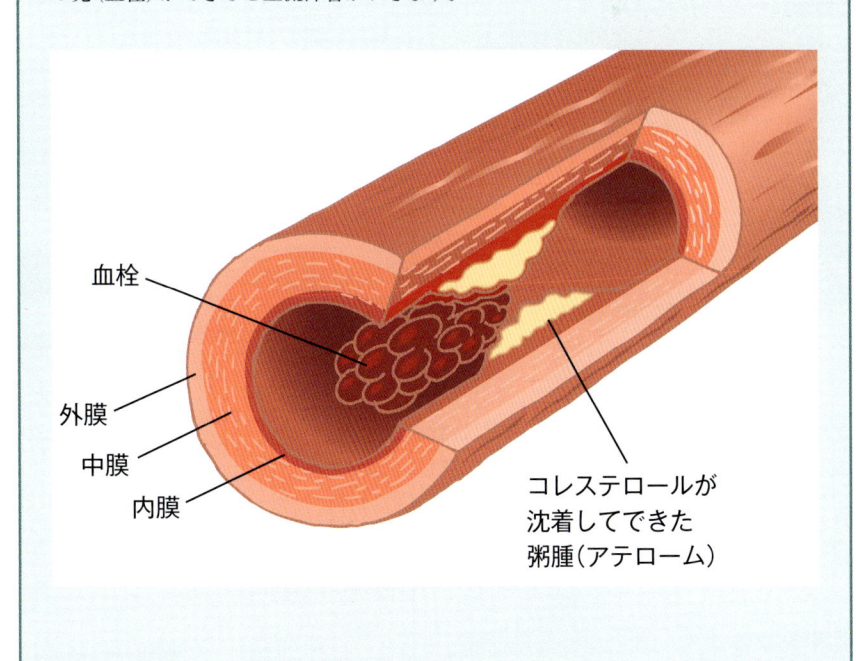

（図：血栓、外膜、中膜、内膜、コレステロールが沈着してできた粥腫（アテローム））

れ、粥腫が血管内に露出した結果、その部位に血栓が形成され、急激な血流障害に基づく動脈硬化性疾患の急性発症を見ます。

　動脈硬化性疾患にはいろいろなものがあり、粥状動脈硬化がどの血管のどの部位に起こってくるかで現れる病気も違ってきます。代表的な疾患としては、心臓を栄養している冠状動脈の動脈硬化によって起こる狭心症と心筋梗塞、脳へ行く血管（頚動脈、脊椎動脈、脳動脈）で起こる一過性脳虚血発作、脳梗塞、脳出血、また四肢の血管、とくに下肢の血管（大腿動脈）で起こる閉塞性動脈硬化症などがあります。なかでも、心筋梗塞や脳梗塞、脳出血は発症すると命に関わる大変危険な病気です。

メタボリックシンドロームによる動脈硬化性疾患の発症メカニズム

　動脈硬化を発症、促進させる因子として、多くのものが挙げられています。粥状動脈硬化巣はLDLコレステロールがたまることによって形成されるので、高コレステロール血症がもっとも重要ですが、その他にも高血圧、糖尿病、喫煙、低HDLコレステロール血症、加齢、性別、家族歴などが挙げられます。このうち、加齢、性別、家族歴は避けることのできない危険因子ですが、男性は45歳以上、女性は55歳以上（あるいは閉経後）に病気を発症する危険性が高まります。家族ないしは親戚に心筋梗塞や脳梗塞を発症した人がいる場合は、注意が必要です。また、これら危険因子が複数集積した場合（マルチプルリスクファクター）は、各ファクターを単独で持っている人

動脈硬化の予防

　動脈硬化の危険因子には年齢、性別、家族歴など避けることのできないものもありますが、高血圧、糖尿病、喫煙など生活習慣の是正で改善できるものが多くあります。

動脈硬化を促進する因子の対策
　高血圧
　高脂血症（高コレステロール血症・高LDLコレステロール血症）
　糖尿病
　喫煙
　加齢（男性≧45歳、女性≧55歳）
　狭心症・心筋梗塞・脳梗塞などの家族歴

動脈硬化を抑制する因子への対策
　低HDLコレステロール血症

メタボリックシンドロームと内臓脂肪蓄積

　メタボリックシンドロームでは、過食や運動不足により蓄積した内臓脂肪が上流因子として重要な役割を果たします。その蓄積により、高血圧、高中性脂肪血症、低HDLコレステロール血症、高血糖といった多くの危険因子が生じ、結果的にそれぞれが心臓病や脳血管障害の発症リスクを高めます。

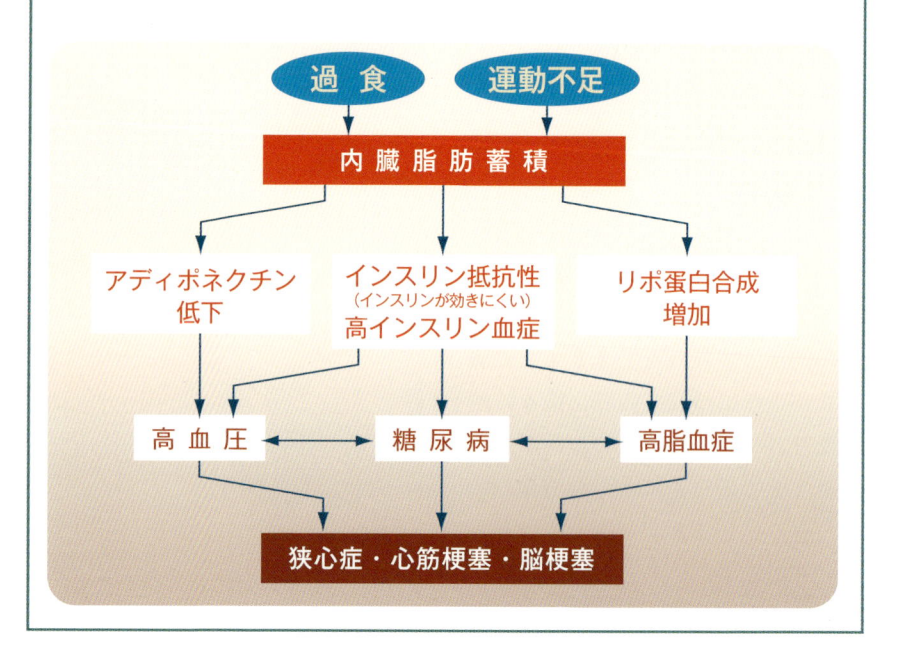

に比べて動脈硬化性疾患発症の危険が著しく高まることが知られています。

メタボリックシンドロームでは、内臓脂肪の過剰蓄積による脂質代謝異常や、脂肪組織による生理活性物質（アディポサイトカイン）の分泌異常を来たします。アディポサイトカインの分泌異常は、インスリン抵抗性（インスリンが効きにくい状態）を増し、その結果として高血圧、高中性脂肪血症、低HDLコレステロール血症、高血糖などの危険因子の複数集積（マルチプルリスクファクター）を来たします。危険因子の複数集積は、アディポサイトカインの血管への直接作用と相まって、結果的に心臓病や脳血管障害などの動脈硬化性疾患の発症リスクを著しく高めます。メタボリックシンドロームでは危険因子を全く有していない人に比べ、心筋梗塞・狭心症（虚血性心疾患）の発症リスクが約30倍にも高まります。

メタボリックシンドロームの治療

従来、危険因子を複数もつついわゆるマルチプルリスクファクター症候群の治療は、もっとも顕著な危険因子の改善を目的に行われ、他の並存する異常は放置されるか、またはそれぞれの異常に対し複数の薬物で治療されてきました。一方、メタボリックシンドロームでは、マルチプルリスクファクターの上流因子である内臓脂肪を減少するためには、生活習慣の是正、とくに食習慣を改善することと運動習慣を身につけることが、下流因子であるマルチプルリスクファクターの改善ひいては動脈硬化性疾患の発症予防に、極めて有効であると考えられています。

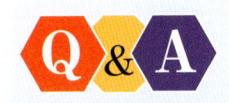

Q&A

問：メタボリックシンドロームに年齢・性別が関係しますか？

答：メタボリックシンドロームの診断基準を見ると分かりますが、腹囲径が男性85cm以上、女性90cm以上と性別による違いが示されています。一方、年齢による診断基準の違いは示されていません。診断基準作成の資料として用いられているデータは成人以降を対象としたものであること、ならびに、その目的が動脈硬化性疾患発症の予防にあることより、現在示されている診断基準は成人に適応される基準と考えて良いでしょう。

この診断基準を用いた平成16年度の国民健康・栄養調査によると、20歳以上の日本人において、男性では23％、女性では9％がメタボリックシンドロームに該当します。男性では40歳を過ぎると頻度が高くなり、60歳以上でほぼ3人に1人がメタボリックシンドロームに該当します。一方、女性では60歳以降にその頻度が高くなります。この頻度は、それぞれの性別における動脈硬化性疾患の発症年齢とほぼ似通っています。

なお、小児期から学童期における肥満傾向児が近年著しく増加していることを考えると、小児期からの肥満児対策が、今後、メタボリックシンドローム対策の一環として重要視されるべきと考えます。

第1章　メタボリックシンドロームとは

本邦におけるメタボリックシンドロームの現況

三浦　克之

日本人のメタボリックシンドロームの頻度

現在の日本人ではどれくらいの人がメタボリックシンドロームと判定されるのでしょうか。平成16年の国民健康・栄養調査で20歳以上の日本人におけるメタボリックシンドロームのおおまかな頻度が明らかになりました。これによると、男性では23%、女性では9%がメタボリックシンドロームに該当すると考えられました。

男性では40歳を過ぎると頻度が多くなるようです。年齢とともに増加し、60歳を超えるとだいたい3人に1人がメタボリックシンドロームに該当しています。これは腹囲85cm以上プラス基準項目2つ以上該当の人の割合ですが、腹囲85cm以上プラス基準項目を入れる1つ以上該当の「メタボリックシンドローム予備軍」の人も加えると2人に1人が該当することになります。

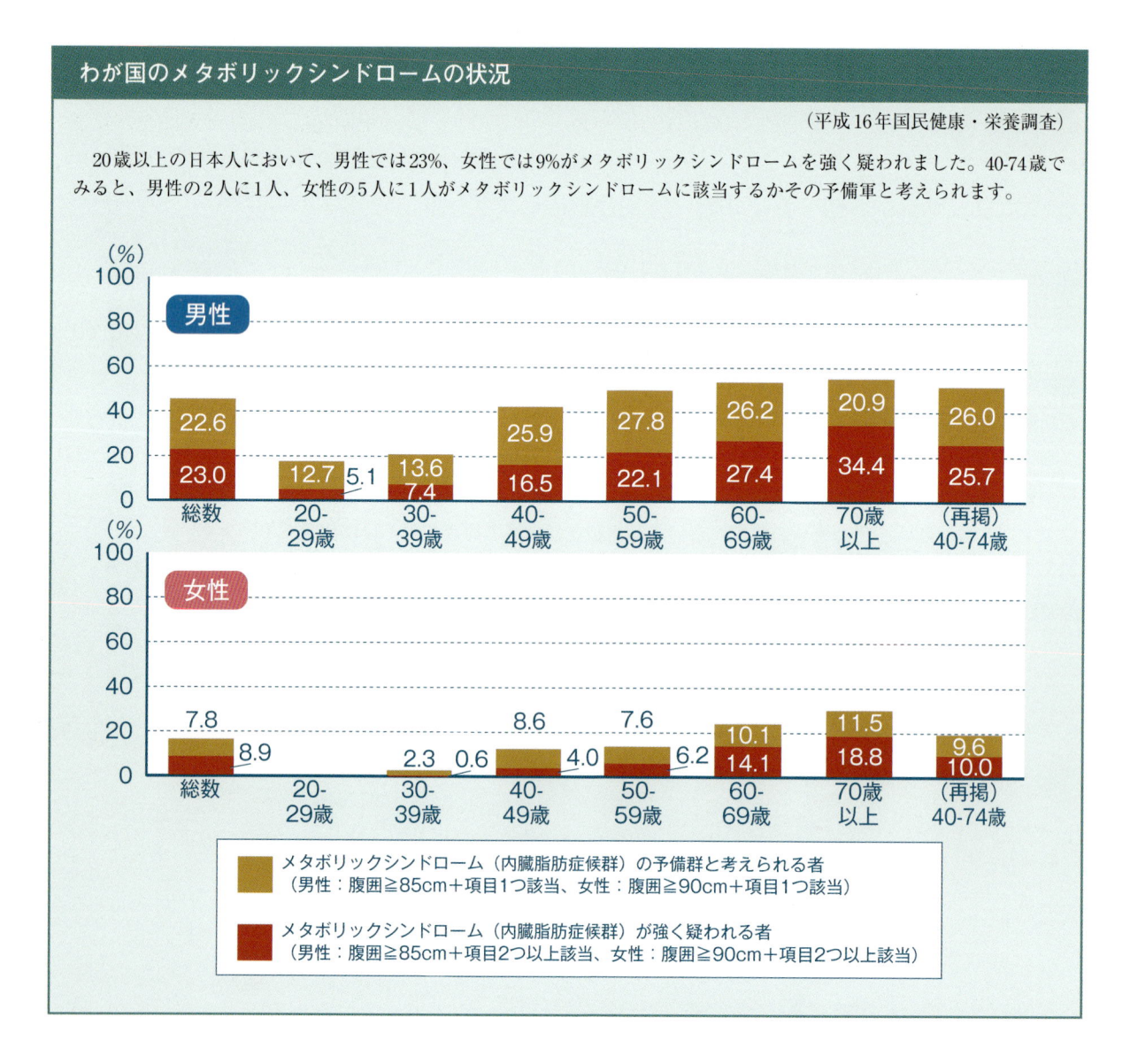

わが国のメタボリックシンドロームの状況

（平成16年国民健康・栄養調査）

20歳以上の日本人において、男性では23%、女性では9%がメタボリックシンドロームを強く疑われました。40-74歳でみると、男性の2人に1人、女性の5人に1人がメタボリックシンドロームに該当するかその予備軍と考えられます。

男性

	総数	20-29歳	30-39歳	40-49歳	50-59歳	60-69歳	70歳以上	(再掲)40-74歳
予備群	22.6	12.7	13.6	25.9	27.8	26.2	20.9	26.0
強く疑われる	23.0	5.1	7.4	16.5	22.1	27.4	34.4	25.7

女性

	総数	20-29歳	30-39歳	40-49歳	50-59歳	60-69歳	70歳以上	(再掲)40-74歳
予備群	7.8	—	2.3	8.6	7.6	10.1	11.5	9.6
強く疑われる	8.9	—	0.6	4.0	6.2	14.1	18.8	10.0

■ メタボリックシンドローム（内臓脂肪症候群）の予備群と考えられる者
　（男性：腹囲≧85cm＋項目1つ該当、女性：腹囲≧90cm＋項目1つ該当）
■ メタボリックシンドローム（内臓脂肪症候群）が強く疑われる者
　（男性：腹囲≧85cm＋項目2つ以上該当、女性：腹囲≧90cm＋項目2つ以上該当）

女性では腹囲の基準が90cm以上となっているためか男性よりもかなり低い頻度となっています。それでも60歳以上では14%、70歳以上では19%と多くなってきます。70歳以上では予備軍を加えるとだいたい3人に1人の頻度になります。

以上のことから、40〜74歳のメタボリックシンドローム該当者は940万人、予備軍を含めた該当者は合計約1,960万人と推定されています。このように中高年以上ではかなりたくさんの人がメタボリックシンドロームに該当することになりますので、その予防は国民的な課題となっています。

日本人の肥満の状況

メタボリックシンドロームの定義では腹囲が用いられていますが、従来から肥満度の指標としてはBMI（body mass index：体格指数）がよく使われています。BMIは次の式で計算することができます。

BMI＝体重(kg)÷身長(m)÷身長(m)

日本ではBMI 25以上を「肥満」と呼んでいます。わが国における肥満者の割合は、男性ではどの年齢層においても明らかに増加傾向にあり、日本人の男性は以前よりどんどん太ってきていると言えるでしょう。特に40代、50代の男性の30%以上は肥満です。一方、女性では40代を過ぎると肥満者の割合が増えてきます。しかし女性では美容面もあるためか50代までの女性では肥満割合は減少傾向です。60代を過ぎた女性では肥満割合は横ばいか上昇傾向にあり、30%近くに達しています。

肥満割合の国際比較

BMIが30以上という「高度肥満」の人は日本ではさすがに少なく、人口の4%弱です。ところが欧米諸国では高度肥満者の割合はもっと多く、特にアメリカではなんと人口の30%が高度肥満者です。まさに肥満大国といえるでしょう。このような欧米における肥満の蔓延は、高脂肪・高カロリーの食事、特にレストランやファーストフード店でのジャンボサイズの食事やお菓子・清涼飲料が原因と考えられています。日本でも欧米のような食事パターンや食事サイズが広まっていけば、欧米並みの肥満大国になる可能性があります。現にアメリカに移住した日本人の肥満度はアメリカ人に近いものになっていますので、日本人が太りに

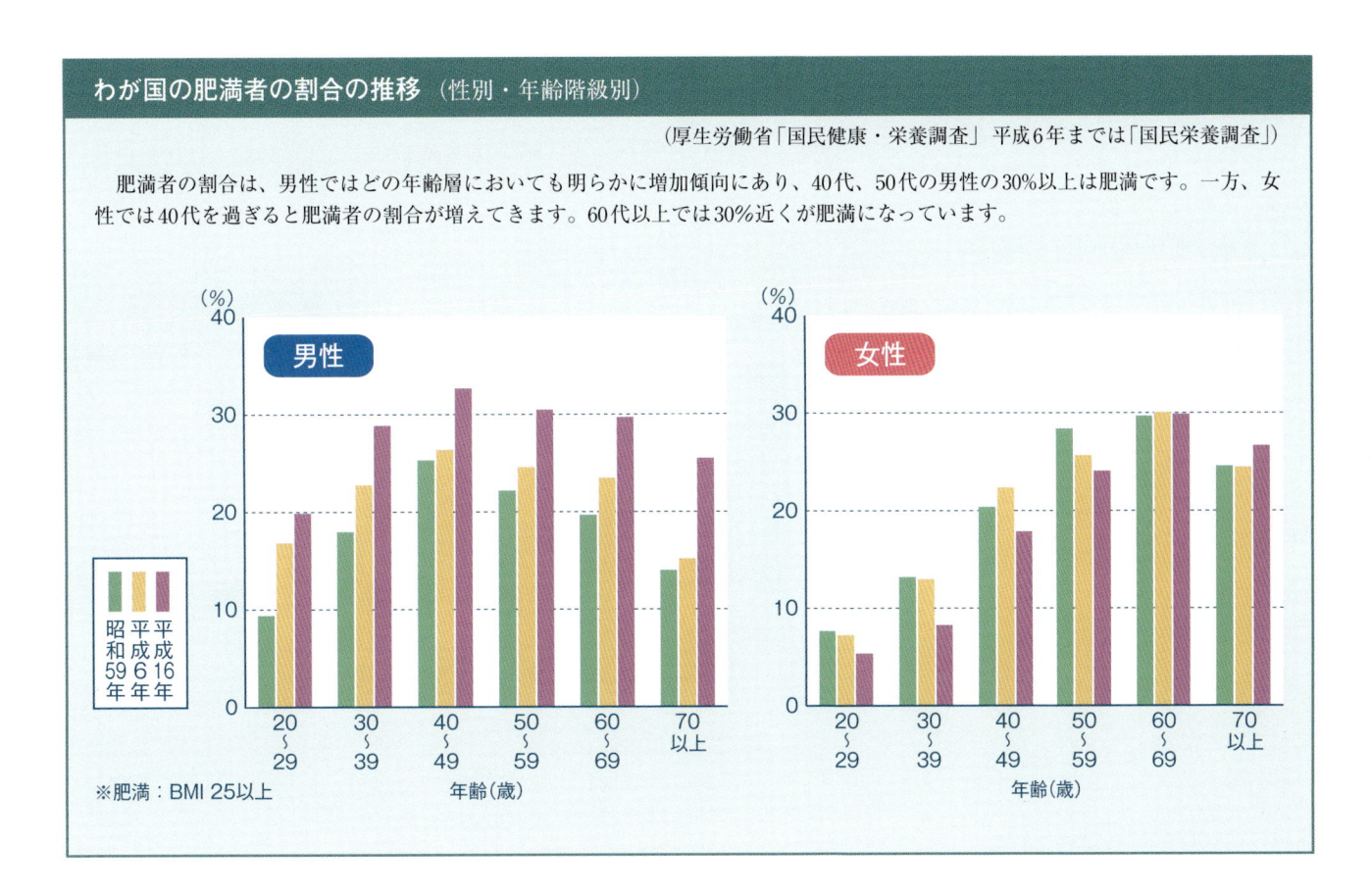

わが国の肥満者の割合の推移 （性別・年齢階級別）

（厚生労働省「国民健康・栄養調査」 平成6年までは「国民栄養調査」）

肥満者の割合は、男性ではどの年齢層においても明らかに増加傾向にあり、40代、50代の男性の30%以上は肥満です。一方、女性では40代を過ぎると肥満者の割合が増えてきます。60代以上では30%近くが肥満になっています。

※肥満：BMI 25以上

第1章　メタボリックシンドロームとは

くい体質だと考えるのは間違いです。子どものころからの適切な食生活の習慣づけが大切でしょう。

メタボリックシンドロームの構成要素の有病率

日本におけるメタボリックシンドロームの診断基準は、腹部肥満に加え、3つの代謝異常（血圧高値、脂質代謝異常、糖代謝異常）のうち2つ以上を合併するものになっています。ここでいう脂質代謝異常とは血清中性脂肪高値または血清HDLコレステロール低値のことを指し、また、糖代謝異常は高血糖を指します。

北陸地方の某企業の20～59歳男女で調べてみると、3つの代謝異常のうち、最も有病率が高いのは血圧高値で、男性で約40％、女性で約20％でした。次いで脂質代謝異常で、男性で約30％、女性で8％でした。糖代謝異常が最も少なく男性で9％、女性で4％でした。この集団のメタボリックシンドローム該当者は男性9％、女性1％でしたから、メタボリックシンドロームと判定されなくても血圧高値や脂質代謝異常に関して注意が必要な人はかなりたくさんいることになります。

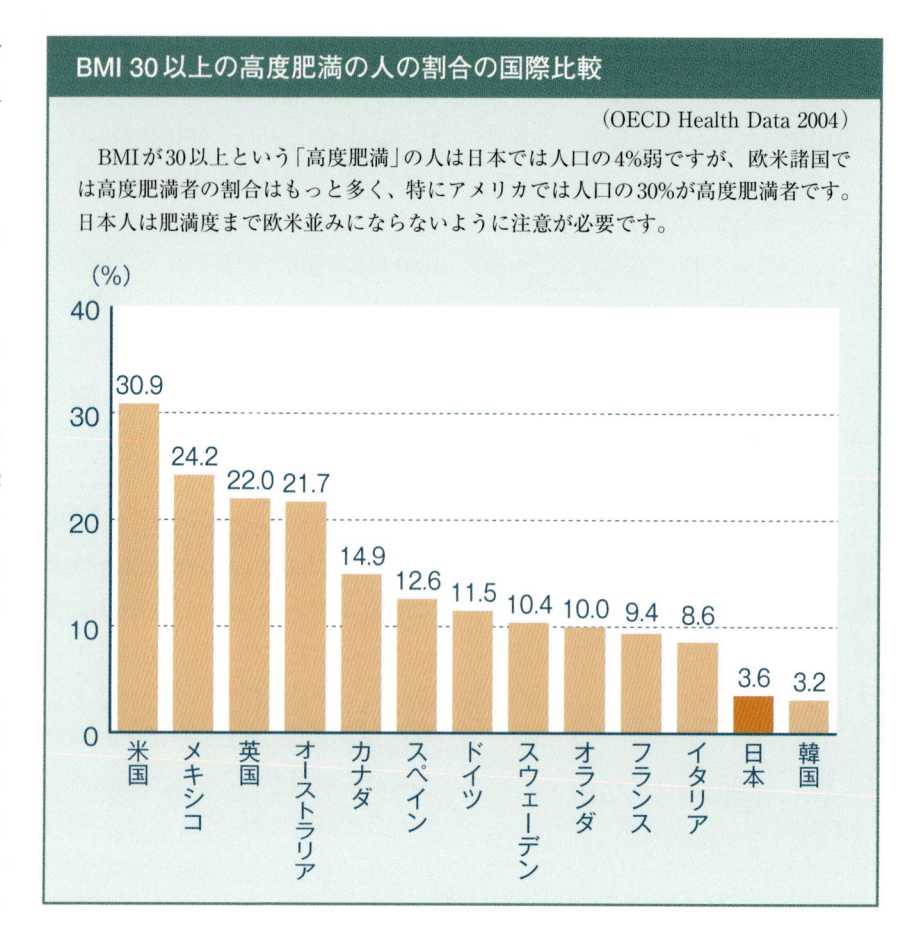

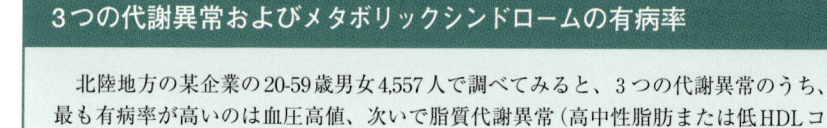

BMI 30以上の高度肥満の人の割合の国際比較

（OECD Health Data 2004）

BMIが30以上という「高度肥満」の人は日本では人口の4％弱ですが、欧米諸国では高度肥満者の割合はもっと多く、特にアメリカでは人口の30％が高度肥満者です。日本人は肥満度まで欧米並みにならないように注意が必要です。

国	(%)
米国	30.9
メキシコ	24.2
英国	22.0
オーストラリア	21.7
カナダ	14.9
スペイン	12.6
ドイツ	11.5
スウェーデン	10.4
オランダ	10.0
フランス	9.4
イタリア	8.6
日本	3.6
韓国	3.2

3つの代謝異常およびメタボリックシンドロームの有病率

北陸地方の某企業の20-59歳男女4,557人で調べてみると、3つの代謝異常のうち、最も有病率が高いのは血圧高値、次いで脂質代謝異常（高中性脂肪または低HDLコレステロール）でした。

	男性	女性
血圧高値	37.9	20.4
脂質代謝異常	31.9	8.4
糖代謝異常	8.9	4.1
メタボリックシンドローム	9.3	0.8

子どもの肥満の状況

子どもの肥満も次第に問題になってきています。たとえば11～12歳の男子では1970年には肥満傾向児は3％前後でしたが、2005年には11％となり、約30年の間に3倍以上になっています。男子では小学生から中学生まで明らかに肥満傾向児が増えており、女子でも小学生では同様の傾向です。小児期に肥満だった子どもは大人になってからも肥満である確率が高いので、将来の日本人の肥満者はさらに増えることが心配されます。

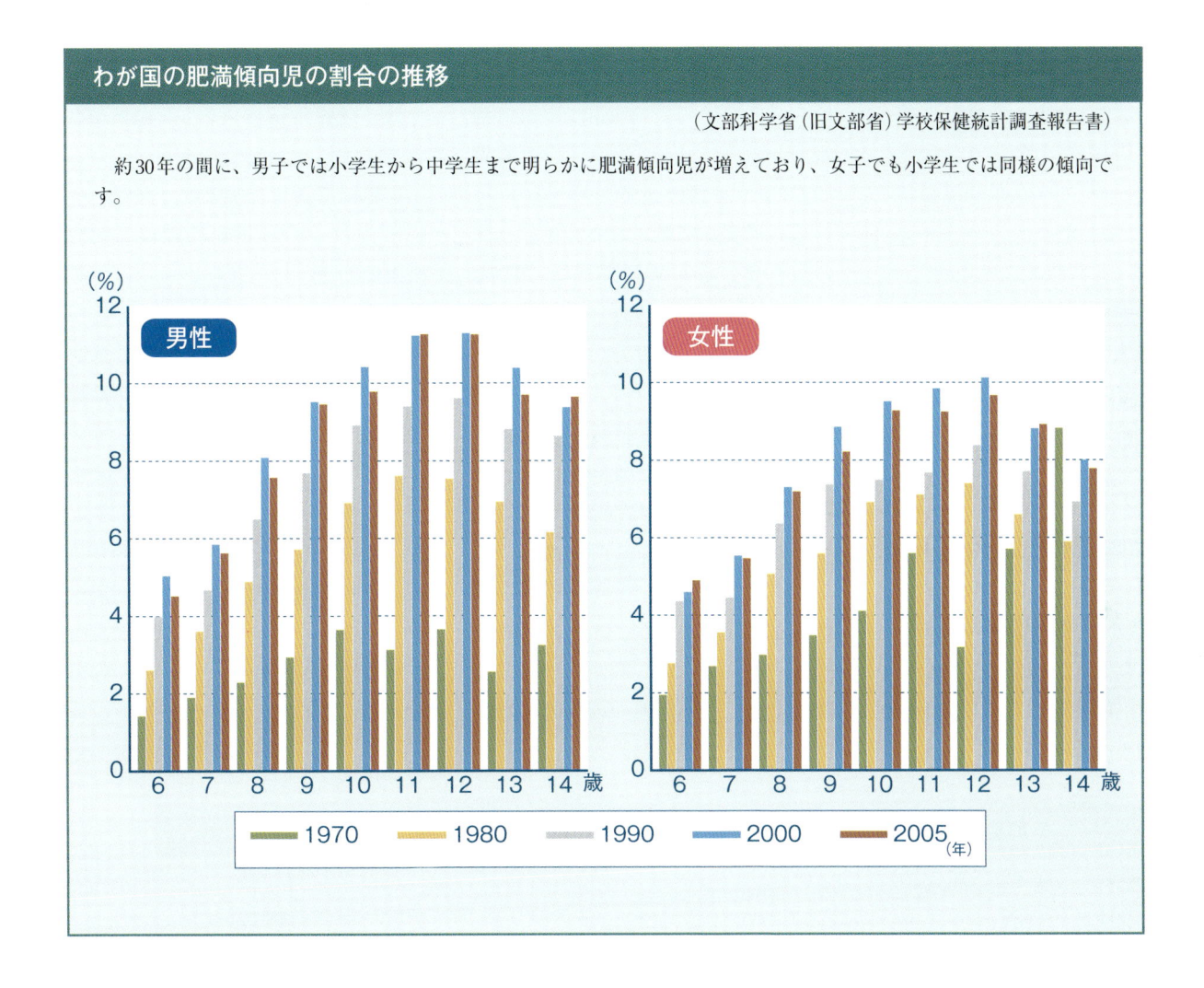

わが国の肥満傾向児の割合の推移

（文部科学省（旧文部省）学校保健統計調査報告書）

約30年の間に、男子では小学生から中学生まで明らかに肥満傾向児が増えており、女子でも小学生では同様の傾向です。

Q&A

問：若い女性にも肥満は増えているのですか？

答：男性や中高年女性では肥満が問題になっていますが、若い女性は以前に比べてやせてきています。肥満の人よりも、やせの人が多くなっており、こちらのほうが問題です。若い女性のやせ願望による過度のダイエットは必要な栄養素の不足を招き、不妊や低体重児出産の原因になります。生まれた赤ちゃんの体重が近年低くなってきており、若い女性がバランス良く栄養をとることが課題になっています。

第1章 メタボリックシンドロームとは

メタボリックシンドロームの発症メカニズム

中野　茂

　最近、メタボリックシンドロームの発症原因として、内臓脂肪の蓄積が注目されています。これには多くの研究者たちの努力により、病態を捉えるいくつかの概念の変遷を経て確立に至りました。

メタボリックシンドロームの原因は内臓脂肪の蓄積
－内臓脂肪が注目されるに至った経緯－

冠状動脈疾患に対する危険因子の同定
－「どの因子が最も関連するか？」という考え方－

　動脈硬化性疾患の原因を探る研究は、1948年のアメリカ・マサチューセッツ州ボストン近郊の人口3万人にも満たない町、Framinghamで開始された疫学研究「フラミンガム研究」にさかのぼります。

　この研究が開始された背景には次のようなことがありました。まず、1945年4月12日早朝、当時大統領であったフランクリン・ルーズベルトが脳出血で亡くなりました。彼は約10年前から血圧が高くなり、二期目の大統領選挙、ヤルタ会談、さらに第二次世界大戦の終結へ向けて努力していました。その間血圧はさらに高くなり、軽い心不全症状を繰り返していましたが、当時は高血圧に対する治療の手段は限られており、ましてや脳出血の危険因子が高血圧であるという概念はまだありませんでした。また、その頃のアメリカは、1942年にペニシリンが使用されるようになってそれまでの主要な死亡原因であった感染症が減り、それに代わって20世紀初頭には死亡原因の約20％にすぎなかった冠状動脈疾患（心筋梗塞）が、1940年代後半には1位となっていました。そこで、「フラミンガム研究」は冠状動脈疾患の原因を探るべく、アメリカの命運を握る壮大な国家プロジェクトとして開始され、現在まで脈々と続いているのです。当時のアメリカは、第二次世界大戦の戦火を直接受けず、戦後の好景気に乗り高速道路の整備に伴う自動車社会、種々の電化製品（洗濯機、食器洗い機や冷蔵

これまでに提唱された「マルチプルリスクファクター症候群」

「シンドロームX」、「死の四重奏」、「インスリン抵抗性症候群」及び「内臓脂肪症候群」のマルチプルリスクファクター症候群の名称は、「メタボリックシンドローム」として2005年4月に日本の診断基準（メタボリックシンドローム診断基準検討委員会：メタボリックシンドロームの定義と診断基準. 日内会誌 94: 794-809, 2005）が発表されました。

シンドロームX Reaven GM (1988)	死の四重奏 Kaplan NM (1989)	インスリン抵抗性症候群 DeFronzo RA (1991)	内臓脂肪症候群 Matsuzawa Y (1987)
インスリン抵抗性 高インスリン血症 耐糖能異常 高VLDL(中性脂肪)血症 低HDLコレステロール血症 高血圧	上半身肥満 耐糖能異常 高中性脂肪血症 高血圧	肥満 インスリン非依存型糖尿病 高血圧 動脈硬化性疾患 脂質代謝異常 高インスリン血症	内臓脂肪蓄積 耐糖能異常 脂質異常 高血圧

庫など)の普及で、体を動かさなくてもすむ生活、さらに高カロリーなステーキやハンバーガーに代表される食生活が急速に広まった時代でした。最近の日本の事情と似ています。フラミンガム研究では、血液検査に加え嗜好品や性格まで含めた多くの項目が調査され、どの項目が冠状動脈疾患の発症と関連が強いかが調べられました。その結果、高コレステロール血症、高血圧、糖尿病、喫煙などが冠状動脈疾患発症の危険因子であることが明らかとなりました。

これらの危険因子は、現在では検診、社会への啓蒙活動やその結果よく知られていますが、当時としては画期的な研究成果であり、その後の食事・運動指導の啓蒙のみならず、降圧薬やコレステロール低下薬の開発につながり、それら危険因子の制圧は現在ではほぼ可能となり、冠状動脈疾患の一次予防が確立されるようになりました。

危険因子を合わせ持つことの重要性
―「マルチプルリスクファクター」の概念―

これまで動脈硬化の機序は、高コレステロール血症など一つの危険因子に絞り込む研究手法が取られてきました。それにより一定の成果は上がりましたが、1980年代後半になり全く新しい概念が提唱されました。それは、耐糖能異常(糖尿病)、高中性脂肪血症、高血圧や肥満などの因子を、それぞれの異常の程度に関わらず一個人が合わせ持つ(集積する)ことが、動脈硬化の進展に高い危険性を示す病態であるとする考えです。この病態は、「マルチプルリスクファクター症候群」とも称されます。まずスタンフォード大学のReaven教授により「シンドロームX」、次いでテキサス大学のKaplan教授により「死の四重奏」という症候群が提唱されました。この時点では、肥満は危険因子の一つでしかなく、その根本の原因は示されていませんでした。その後、テキサス大学サンアントニオ校のDeFronzo教授は動脈硬化の原因は血糖をコントロールするホルモンであるインスリンが効きにくい状態、すなわち「インスリン抵抗性」が基本にあるとする説を提唱しました(インスリン抵抗性症候群)。しかし、危険因子が集積し動脈硬化の進展した状態では確かにインスリン抵抗性は高まっていますが、それがなぜ起るのか、またそれがどのような機序で動脈硬化を進展させるかの詳細は、明らかにされていません。

動脈硬化を進展させる根本はなにか？
―内臓脂肪蓄積の重要性―

従来、肥満の評価には種々の指標が用いられてきました。肥満度を求めるために、まず標準体重をBrocaの変法式により、[標準体重=(身長cm-100)×0.9]で求め、[肥満度=(実測体重-標準体重)/標準体重×100]で計算する方法がありました。この方法では、計算は簡単ですが、低身長者は肥満寄りに、また高身長者は非肥満寄りに判定されるばかりではなく、健康障害との関連性は医学的にも疫学的にも根拠が示されておりません。

一方、日本肥満学会や世界保健機構(WHO)は、肥満の判定にBMI(body mass index：体格指数)を採用するようになりました。

BMI = 体重kg／(身長m)^2

BMIは精密測定で得られた体脂肪量と相関するばかりでなく、日本ではBMIが22kg/m^{2}で有病率が最低になることが示されています。したがって、理想体重は次の式で計算されます。

理想体重 = (身長m)^2 × 22

1980年代、Kaplan教授が「死の四重奏」として指摘したように、肥満(上半身肥満)は動脈硬化の危険因子として注目されていました。そ

BMIによる肥満の程度の分類：日本とWHO基準の比較

日本肥満学会や世界保健機構(WHO)は肥満の判定にBMI(body mass index：体格指数)を採用しています。

BMI値	日本肥満学会基準低体重	WHO基準
BMI<18.5	低体重	Underweight
18.5≦BMI<25.0	普通体重	Normal range
25.0≦BMI<30.0	肥満(1度)	Preobese
30.0≦BMI<35.0	肥満(2度)	Obese I
35.0≦BMI<40.0	肥満(3度)	Obese II
40.0≦BMI	肥満(4度)	Obese III

第1章　メタボリックシンドロームとは

のため、当時はウエストとヒップの比（W/H比）がよく用いられました。肥満は以前より体の外観、身体計測によりW/H比の高い上半身肥満（中心性肥満、腹部肥満、リンゴ型肥満）とその比が低い下半身肥満（末梢型肥満、臀部・大腿部肥満、洋梨型肥満）に分類する考えがあり ました。W/H比の高い上半身肥満では、糖尿病や高脂血症、さらに脳血管障害、虚血性心疾患の発症率が高くなることが指摘されたわけです。1990年代には、肥満の評価としてW/H比よりもウエスト周囲径自体が動脈硬化性疾患の発症と関連するという報告が相次ぎ、腹部肥満が 重要であるという概念が確立していきました。

これまでは明らかに肥満体型を示す場合、危険因子が数多く示されました。しかし、BMIが正常範囲で肥満体型とは評価されない場合でも、進行した動脈硬化がみられ心血管疾患（心筋梗塞、脳梗塞など）が発

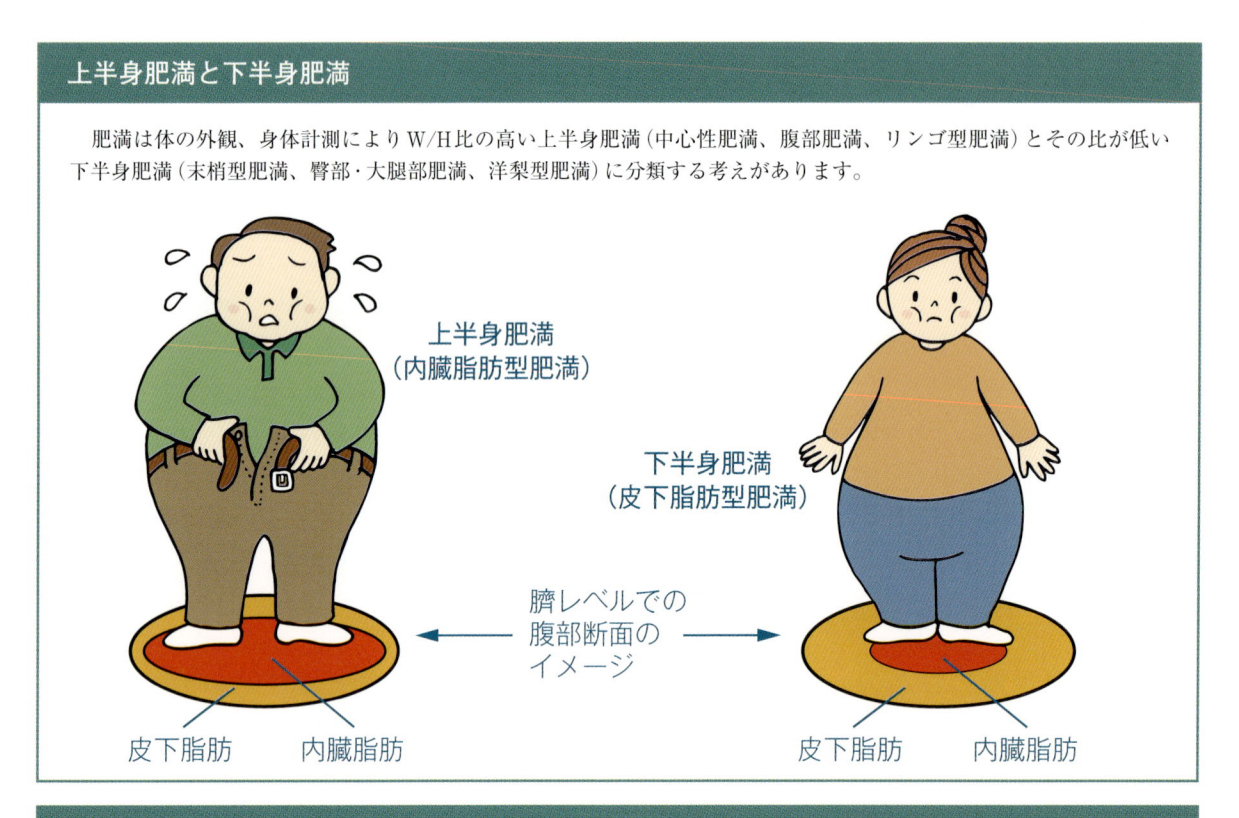

上半身肥満と下半身肥満

肥満は体の外観、身体計測によりW/H比の高い上半身肥満（中心性肥満、腹部肥満、リンゴ型肥満）とその比が低い下半身肥満（末梢型肥満、臀部・大腿部肥満、洋梨型肥満）に分類する考えがあります。

上半身肥満（内臓脂肪型肥満）

下半身肥満（皮下脂肪型肥満）

臍レベルでの腹部断面のイメージ

皮下脂肪　内臓脂肪

CT画像からの皮下脂肪及び内臓脂肪面積の評価：臍レベルでの撮像

臍レベルで撮られたCT画像よりコンピューター処理を行い「皮下脂肪面積」と「内臓脂肪面積」を分けて定量化することで、脂肪分布分析を行います。

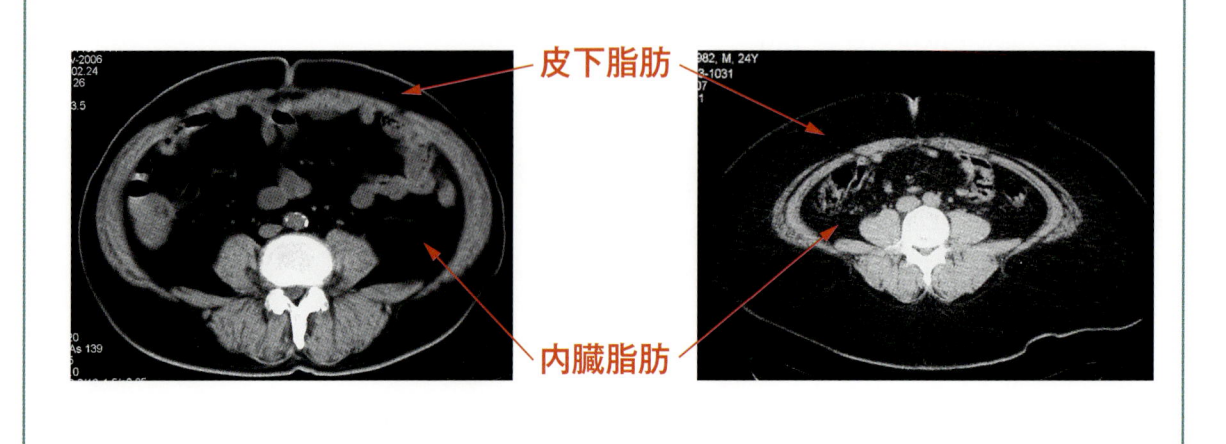

皮下脂肪

内臓脂肪

メタボリックシンドロームの発症メカニズム

症することは知られていました。その疑問を解決したのが、大阪大学の松澤教授が開発したCTスキャンを用いた脂肪分布分析法です。これは臍レベルで撮られたCT画像をコンピューター処理し、「皮下脂肪面積」と「内臓脂肪面積」を分けて定量化するシステムです。著者らのデータでは、男女共に内臓脂肪面積はBMIやW/H比よりウエスト周囲径自体との相関が良いことがわかりました。松澤教授らは、内臓脂肪の蓄積の程度と血圧、中性脂肪、血糖値が正相関し、HDLコレステロール値とは負の相関を示すことを明らかにしました。彼らは内臓脂肪の蓄積が種々の危険因子と密接に関連し、動脈硬化性疾患の発症基盤として重要であることを示し、内臓脂肪の蓄積した状態に耐糖能異常（糖尿病）、高脂血症や高血圧を合わせ持つ状態を「内臓脂肪症候群」として提唱しました。

危険因子の重積した病態を「メタボリックシンドローム」として統一
－その基盤となる病態は何か？－

これまで述べてきたように、動脈硬化の原因として種々の危険因子のうち何が一番で何が二番かという議論ではなく、それぞれの程度が軽微でも合わせ持つことの重要性、すなわち危険因子の数が多い状態（危険因子の重積）が動脈硬化を発症・進展させるとする考えが定着してきました。日本においても、危険因子の重積が冠状動脈疾患の発生率を増加させることが示されています。そして「シンドロームX」、「死の四重奏」、「インスリン抵抗性症候群」、「内臓

各種身体計測値と内臓脂肪面積との関係

このデータより、男女共に内臓脂肪面積はBMIやW/H比よりウエスト周囲径自体との相関が良いことがわかります。すなわち、内臓脂肪の評価には、男女ともにウエスト周囲径の測定が最も有用であることを示しています。

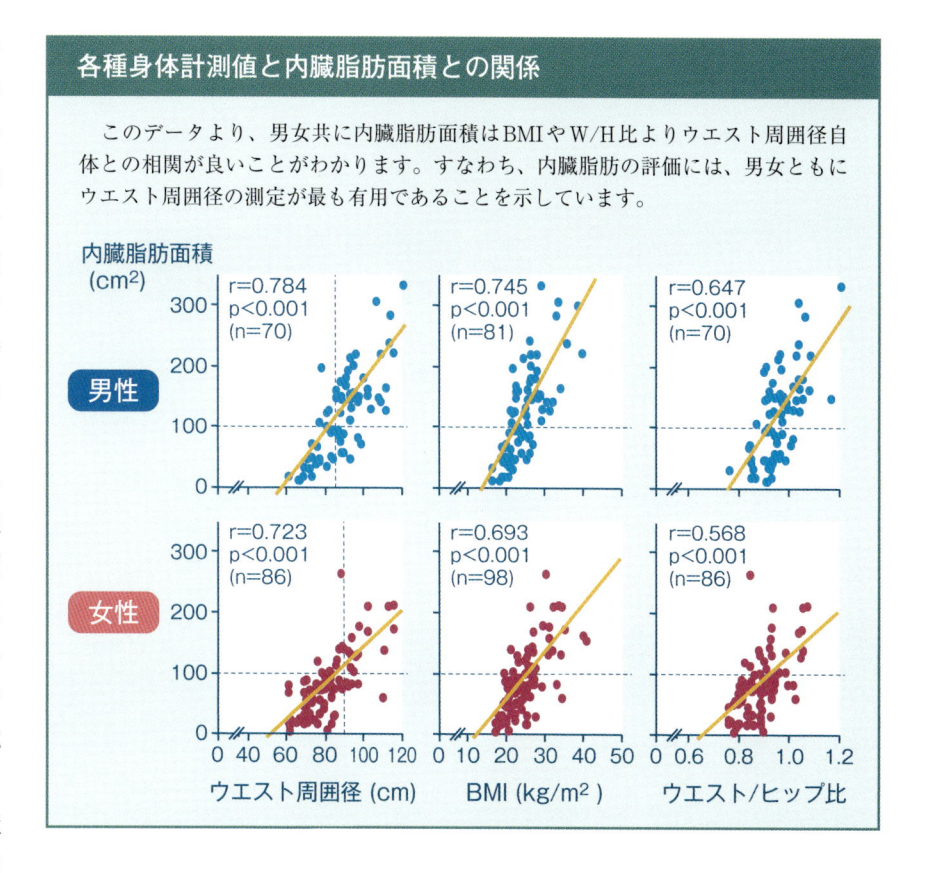

男性:
- ウエスト周囲径: r=0.784, p<0.001, (n=70)
- BMI: r=0.745, p<0.001, (n=81)
- ウエスト/ヒップ比: r=0.647, p<0.001, (n=70)

女性:
- ウエスト周囲径: r=0.723, p<0.001, (n=86)
- BMI: r=0.693, p<0.001, (n=98)
- ウエスト/ヒップ比: r=0.568, p<0.001, (n=86)

危険因子の保有数と冠状動脈疾患の発症

（Circ J 65: 11-17, 2001 より改変）

動脈硬化の原因として種々の危険因子のうち何が一番で何が二番かという議論ではなく、それぞれの程度が軽微でも合わせ持つことの重要性、すなわち、危険因子の数が多い状態（危険因子の重積）が動脈硬化を発症・進展させるとする考えが定着してきました。日本においても危険因子の重積が冠状動脈疾患の発生率を増加させることが示されています。

危険因子：肥満、高血糖、高血圧、高中性脂肪血症

危険因子の保有数	冠状動脈疾患発症オッズ比
0	1
1	5.09
2	9.7
3～4	31.34

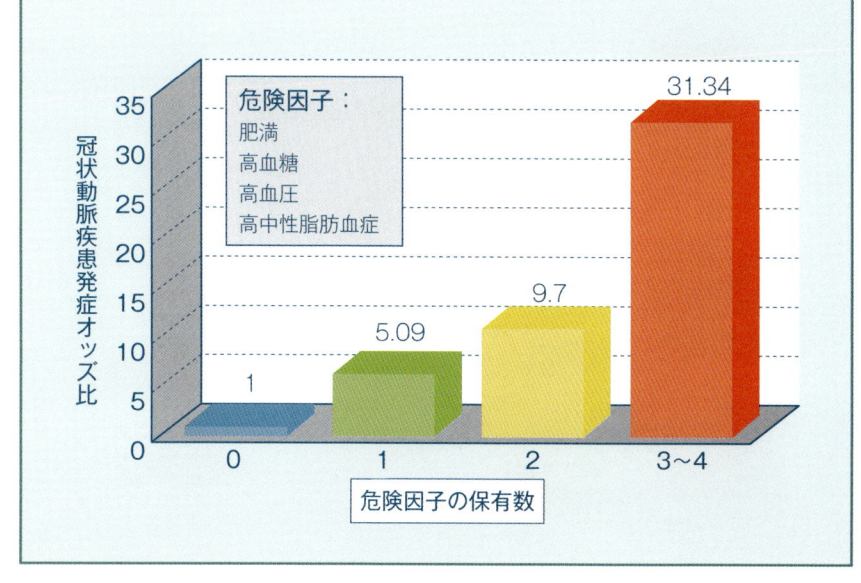

第1章 メタボリックシンドロームとは

メタボリックシンドロームの概念

メタボリックシンドロームの最も上流に位置する異常は内臓脂肪の蓄積で、それに伴い種々の代謝異常を来たすとする概念が確立しています。

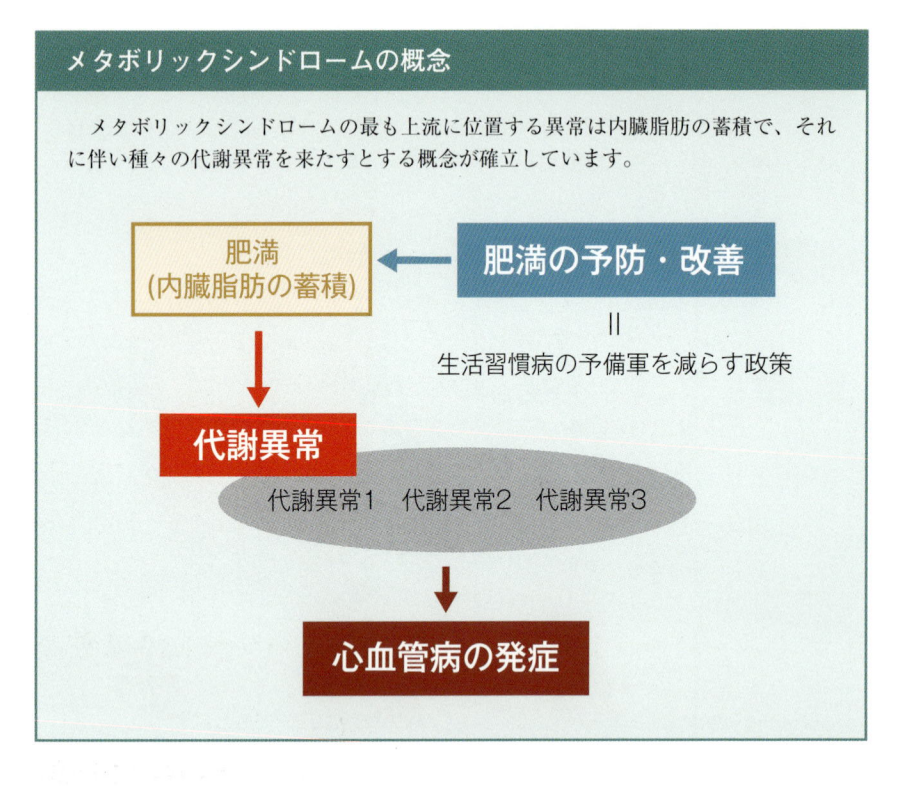

```
肥満
(内臓脂肪の蓄積) ← 肥満の予防・改善
      ↓              ‖
   代謝異常     生活習慣病の予備軍を減らす政策
  代謝異常1 代謝異常2 代謝異常3
      ↓
  心血管病の発症
```

脂肪細胞由来の生理活性物質（Adipocytokines）

(松澤佑次：メタボリックシンドローム：その概念と日本人の診断基準. 糖尿病学2005, 岡芳知・谷澤幸生編, p65-72, 診断と治療社, 東京, 2005より改変)

脂肪細胞から特異的に分泌される種々の生理活性物質を総称してアディポサイトカインと呼ばれます。現在までに同定されたアディポサイトカインには、アディポネクチン、レプチン、TNF-α（tumor necrosis factor-α）、PAI-1（plasminogen activator inhibitor-1）、レジスチン、ビスファチンなどがあり、これらは内臓脂肪蓄積状態では、分泌量や分泌パターンに異常を来たし、メタボリックシンドロームの病態形成に関与すると考えられます。

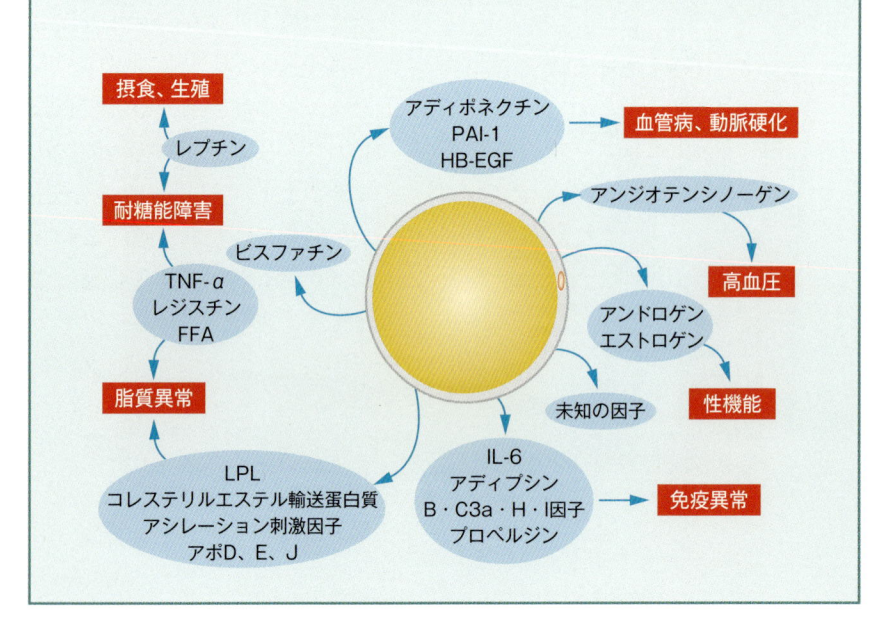

脂肪症候群」などのマルチプルリスクファクター症候群の名称が、「メタボリックシンドローム」として、2005年4月、日本の診断基準として発表されました。

また同時期に、ベルリンにおいてIDF（国際糖尿病連合）からも診断基準が発表され、「メタボリックシンドローム」として世界的に統一されました。診断基準の中で、特にウエスト周囲径に関しては、各人種または地域ごとに定められた基準値を用いることになっています。

最近の10年間、メタボリックシンドロームの基盤となる病態が何なのかという研究が、活発に行われました。それは、動脈硬化の最も基盤となる（上流に位置する）病態は、「インスリン抵抗性」なのか、あるいは「内臓脂肪」なのかという議論です。

動脈硬化進展に「インスリン抵抗性」が最も上流にあるとする考え方

「シンドロームX」、「死の四重奏」、「インスリン抵抗性症候群」においては、肥満は危険因子の一つで、最も上流に「インスリン抵抗性」が存在すると考えた説でした。機序は明らかではありませんが単独でも、インスリン抵抗性は動脈硬化の危険因子となっていることが示されました。インスリン抵抗性とは、血中のインスリン濃度に見合った血糖降下作用がみられない、つまりインスリンの効きが悪いことを意味する病態です。インスリン抵抗性に、脂質異常や高血圧など動脈硬化の各危険因子と密接な関連がみられることは事実です。しかし、この病態でどのように動脈硬化が進展するかに関して

は、インスリンの作用障害なのか、あるいは反応性に増加したインスリン（高インスリン血症）によるのかは現在でも不明のままです。また、インスリン抵抗性が増せば必ず糖尿病が発症するわけでもありません。

内臓脂肪の蓄積が動脈硬化進展の最も上流にあるとする考え方

内臓脂肪の蓄積の程度は、メタボリックシンドロームの診断に必要な動脈硬化の危険因子、すなわち高血圧、高中性脂肪血症、低HDLコレステロール血症や高血糖の異常の度合と相関することから、動脈硬化の原因と考えられるようになってきました。さらに、内臓脂肪の蓄積はインスリン抵抗性とも相関することから、動脈硬化の原因と考えられます。ここに、メタボリックシンドロームの最も上流に位置する異常は内臓脂肪の蓄積で、それに伴い種々の代謝異常を来たすとする概念が確立しました。その代謝異常とは、血圧異常、脂質異常および耐糖能異常です。どの代謝異常が"一番"、あるいはどの組合せが"危険"というのではなく、持ち合わせる代謝異常の数が重要なのです。この概念は、日本及びIDF（国際糖尿病連合）より示されたメタボリックシンドロームの診断基準にも反映されており、内臓脂肪の蓄積（ウエスト周囲径の増大）が必須項目となっています。その契機となったのが、脂肪細胞から特異的に分泌される種々の生理活性物質の発見です。これらは総称してアディポサイトカインと呼ばれます。つまり、内臓脂肪組織は単にエネルギーの貯蔵庫ではなく、体内の種々の生理機能を調節する因子を産生する重要な内分泌臓器であることが明らかになりました。現在までに同定されたアディポサイトカインには、アディポネクチン、レプチン、TNF-α（tumor necrosis factor-α）、PAI-1（plasminogen activator inhibitor-1）、レジスチン、ビスファチンなどがあります。これらのアディポサイトカインは、内臓脂肪蓄積状態では分泌量や分泌パターンに異常を来たし、メタボリックシンドロームの病態形成に関与すると考えられます。

各種アディポサイトカインの働き

アディポネクチン

アディポネクチンは、内臓脂肪蓄積により唯一血中で減少するアディポサイトカインです。これが減少するとインスリン抵抗性が増し、また糖尿病の発症が増加することが知られています。すなわち、アディポネクチンには抗インスリン抵抗性作用と抗糖尿病作用がありますが、内臓脂肪蓄積に伴う血中濃度の減少により、それら作用が発揮されないことになります。また、血管壁に直接作用して動脈硬化のすべての機序に抑制的に働き、動脈硬化を防ぐ作用（抗動脈硬化作用）がありますが、これも血中濃度の低下で発揮されなくなります。このようにアディポネクチンの減少は、メタボリックシンドロームにおける動脈硬化性疾患の発症と深く関連しています。

血中アディポネクチン濃度は、肥満で減少する一方、外科的に内臓脂肪を切除することで増加することが示されています。また、運動による減量の際には、皮下脂肪

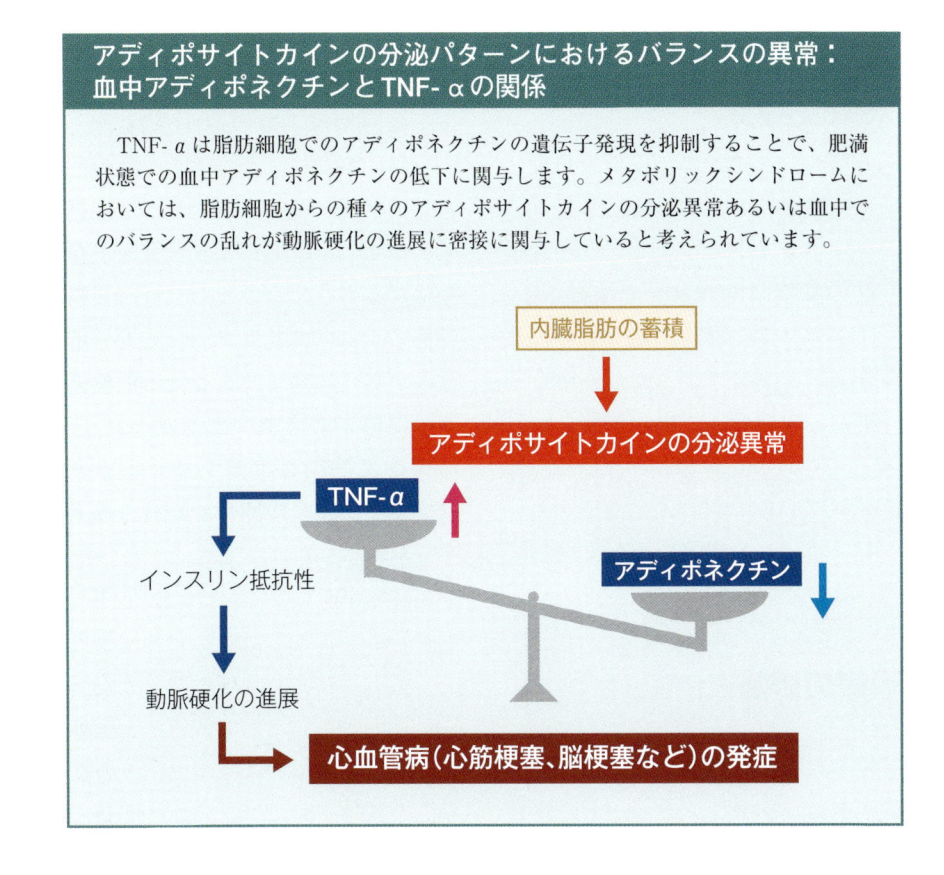

アディポサイトカインの分泌パターンにおけるバランスの異常：血中アディポネクチンとTNF-αの関係

TNF-αは脂肪細胞でのアディポネクチンの遺伝子発現を抑制することで、肥満状態での血中アディポネクチンの低下に関与します。メタボリックシンドロームにおいては、脂肪細胞からの種々のアディポサイトカインの分泌異常あるいは血中でのバランスの乱れが動脈硬化の進展に密接に関与していると考えられています。

内臓脂肪の蓄積
↓
アディポサイトカインの分泌異常
TNF-α↑　／　アディポネクチン↓
↓
インスリン抵抗性
↓
動脈硬化の進展
↓
心血管病（心筋梗塞、脳梗塞など）の発症

より先に内臓脂肪が減少し、血中アディポネクチン濃度が増加します。さらに、一部の降圧薬(アンギオテンシン変換酵素阻害薬やアンギオテンシンⅡ受容体拮抗薬)、糖尿病薬(ピオグリタゾン)、中性脂肪を下げるフィブラート系薬剤には、血中アディポネクチン濃度を増加させる作用があります。

TNF-α

TNF-αは、同じく脂肪組織から分泌されるInterleukin-6(IL-6)と共に炎症性サイトカインと呼ばれ、内臓脂肪の蓄積により増加します。TNF-αは増加に伴いインスリン抵抗性が高まるので、メタボリックシンドロームにおける易炎症状態に深く関与しています。また、脂肪細胞でのアディポネクチンの遺伝子発現を抑制することで、肥満状態での血中アディポネクチンの低下に関与します。このように、メタボリックシンドロームにおいては、脂肪細胞からの種々のアディポサイトカインの分泌異常あるいは血中でのバランスの乱れが、動脈硬化の進展に密接に関与していると考えられています。

PAI-1

PAI-1は、線溶系の調節因子です。内臓脂肪蓄積により血中で増加し、メタボリックシンドロームにおける線溶活性を低下させ、血栓ができ易い状態(易血栓性状態)と関連します。つまり、PAI-1は、メタボリックシンドロームにおける心筋梗塞や脳梗塞が起り易い状態と関連しています。

レプチン

レプチンは、内臓脂肪より皮下脂肪から多く分泌されるアディポサイトカインです。その作用は視床下部食欲中枢に作用し食欲を抑制します。また交感神経刺激作用を介し、エネルギー消費を増加させ体重を減少させる作用があります。脂肪組織の全くない脂肪萎縮性糖尿病ラットにレプチンを投与すると、インスリン抵抗性を改善し、糖尿病、脂肪肝や高脂血症が改善します。しかし、通常の血中レプチン濃度は脂肪の蓄積とともに増加しますが、レプチン抵抗性も増して、期待されるような作用は現れません。

レジスチン

レジスチンは内臓脂肪の蓄積に伴い、その中に侵入したマクロファージから分泌され、インスリン抵抗性を増強する物質として最近注目されています。

ビスファチン

ビスファチンは、皮下脂肪よりも内臓脂肪から多く分泌されるアディポサイトカインです。内臓脂肪の蓄積に伴い血中で増加して、インスリン受容体に結合することから、インスリンと同じ作用を発揮し、血糖降下作用が期待されるアディポサイトカインとして注目されていますが、メタボリックシンドロームの病態に果たす役割は今後の研究課題です。

治療の姿勢

日本及びIDF(国際糖尿病連合)のメタボリックシンドロームの診断基準では内臓脂肪の蓄積は必須項目となり、内臓脂肪の蓄積が動脈硬化性疾患と深く関連するという概念が確立したばかりです。内臓脂肪を減少させるとどれだけ動脈硬化性疾患が減少でき、どれだけ医療費削減に結びつくかを調べる大規模な前向き介入試験は、今始まったばかりです。その一方で、内臓脂肪の蓄積を伴わなくても高血圧、脂質異常や耐糖能障害がみられ、動脈硬化性疾患は発症しています。内臓脂肪の蓄積以外に共通した基盤がみつかれば、新たな症候群としての位置付けがなされるでしょう。

現時点では、肥満がみられれば、食事・運動療法を基本に生活習慣の改善を行い、メタボリックシンドロームを意識し、内臓脂肪を減少させる治療が必要です。一方、肥満がない場合は、各疾患の診療ガイドラインに則した治療が必要です。つまり、各々の危険因子を一つずつ押さえると考えるのではなく、常にすべての異常に共通する病態は何かと考えながら治療する姿勢が重要です。すでに、高血圧、脂血異常(低HDLコレステロール血症を含めて)や糖尿病などは「古典的な」危険因子と呼ばれるようになりました。今後は各種アディポサイトカインの臨床的意義がさらに高まるような基礎的あるいは臨床的研究の成果が上がり、動脈硬化性疾患を減少させるより効果的な治療法の開発が期待されます。

● コラム1

女性のメタボリックシンドローム

赤澤　純代

女性のライフサイクルと疾病

　日本女性の平均寿命は22年間世界でトップですが、閉経後にいかにQOLの高い人生を歩めるかは、健康寿命を考える上で重要です。したがって、閉経後より発症頻度が上昇する疾患（心血管障害・糖尿病・認知症）、生活習慣病の範疇に入るメタボリックシンドローム、虚血性心疾患、骨粗しょう症などの予防・治療を行う必要があります。

女性の生活習慣に関連する疾病

　肥満による内臓脂肪の蓄積により引き起こされる疾患としては、高血圧・高脂血症・糖尿病・脂肪肝・多嚢胞性卵巣症候群・脳血管障害・肝臓がんなどがあります。とくにメタボリックシンドロームと女性に焦点を合わせた疾病には注意が必要です。

　種々の脂肪細胞由来の生理活性物質に関しては、アディポネクチンの分泌の減少がメタボリックシンドロームの病態をつくっていると言われています。内臓脂肪の蓄積に比例してアディポネクチン分泌の低下が見られ、インスリン抵抗性が増大します。

　女性は、男性に比べると血中アディポネクチン濃度は高く保たれていますが、閉経後のアディポネクチン分泌量には性差がありません。一方視床下部や骨格筋をはじめとする末梢組織に作用して摂食抑制作用、エネルギー消費亢進作用などがあるレプチンにおいては、閉経後分泌の減少が大きいために内臓脂肪がつきやすくなるなどの性差が見られます。

　メタボリックシンドロームの発症は、日本人の食

女性のライフサイクルと疾病

世代区分				
	リプロダクティブ世代	子育て・両親の介護問題・生活	素敵なシニア世代	
小児期　思春期	性成熟期	更年期	老年期	後期老年期
月経開始	妊娠・出産・子育て	閉経		

年代	疾病
10代～	月経の異常・無月経・頻発不順・月経痛／PMS：月経前緊張症／性感染症・避妊・妊娠・不妊／生活習慣：ダイエット・喫煙／摂食障害
20～40代	婦人科疾患：子宮筋腫・子宮内膜症など／不妊症　多嚢胞性卵巣症候群／女性特有の癌：子宮がん・卵巣がん・乳がん／若い女性に多い病気：膠原病・甲状腺疾患など／性同一性障害
40代～	更年期障害：ほてり・のぼせ・発汗・動悸／精神運動神経障害：不眠・イライラ・憂鬱・頭痛・うつ／皮膚障害：皮膚・粘膜・乳房の萎縮／性交障害：性交時痛・性交後出血／歯周病
50代～	生活習慣病：高血圧・糖尿病・肥満・高脂血症・メタボリックシンドローム／骨粗しょう症／尿漏れ／アルツハイマー病／萎縮性腟炎／心血管系疾患のリスク増大：脂質代謝異常・動脈硬化・虚血性心疾患

（縦軸：女性ホルモン濃度 pg/mℓ、50・100目盛）／女性ホルモンエストロゲン値

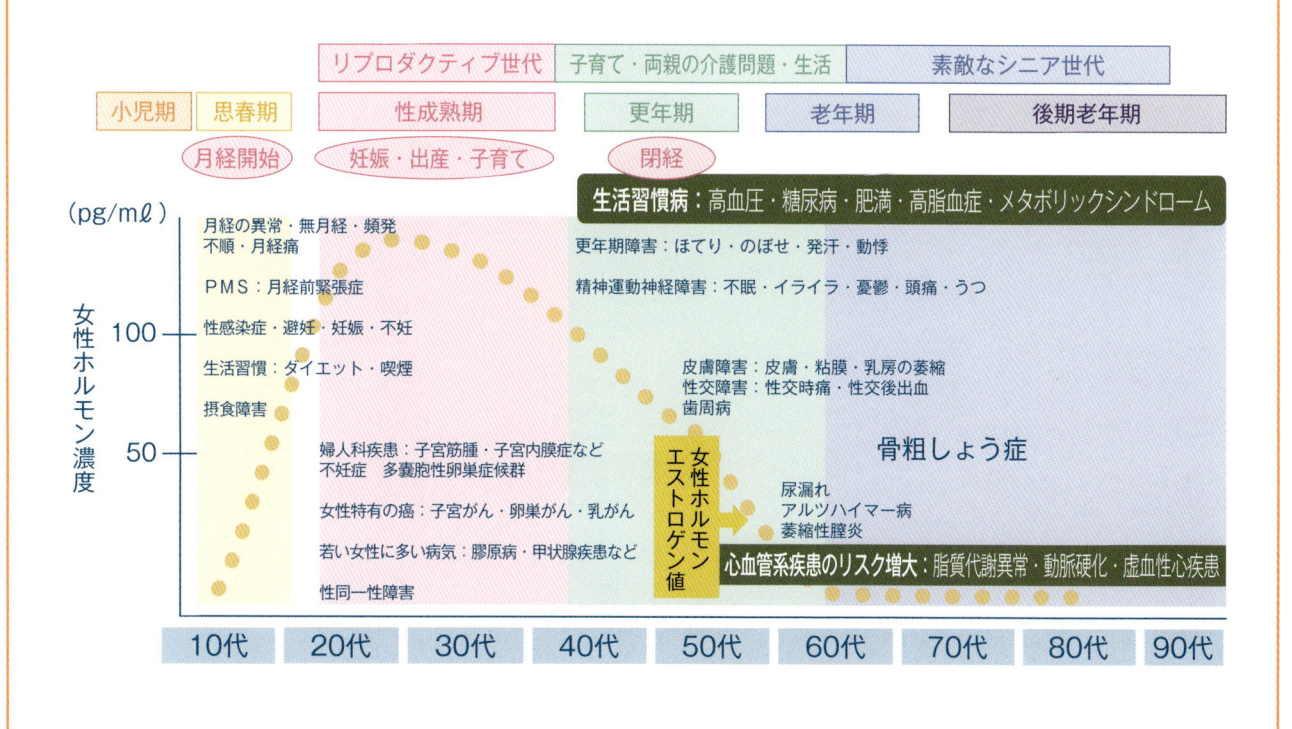

第1章 メタボリックシンドロームとは

生活の欧米化により、高脂肪・高カロリーになった点が指摘されていますが、女性のカロリー摂取量が10年前に比べ減少しているにもかかわらず、メタボリックシンドロームの発症が増えていることは、厚生労働省の数字に表れており、原因は炭水化物やショ糖などの過剰摂取、摂取する脂肪酸のバランスの偏りという食事内容と運動不足にあると思われます。脂肪酸に関しては、ω3系やω6系の摂取バランスが疾病予後を左右するとの報告もみられます。

女性の場合、LDLコレステロールが高いと内頚動脈の分岐部の病変が多く、中性脂肪が高いと内頚動脈の球部病変が多いなど、脂質成分のパターンによって動脈硬化の起こる場所にも違いがあります。また、HDLコレステロールが70mg/dl以上か以下かによってもLDLコレステロールが危険因子になるか否かということも男女性間で違いがみられます。したがって、血液中の脂質成分の解釈にも性差を考慮する必要があります。

女性はメタボリックシンドローム予防の主役

現在、日本の社会風潮の中、女性こそ家族の健康と国民の健康を守る上でのキーパーソンだと思われます。したがって、女性が医学的な知識を正しく持つことは、女性が料理を作ることが多い中、家族への教育となります。もさらに自分自身が将来、健康でいるために動脈硬化性疾患から心筋梗塞・脳血管障害の発症を減少させ健康寿命を維持するためには、総カロリー摂取量やショ糖の摂取を控えること、脂肪酸の摂取バランスを考えること、BMIを下げて適度に運動することに注意する必要があります。メタボリックシンドロームから動脈硬化、虚血性心疾患などへの進展を予防してゆくことは、国民の健康を守り医療・介護費を削減する近道になります。

女性の生活習慣に関連する疾病

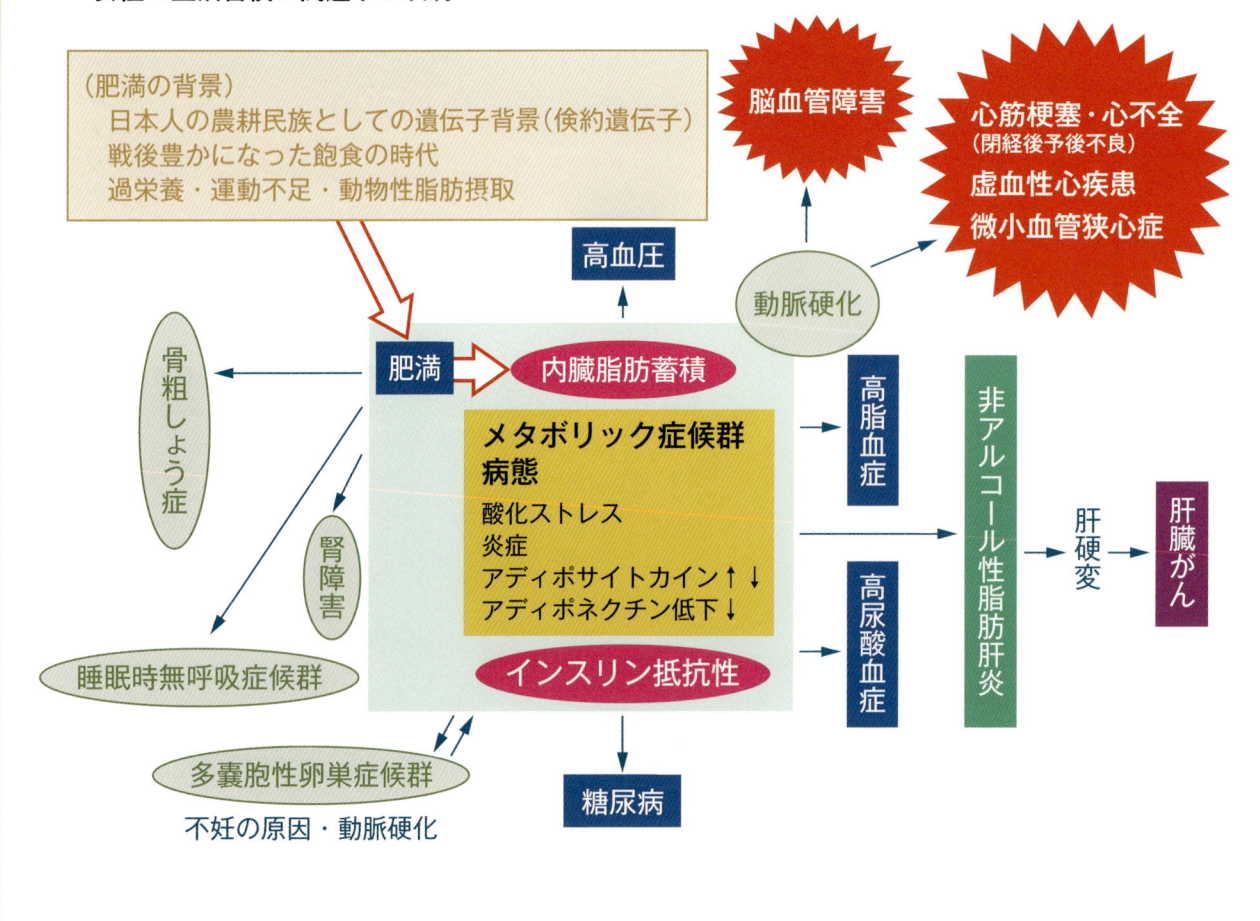

（肥満の背景）
日本人の農耕民族としての遺伝子背景（倹約遺伝子）
戦後豊かになった飽食の時代
過栄養・運動不足・動物性脂肪摂取

脳血管障害

心筋梗塞・心不全
（閉経後予後不良）
虚血性心疾患
微小血管狭心症

高血圧
動脈硬化

肥満 → 内臓脂肪蓄積

メタボリック症候群
病態
酸化ストレス
炎症
アディポサイトカイン↑↓
アディポネクチン低下↓

インスリン抵抗性

骨粗しょう症
腎障害
睡眠時無呼吸症候群
多囊胞性卵巣症候群
不妊の原因・動脈硬化

高脂血症
高尿酸血症
糖尿病

非アルコール性脂肪肝炎 → 肝硬変 → 肝臓がん

第2章

メタボリックシンドロームと動脈硬化促進因子（危険因子）との関連

高血圧　（木越 俊和）……………………………………………………………… 20
　　　Q＆A・早朝の血圧測定がなぜ重要なのですか？…22

糖代謝異常　（中川 淳）…………………………………………………………… 23
　　　Q＆A・75g経口ブドウ糖負荷試験で何がわかりますか？…26

脂質代謝異常（脂質異常症）　（梶波 康二）……………………………………… 27
　　　Q＆A・卵の黄味はコレステロールを多量に含みますが、高コレステロール血症の人は、卵の黄味は絶対口にしていけないものでしょうか？…29

肥満　（西澤 誠）…………………………………………………………………… 30

尿酸代謝異常　（小西 一典）……………………………………………………… 35

コラム2　**メタボリックシンドロームと喫煙**　（中西 由美子）………………… 39
　　　Q＆A・たばこの止め方は？…40
　　　　　・たばこを止めると太るのでは？…40

コラム3　**メタボリックシンドロームとアルコール**　（島田 昌彦）…………… 41

第2章　メタボリックシンドロームと動脈硬化促進因子（危険因子）との関連

高血圧

木越　俊和

　生活習慣病のなかでも特に重要な肥満、糖尿病、脂質異常、高血圧はそれぞれが独立した動脈硬化促進因子（危険因子）として知られています。しかし、これらの各疾患の初期徴候は互いに関連しあいながら一人の患者に重複して認められることが多く、このような患者では心筋梗塞や脳血管障害などの動脈硬化性疾患をおこす頻度が高いことがわかってきました。当時はこのような病態を表現する際に、「シンドロームＸ」、あるいは「死の四重奏」などという言葉が使用されましたが、現在は「メタボリックシンドローム」という言葉が提唱されるようになり、日本人の実情にあったその診断基準が作成されました。

　わが国のメタボリックシンドロームの診断基準は次の通りです。まず、内臓脂肪（あるいは腹腔内脂肪）の蓄積に関して「へその高さでの腹部周囲径」が男性で85cm以上、女性で90cm以上である人が対象となります。この条件を満たす人の中で、次の3項目のうち2項目以上があてはまればメタボリックシンドロームと診断されます。すなわち、一つ目の項目は、空腹時採血で中性脂肪が150mg/dl以上、あるいはいわゆる善玉と呼ばれるHDLコレステロールが40mg/dl未満の少なくともいずれかを満たす。二つ目の項目は、収縮期血圧が130mmHg以上あるいは拡張期血圧が85mmHg以上の少なくともいずれかを満たす。三つ目の項目は、空腹時血糖が110mg/dl以上の値を示すことです。

　本邦のメタボリックシンドロームの診断基準に含まれている血圧、脂質、血糖に関する検査項目の中で、異常を示す人の割合が最も高いのが血圧です。高血圧者は多くの臓器障害を起こし、正常血圧者に比べて死亡率が高いという事実は、福岡県久山町住民を対象とした健康調査・疾病調査などで明らかにされてきました。さらには、年齢階級別にみます

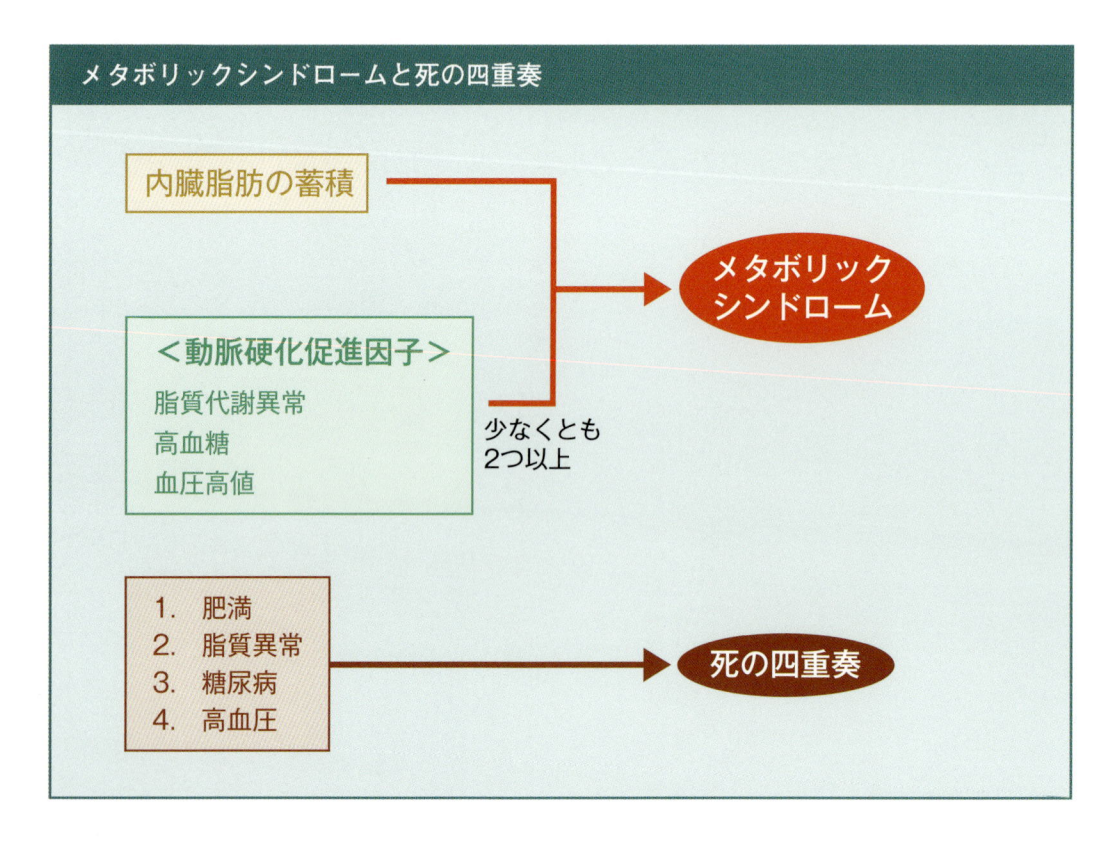

メタボリックシンドロームと死の四重奏

内臓脂肪の蓄積

＜動脈硬化促進因子＞
脂質代謝異常
高血糖
血圧高値

少なくとも2つ以上　→　メタボリックシンドローム

1. 肥満
2. 脂質異常
3. 糖尿病
4. 高血圧
→　死の四重奏

高血圧

と、高血圧患者が医療施設を受診する率は40歳後半から急激に増加していることがわかります。この事実は、高血圧の発症に環境因子や生活習慣が深く関与していることを推測させるものです。ちなみに、石川県内の某施設での平成18年度の健康診断における内臓脂肪（腹腔内脂肪）蓄積者（211名：男性190名、女性21名）のデータを基にして検討しますと、ウエスト周囲径を測定した人506名のうちでウエスト周囲径が基準を上回る人たちは211名（約41.7％）、そのなかのメタボリックシンドロームと診断される人は54名（約10.7％）でした。驚くべきことは、メタボリックシンドロームと診断された54名のうちで血圧値が基準を上回っている人は52名（約96.3％）であることです。つまり、メタボリックシンドロームに該当するすべての人にとって、血圧のチェックとコントロールは、動脈硬化症の予防には欠かせない大切なことだと言えます。

なぜ「メタボリックシンドローム」がこれほど重要視されるようになったのでしょうか？　肥満の中でも特にお腹の中に脂肪がたまるタイプの肥満を呈する人は臓器障害を起こしやすいことがわかってきました。先ほど挙げました三つの項目の内容をみてみますとそれぞれ、脂肪代謝が少し悪い、血圧が少し高い、血糖が少し高いと言うだけです。しかし、ひとりの人にこれらの条件が積み重なって3項目以上を満たしますと、2項目までしか満たさない人よりは3～6倍心筋梗塞を起こす危険が高いことがわかってきました。

そこで、このような人を早期に発見して、食事および運動指導などに

某施設での平成18年度の健康診断における内臓脂肪（腹腔内脂肪）蓄積者の高血圧、脂質代謝異常、高血糖の頻度

健康診断の全対象者600名の中でウエスト周囲径を測定した人は506名（男性357名、女性149名）。このうち、ウエスト周囲径が診断基準（男性≧85cm、女性≧90cm）を満たしたものは211名（男性190名、女性21名）でした。下記の図において、赤色で示した数字の対象者がメタボリックシンドロームと診断されました（10.7％）。黒色で示した数字の対象者は、いわゆるメタボリックシンドローム予備軍と呼ばれます（31.0％）。

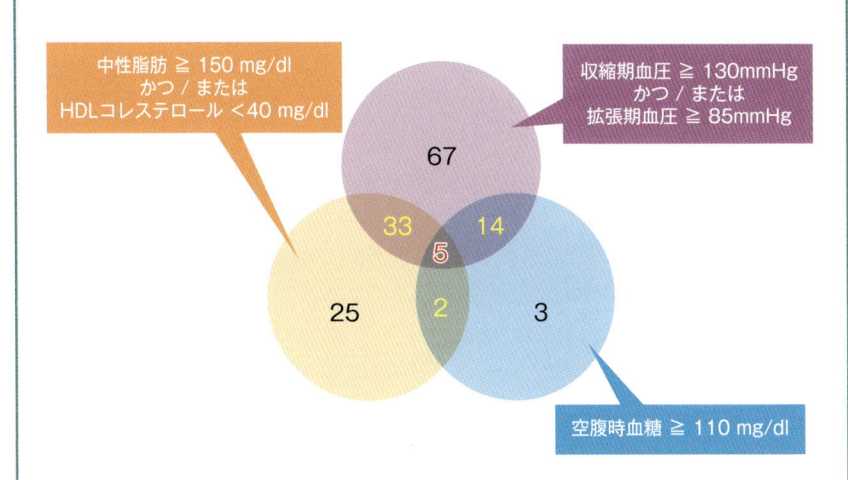

- 中性脂肪 ≧ 150 mg/dl かつ／または HDLコレステロール ＜40 mg/dl
- 収縮期血圧 ≧ 130mmHg かつ／または 拡張期血圧 ≧ 85mmHg
- 空腹時血糖 ≧ 110 mg/dl

67, 33, 14, 5, 25, 2, 3

211名の中でウエスト周囲径のみが診断基準を満たす人：62名

危険因子の数と冠状動脈疾患発症の危険度

(Circ J 65: 11-17, 2001 より改変)

ひとりの人に脂肪代謝が少し悪い、血圧が少し高い、血糖が少し高い、これらの条件が積み重なって3項目以上を満たしますと、2項目までしか満たさない人よりは3～6倍心筋梗塞を起こす危険が高いことがわかってきました。

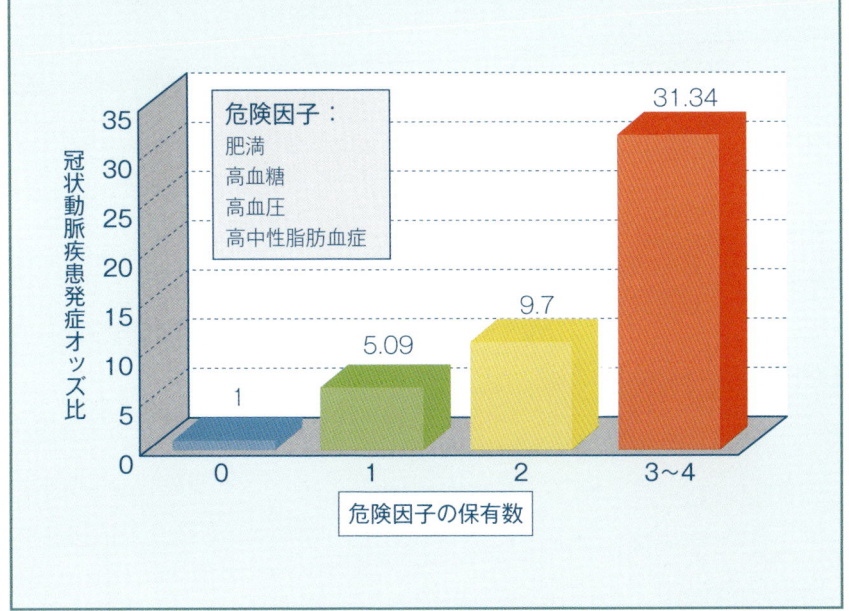

危険因子：
- 肥満
- 高血糖
- 高血圧
- 高中性脂肪血症

危険因子の保有数	冠状動脈疾患発症オッズ比
0	1
1	5.09
2	9.7
3～4	31.34

第2章　メタボリックシンドロームと動脈硬化促進因子(危険因子)との関連

より生活習慣を改善させ、疾患の発症を予防することが今後の重要な課題であると考えるようになったわけです。つまり、「予防は最強の治療である」という理念に基づいています。本文でも強調しているように、特に血圧の継続的な管理が重要です。ちなみに、高血圧治療の際に生活習慣の改善として重要な項目を挙げると、1)肥満の解消 2)リズミカルな中等度の運動 3)食塩摂取の制限(塩分1日6g以下をめざす) 4)カリウム、マグネシウム、カルシウムの摂取 5)アルコール摂取量の調整(アルコールは1日60g未満にする)などです。これらは、学問的な根拠にもとづいたものなので、高血圧の方はしっかり認識してほしいと思います。

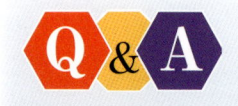

Q&A

問： 早朝の血圧測定がなぜ重要なのですか？

答： 高血圧は「静かなる殺し屋」と言われ、心血管疾患の重要な危険因子として知られています。従来から患者の血圧レベルは診察室で測定された値を基に判断されてきました。しかし近年、患者本人が測定した家庭血圧値の方が脳・心血管疾患の発症と密接に関連することが示されるにつれて、家庭血圧のなかでも特に早朝血圧が重要な意味を持つことがわかってきました。すなわち、脳卒中や心筋梗塞などの心・血管疾患は早朝から午前中にかけて血圧値の上昇とともに増加すること、さらにこれらの疾患は起床直後(1〜2時間)に最も多く発症していることが示されました。従って、高血圧治療中の人は、早朝の血圧を自ら測定記録し、主治医に治療効果を確認してもらうことが重要です。

第2章　メタボリックシンドロームと動脈硬化促進因子（危険因子）との関連

糖代謝異常

中川　淳

糖代謝異常とは？

　私達が食事を摂取すると、ご飯・パンなどの炭水化物（糖質）は、ほとんどがブドウ糖として血液中に吸収されます。このブドウ糖は筋肉で燃焼され活動のエネルギーとなり、また、直ちに利用されない余剰分は脂質に変換され脂肪組織で貯蔵されます。一方、空腹時には肝臓がたんぱく質や脂質をもとにブドウ糖を新たに作り出し（糖新生）、血液中にブドウ糖を供給します。その結果、血中ブドウ糖濃度（血糖値）は常に100mg/dl前後の安定した値を維持します。これが糖代謝で、筋肉や脂肪組織のブドウ糖取り込みや、肝臓での糖新生の抑制など、血糖値を低下させる多くの過程は、膵臓から分泌されるインスリンというホルモンの作用により行われています。

　従って、インスリンの分泌や作用に何らかの障害が生じれば血糖値は上昇し、糖代謝異常が生じます。その完成された重症型が糖尿病ですが、インスリン分泌細胞が破壊され絶対的インスリン欠乏状態に陥る1型糖尿病（小児～思春期発症が多い）と、インスリン分泌低下やインスリン抵抗性に関連した遺伝背景に過食や運動不足が加わり発症する2型糖尿病（成人後の発症が多い）があります。メタボリックシンドロームを考えるときには、後者が特に重要です。

空腹時血糖値と75g経口ブドウ糖負荷試験による判定基準

　空腹時血糖値とブドウ糖負荷後2時間血糖値により、糖負荷試験時の血糖パターンは正常型・境界型・糖尿病型に区分されます。境界型には空腹時血糖のみが境界型領域にある空腹時血糖異常（IFG: impaired fasting glucose）と、負荷後2時間血糖のみ高値の耐糖能異常（IGT: impaired glucose tolerance）、空腹時、2時間値の両基準を満たすものが含まれます。

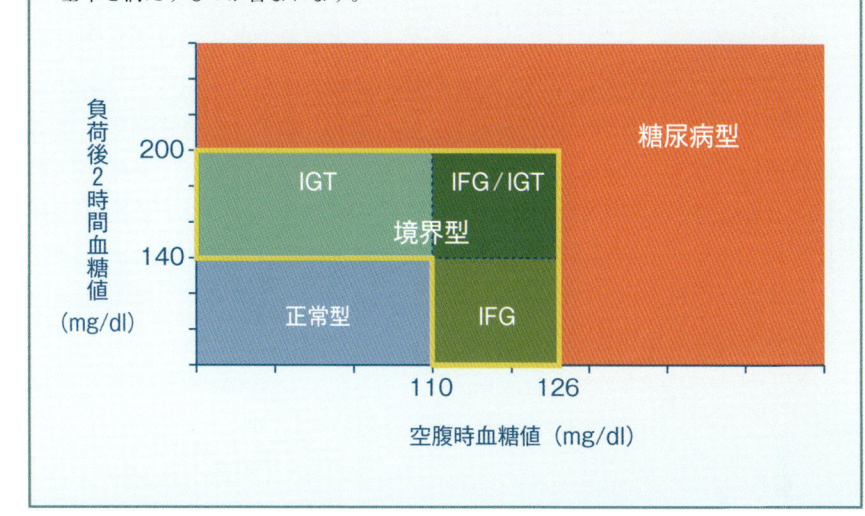

正常者と糖尿病患者の75g経口ブドウ糖負荷試験の具体例

　この糖尿病患者例では空腹時血糖値は境界型領域ですが、2時間血糖値により糖尿病型に区分されます。また、インスリン初期分泌の著しい低下と、中等度のインスリン抵抗性が認められます。

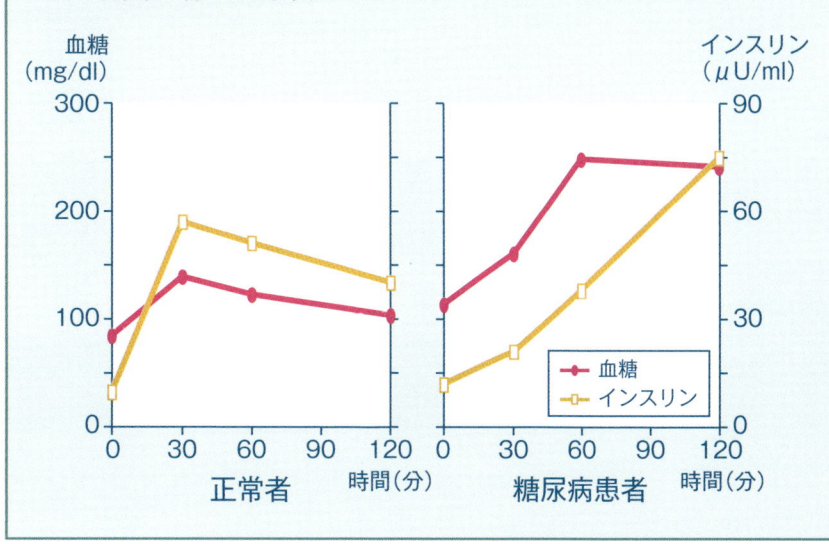

第2章　メタボリックシンドロームと動脈硬化促進因子（危険因子）との関連

　糖代謝異常を一定の条件下で調べるときは、75g経口ブドウ糖負荷試験が行われます。10時間以上の絶食の後、空腹のまま採血、その後ブドウ糖75gを服用し、30分、1時間、2時間と採血を行います。これにより、糖負荷試験時の血糖値パターンは正常型・境界型・糖尿病型に区分されますが、境界型には空腹時血糖異常と、負荷後2時間血糖が高値である（狭義の）耐糖能異常が含まれます。

メタボリックシンドロームと糖代謝異常

　メタボリックシンドロームの診断には血清脂質異常、血糖高値、血圧高値の3項目中、2項目が該当する必要がありますが、血糖高値の基準である空腹時血糖110mg/dl以上は、正常型と空腹時血糖異常の境界基準に一致します（2008年6月、空腹時血糖100以上110未満を"正常高値"として扱うことが日本糖尿病学会で取り決められました）。つまり、糖尿病ほど重症の糖代謝異常でなくとも、他の危険因子と重複することが問題となるのです。

　『メタボリックシンドロームの発症メカニズム』の項において詳しく述べられていますが、メタボリックシンドロームの病態において最も重要な因子と考えられるのが内臓脂肪蓄積です。この内臓脂肪の増加が、肝臓への過剰な脂肪分解産物の流入、および脂肪細胞から分泌されるアディポサイトカインと総称される種々の物質のバランスの異常を介して、脂質・血糖・血圧に影響を及ぼします。特に、インスリン抵抗性を改善し動脈硬化を予防する働きのあるアディポネクチンの血中濃度は低下し、一方、インスリン抵抗性を増強するTNF-αは増加していることが知られています。インスリン抵抗性とは、インスリンの働きが十分に発揮されない状態であり、当初インスリン分泌は亢進しますが、次第にそれを補うことができなくなり2型糖尿病が発症します。インスリン分泌亢進が抵抗性に追い着かなくなるのは、病初期には食後にまず出現してくることが知られているので、こうした内臓脂肪蓄積から起こる糖尿病（いわば"メタボリックシンドローム型糖尿病"）の特徴として、肥満、高インスリン血症、食後高血糖が考えられます（これに対し、同じ2型でも、肥満を伴わずに当初よりインスリン分泌が低下して生じるタイプの糖尿病、いわば"非メタボリックシンドローム型糖尿病"というべきものがあり、欧米人に比し日本人を含む東洋人に多いことが知られています）。一方、インスリン抵抗性は血清脂質異常や血圧上昇、さらには動脈硬化にも関与することが知られています。従って、糖代謝異常は単にメタボリックシンドローム

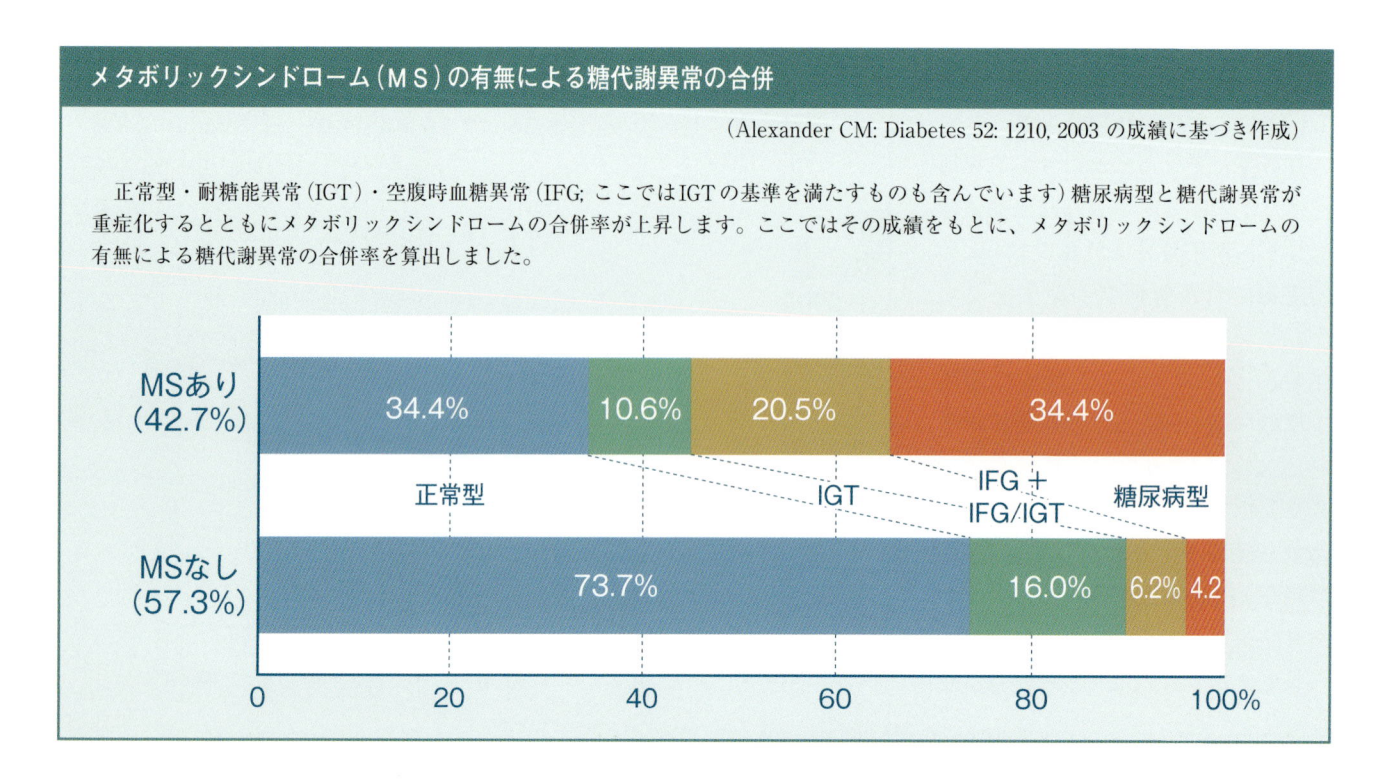

メタボリックシンドローム（MS）の有無による糖代謝異常の合併

（Alexander CM: Diabetes 52: 1210, 2003 の成績に基づき作成）

正常型・耐糖能異常（IGT）・空腹時血糖異常（IFG；ここではIGTの基準を満たすものも含んでいます）糖尿病型と糖代謝異常が重症化するとともにメタボリックシンドロームの合併率が上昇します。ここではその成績をもとに、メタボリックシンドロームの有無による糖代謝異常の合併率を算出しました。

	正常型	IGT	IFG + IFG/IGT	糖尿病型
MSあり（42.7%）	34.4%	10.6%	20.5%	34.4%
MSなし（57.3%）	73.7%	16.0%	6.2%	4.2

の構成要因のひとつではなく、病態に直結する最も重要な因子であるとも考えられるのです。さらに、メタボリックシンドロームは動脈硬化の原因として注目されていますが、糖代謝異常それ自体が動脈硬化の危険因子のひとつです。

以上のように考えると、メタボリックシンドロームと糖代謝異常との関係につき、次のような疑問が浮かんできます。1) メタボリックシンドロームだと糖尿病になり易いのでしょうか？ 2) 糖代謝異常を伴う場合と伴わない場合とで、メタボリックシンドロームの動脈硬化促進に差はあるのでしょうか？

糖代謝異常の重症化に伴い、メタボリックシンドローム発症率が上昇することが報告されています。逆に、メタボリックシンドロームの34％が糖尿病であるのに対し、非メタボリックシンドロームで糖尿病は4％に過ぎません。一方、非糖尿病者からの新規の2型糖尿病発症率は、8年間の経過観察で非メタボリックシンドロームの2〜3％に対し、メタボリックシンドロームでは約20％、(年齢補正後) 6.9倍の危険率となることが報告されています。但し、メタボリックシンドロームの基準の中には血糖高値が含まれています。境界型は高率に糖尿病へと悪化するので、糖尿病新規発症に関するメタボリックシンドロームの影響は、単に境界型が多く含まれていることのみに起因するのかも知れません。この点に関し、メタボリックシンドロームと糖代謝異常(空腹時血糖異常・耐糖能異常)は、ともに独立して糖尿病発症に関与することが報告されています。つまり、血糖高値を伴わない、血清脂質異常と血圧高値のみのメタボリックシンドロームの人たちも、いずれは糖代謝異常を生じてくる危険性が高いのです。

それでは、動脈硬化に関してメタボリックシンドロームと糖代謝異常とはどのような関係にあるのでしょうか？ 冠状動脈疾患の有病率は、糖尿病を伴わないメタボリックシンドロームでも上昇するのに対し、メタボリックシンドロームを伴わない糖尿病では上昇しないとの報告があります。一方、心血管死亡に関するメタボリックシンドロームの危険率は、血糖高値を有する場合にのみ上昇するとの成績が、最近我が国で報告されました。両者はメタボリックシンドロームと糖代謝異常のいずれがより重要であるかの点では背反する成績ですが、糖代謝異常を伴うメタボリックシンドロームで危険率がより高くなることでは一致しています。

メタボリックシンドロームになると糖代謝異常を伴い易く、糖代謝異常を伴うことで動脈硬化はより加速するのです。

ところで、わが国のメタボリック

正常空腹時血糖(NFG)・空腹時血糖異常(IFG)とメタボリックシンドローム(MS)の有無による糖尿病発症(7.4年間)のオッズ比

(Lorenzo C: Diabetes Care 30: 8, 2007 より改変)

平均7.4年間の追跡期間中、空腹時血糖正常でメタボリックシンドロームを伴わない群で糖尿病を発症しなかった人に対する発症した人の比(オッズ)を基準として、空腹時血糖異常およびメタボリックシンドロームの有無により、その比が何倍になるかを示します[( )内は95％信頼区間]。糖代謝異常がなくともメタボリックシンドロームだけで2型糖尿病発症のオッズは約5倍となり、空腹時血糖異常による効果と相乗的に作用しています。

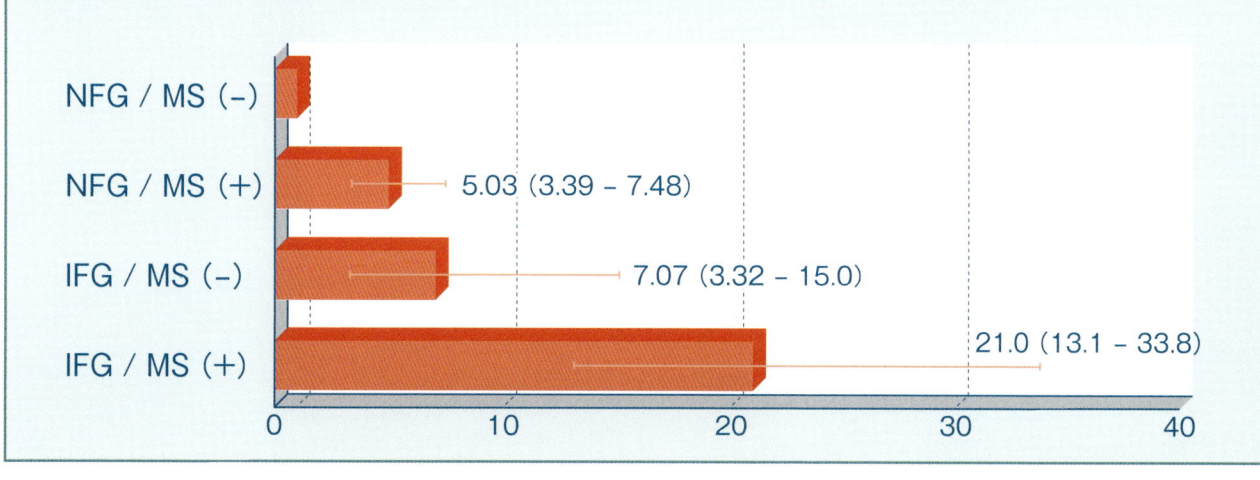

	オッズ比 (95％信頼区間)
NFG / MS (−)	(基準)
NFG / MS (+)	5.03 (3.39 − 7.48)
IFG / MS (−)	7.07 (3.32 − 15.0)
IFG / MS (+)	21.0 (13.1 − 33.8)

第2章　メタボリックシンドロームと動脈硬化促進因子（危険因子）との関連

シンドロームの診断基準では、血糖値は空腹時となっています。しかしこれでは、糖代謝異常のうち空腹時血糖異常を捉えることはできても、糖負荷後や食後のみに血糖値が上昇する（狭義の）耐糖能異常を見逃してしまいます。先にも述べたように、メタボリックシンドロームに伴った糖尿病の特徴として、最初に出現する糖代謝異常は食後高血糖のことが多いと考えられます。また、動脈硬化の観点からは、食後高血糖こそが動脈硬化の危険因子として重要であり、空腹時血糖上昇のみでは動脈硬化は促進しないとする報告が数多くあります。メタボリックシンドロームと糖代謝異常とは、病態の成立の上で極めて密接な関係にあることは間違いありませんが、診断項目としての糖代謝異常の基準には、なお検討の余地がありそうです。

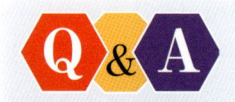

Q&A

問：75g経口ブドウ糖負荷試験で何がわかりますか？

答： 糖尿病の診断基準として負荷前と負荷後2時間の血糖値が利用されますが、その他、次のような項目が糖代謝異常の評価に役立ちます。

①負荷後1時間血糖値：糖負荷試験の判定区分が正常型であっても、1時間値が180mg/dl以上の場合、糖尿病へ悪化する危険が高いため注意が必要です。

②インスリン分泌指数：負荷前から負荷後30分への血中インスリン増加量（μU/ml）を血糖値増加量（mg/dl）でわったもので、0.4未満ならインスリン分泌能、特に初期分泌能が低下していると判断します。

③HOMA-R：早朝空腹時（負荷前）の血中インスリン濃度に血糖値をかけて405でわったもので、血糖値140mg/dl以下の場合、インスリン抵抗性の指標として有用です。1.6以下なら正常、2.5以上でインスリン抵抗性ありと判断します。

第2章　メタボリックシンドロームと動脈硬化促進因子（危険因子）との関連

脂質代謝異常（脂質異常症）

梶波　康二

　コレステロールや中性脂肪（そのほとんどはトリグリセライドと呼ばれるものです）といったアブラを「脂質」と呼びますが、これは人にとってきわめて重要な物質です。コレステロールは人の体の構成単位である細胞の輪郭を保つ細胞膜や、体のバランスを調節しているステロイドホルモン、さらには食物の消化吸収に必要な胆汁を合成するために欠かせない物質です。また中性脂肪は、筋肉などのエネルギー源として人の日常生活を支えています。このような脂質の代謝に変化が生じた状態を脂質代謝異常（脂質異常症）と呼び、動脈硬化を強く促進する「危険因子」であることが明らかとなりました。メタボリックシンドロームの診断基準にも脂質代謝に関する項目が含まれていることからわかるように、このシンドロームにおいて脂質代謝異常は重要な鍵をにぎっています。

脂質代謝異常と動脈硬化

　血液中の脂質が異常に増加あるいは減少した状態を脂質代謝異常と呼びます。変化している脂質の種類別に、コレステロールが増加した「高コレステロール血症」、中性脂肪が増加した「高中性脂肪血症」に大別されます。専門的にはさらにその詳細な分類も行われていますが、一般にはこの二つを理解していれば充分でしょう。血液は基本的には水ですから、脂質はとけません。そこで、コレステロールや中性脂肪が血液中に存在し体の隅々まで運ばれていくために、リン脂質という別の脂質やタンパク質と一緒になって、リポ蛋白と呼ばれる特殊な粒子を形成しています。

　食事から体内に取り込まれる脂質はカイロミクロンと呼ばれる粒子となり、血液中で徐々に代謝分解されながら一旦肝臓に取り込まれます。肝臓はこうして取り込んだコレステロールと、糖質などから自らが合成したコレステロールをVLDLと呼ばれる別の粒子に作り直し血液中に送り出しています。VLDLは血液中で徐々に代謝分解され最終的にLDLとなり、体中の細胞にコレステロールを供給することになります。正常人の早朝空腹時の血液中に存在するコレステロールのほとんどは肝臓で合成されたもので、食事由来のコレステロールはほとんどみられないことも血液検査結果を判定する際に必要な知識となるでしょう。一方、中性脂肪はエネルギーの貯蔵庫として重要であり、摂取した総カロリーのうち余分なものは肝臓や脂肪組織に貯えられ、必要時に分解されて脂肪酸としてエネルギー源になります。

　このような脂質代謝における異常が問題となる最大の理由は、それが動脈硬化を引き起こしやすくなるからです。特に重要なものとしては、①血液中のコレステロール、特にLDLコレステロールの増加した高LDLコレステロール血症　②HDLコレステロールが低下した低HDLコレステロール血症が挙げられます。これらは、動物実験、疫学研究、さらには薬剤や生活習慣改善によりLDLコレステロールを低下あるいはHDLコレステロールを上昇させた大規模臨床研究の結果によって明らかとなったもので、LDLが「悪玉」、HDLが「善玉」と呼ばれる理由となっています。アメリカで35,000人余りを対象に行われた研究では、血液中のコレステロールが200mg/dlから50mg/dlずつ増加すると、狭心症や心筋梗塞といった冠状動脈硬化症は、2倍、4倍と指数的に増加することが明らかとなりました。一方、中性脂肪が増加した状態である高中性脂肪血症も動脈硬化を促進すると考えられますが、その多くはHDLコレステロールの低値を伴うことなどが理由となり、動脈硬化を促進する仕組みについての解明は完全とは言えません。

メタボリックシンドロームにおける脂質代謝異常

　メタボリックシンドロームの概念が、LDLコレステロール以外の危険因子に対するアプローチをスタートとしていることから容易に推測されるように、メタボリックシンドロー

人におけるコレステロール代謝

腸管から吸収されたコレステロールは、カイロミクロンからカイロミクロンレムナントを経て肝臓に運ばれます。肝臓ではアセチルCoAから生合成されたコレステロールが、超低密度リポタンパクとなって血液中に分泌され、これが中間密度リポタンパクを経て低密度リポタンパクとなり末梢組織にコレステロールを供給する役割を果たしています。一方、高密度リポタンパクは余剰なコレステロールを肝臓へ逆転送する役割を担っており、細胞からのコレステロール引き抜きにはABCA1などのトランスポーターが、低密度リポタンパクへのコレステロールエステルの引渡しにはCETPが、肝臓への取り込みにはSRB1が、それぞれ関与することが知られています。

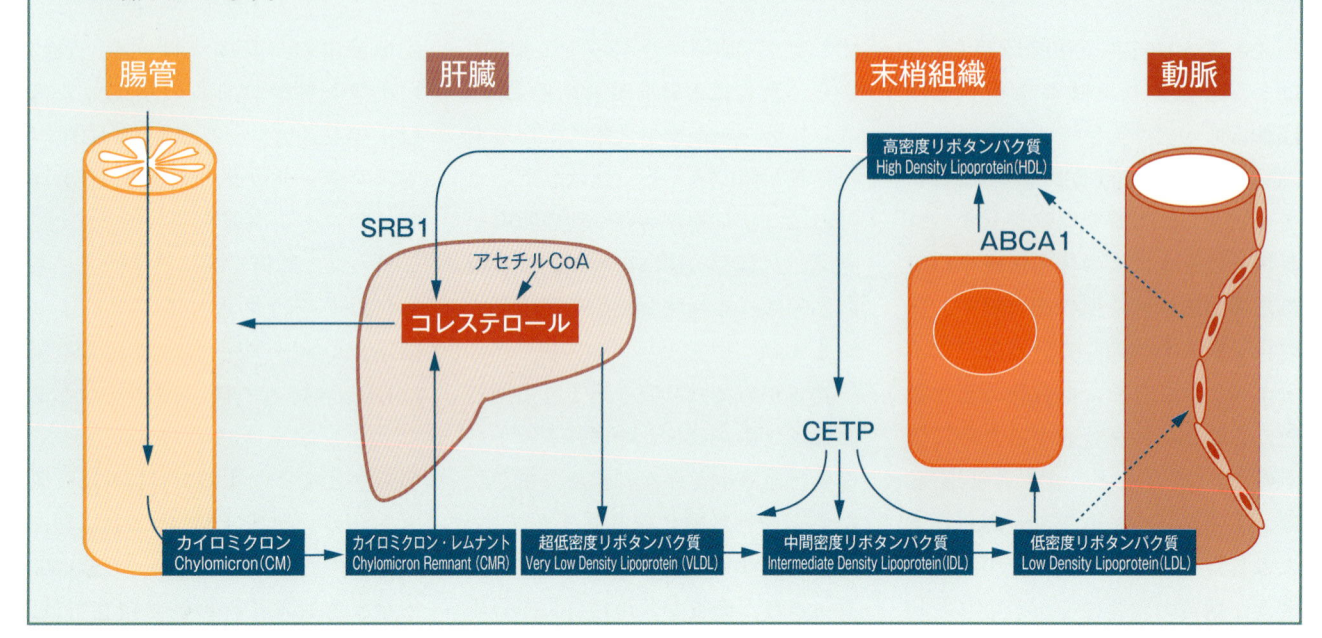

ムにおける脂質代謝異常の特徴として、高中性脂肪血症、低HDLコレステロール血症、その他の脂質代謝異常が挙げられます。

高中性脂肪血症

わが国のメタボリックシンドローム診断基準では、腹腔内の内臓脂肪蓄積を必須項目としていますが、蓄積した内臓脂肪によってもたらされるインスリン抵抗性は、脂肪組織での脂肪分解を促進し、結果として門脈への遊離脂肪酸の流入が増加することになります。これによって肝臓でのVLDL合成が亢進し、高中性脂肪血症に至ると考えられるわけです。一方、中性脂肪の分解に関わる酵素であるリポタンパクリパーゼ（LPL）はインスリンに依存して合成されることから、インスリン抵抗性の状態ではLPL合成が低下し、結果として中性脂肪の分解障害が生じます。このように、メタボリックシンドロームに見られる高中性脂肪血症は、産生分泌の亢進と分解低下の両方の機序で生じると考えられています。

低HDLコレステロール血症

メタボリックシンドロームにおける低HDLコレステロール血症の成因には複数の機序が関与していますが、その主体は前述したVLDL増加に伴う二次的な変化と考えられます。つまり、LPL作用の低下はVLDLからHDLへのアポ蛋白やリン脂質の転送を減少させること、VLDLの増加によりコレステリルエステル転送蛋白を介して行われるHDL中のコレステロールエステルとVLDL中の中性脂肪の交換が促進されることによって、HDL粒子中のコレステロール含有量が低下するとの考えです。またインスリン抵抗性は肝性リパーゼ活性を亢進させますから、これがHDLの異化を早め、ひいてはHDLコレステロール粒子が減少することとなります。さらには、インスリン抵抗性によって増加した遊離脂肪酸が、細胞からのコレステロール引き抜き作用に重要なABCA1の分解を促進しその蛋白量を減少させるため、末梢細胞からコレステロールを引き抜いてHDLが成熟化する過程が障害される可能性も指摘されています。

その他の脂質代謝異常

メタボリックシンドロームではインスリン抵抗性によりLDLに含

まれる脂質組成にも変化が生じますが、その原因は前述したLPLの合成低下によるVLDLの分解障害と肝臓におけるVLDLの合成分泌亢進に伴う二次的な現象と考えられているのが現状です。細かい仕組みは省略しますが、結果として脂質／蛋白比が小さいLDLが生じ、これはsmall dense LDLと呼ばれています。small dense LDLは酸化変性を受け易く、そのためにLDL受容体によって処理されにくくなり、結果として動脈硬化巣においてマクロファージに取り込まれやすくなることが判ってきました。これらの性質は、強く動脈硬化を促進すると考えられることから、「超悪玉コレステロール」とも呼ばれるようになっています。しかし残念ながらその測定は未だ一般には普及しておらず、今後の研究の発展が期待されているところです。

脂質代謝異常の治療

メタボリックシンドロームそのものの治療の基本は、食事療法や運動療法を中心とした生活習慣の改善であることに異論はないと思います。病態の中心である内臓脂肪を減らすことで、インスリン抵抗性、脂質代謝異常、高血圧などのリスク全体の改善が期待できるでしょう。食事療法・運動療法により適正体重を実現するように努力すること、その際に腹囲を減らすこと、また患者さん個々の生活にあった具体的な指導を行うことが成功の鍵を握っていると言っても過言ではないでしょう。

食事療法は摂取カロリーの制限が基本となりますが、脂質代謝異常の観点からすると、飽和脂肪酸の制限、食物繊維や抗酸化作用を持つ食品の摂取量増加も重要であることを忘れてはいけません。身体活動の増加は内臓脂肪を減少させ、インスリン抵抗性を軽減するだけでなく骨格筋でのインスリン感受性を高める働きを持ち脂質代謝にも良い影響を及ぼすと考えられます。しかし、実際には生活習慣改善の継続は困難が伴い、充分な治療効果が得られないことも多いのが現状です。メタボリックシンドロームの最終治療目標は動脈硬化性疾患、特に冠状動脈硬化症の予防であることを考えると、不十分な治療のままで終わることは望ましくないのは容易に想像できます。脂質代謝異常は重要な危険因子であり、治療効果のエビデンスも多いため、食事療法や運動療法を数ヶ月行った後であっても脂質代謝異常が改善しない場合は、薬物療法の導入を積極的に検討すべきであると考えるべきでしょう。

薬物療法の中でその効果が明らかなものとして、フィブラート系薬剤、HMG-CoA還元酵素阻害薬（スタチン）、インスリン抵抗性改善薬があげられます。各薬剤の特徴や投与方法、さらには期待される効果については、ここでは省略します。

以上、メタボリックシンドロームにおける脂質代謝の異常について、簡単に述べてみました。メタボリックシンドロームの早期診断に役立つ新しいマーカーや生活習慣の改善指導法の改良に加え、病態の根本を改善する薬剤の開発も試みられており、今後の成果が大いに期待されています。

Q&A

問：卵の黄味はコレステロールを多量に含みますが、高コレステロール血症の人は、卵の黄味は絶対口にしていけないものでしょうか？

答： よく質問される点ですが、誤解も多い事項です。高コレステロール血症の治療の第一は、摂取総カロリーを適正に保つことです。総カロリーを控え、肥満気味であれば理想体重に近づけることが基本です。パンやお米といった糖質であっても過剰摂取により血液中のコレステロールは増えてしまいます。「余ったカロリーがコレステロールになる」と考えてください。コレステロールや脂肪分の制限は第二段階の治療です。つまり、肥満傾向でカロリーを過剰摂取していれば、たとえ卵の黄味をまったく食べなくても血液中のコレステロールは低下し難いことになります。

第2章　メタボリックシンドロームと動脈硬化促進因子（危険因子）との関連

肥　満

西澤　誠

　近年のような先進国での食物が容易に手に入る生活は、人類が経験したことのない環境と言えるでしょう。ところが、この恵まれた栄養事情が肥満を増やし、今や肥満は多くの国で健康上の問題となり、疾患として対策をとる必要に迫られています。肥満の先進国である米国においては、成人人口の30％以上が肥満となり、肥満およびそれによる疾患のための治療費は年間5兆7千億円に達し、年間30万人が亡くなっているとされます。日本においても特に男性で肥満の頻度は大きく増え、メタボリックシンドロームを引き起こす原因となっており、肥満対策の重要性が叫ばれています。

　ところで、肥満とは、余った栄養を飢餓に備え蓄える貯蔵庫である脂肪が、からだに過剰に蓄積した状態を言います。その脂肪は、大きく分け、皮下脂肪と内臓脂肪に分けられます。皮下脂肪は、おなじみのつまむことのできる脂肪です。内臓脂肪はおなかの中の内臓の周辺にある脂肪です。この二つの脂肪は、顕微鏡で観察しても違いはほとんど見られないのですが、健康に与える影響が大きく違うことが分かってきました。つまり、内臓脂肪が健康障害をもたらす中心的役割を果たしていることが明らかになってきたのです。

肥満とは

肥満の基準

　肥満は脂肪組織が過剰に蓄積された状態で、その判定基準はいろいろありますが、現在最もよく用いられるのは、BMI（body mass index：体格指数）です。BMIは身長と体重から計算され、その求める式は、BMI＝〔体重（kg）〕／〔身長（m）〕^{2}であり、わが国ではこの数字が25以上を肥満と判断します。

　例えば、身長160cm、体重65kgのAさんのBMIは、65÷1.6÷1.6＝25.4、つまりBMIは25.4となり肥満と判定されます。

　BMI 25以上を肥満の基準と決められたのは、日本人ではBMIが25以上で糖尿病、高血圧症、脂質異常などの健康障害の頻度が2倍以上に高くなることが示されたからです。ところが、欧米ではBMIが30以上を肥満とし、25から30までを過体重と判定しており、日本人とは異なる基準になっています。実際、欧米人では同様の健康障害の頻度は、BMIが30以上で増加するのです。このように日本人は肥満に弱い民族と言え、日本独自の基準を用いる必要があるわけです。また、BMIが30以上の人は、米国では成人の30％近くであるのに対し、日本人では人口の3％に満たず、肥満の基準を30以上とした場合、日本人には肥満は極めて少ないことになってしまいます。

　それでは、適切な体重とはどんな体重でしょうか。医学的には『最も病気が少ない体重』とするのが妥当であり、BMIが22で有病率が最小になることから、BMIが22となる体重を標準体重と判断します。標準体重を求める計算式は、標準体重＝〔身長（m）〕^{2}×22で求められます。

　例えば、160cmのAさんの標準体重は1.6×1.6×22＝56.3kg、つまり65kgあるAさんは標準体重を基準とすると、8.7kgの体重過多と判断されます。勿論、「私は骨太だから…」と言った反論もあるでしょうが、一つの判断の基準として計算してみてください。

肥満度・体脂肪率・内臓脂肪

　昔から使われる肥満の指標に肥満度があります。これは標準体重からどれだけ（何％）多いかを示すもので、肥満度＝〔（実測体重－標準体重）／標準体重〕×100（％）で求められ、一般的には＋20％で肥満と判定されます。標準体重は、以前は集団で実測した体重から決めることも行われましたが、現在では前述したBMIを22として求めるのが一般的です。肥満度＋20％はほぼBMI 26.4に相当し、この値を肥満のBMI値とした基準も考えられました。

　肥満で問題になるのは脂肪の過剰蓄積なので、実際に脂肪組織がどれだけあるのか（体脂肪率）が重要です。体脂肪率はさまざま方法により

測定され、男性で15〜18％、女性で20〜25％が基準値とされます。しかし、実際には簡便な方法で正確に測定することは容易ではありません。一方、蓄積される脂肪は、量よりも溜まる部位によりその質に違いがあることがわかってきました。そして、蓄積される脂肪組織を皮下脂肪と内臓脂肪に分け、後者の蓄積が健康障害に与える影響が大きいことから、内臓脂肪型肥満の概念が確立されました。内臓肥満は、腹囲の計測でスクリーニングされ、腹部CTスキャンにより、内臓脂肪面積を計測し100cm²以上の場合、内臓脂肪型肥満判定され健康障害を伴いやすいのでより注意が必要です。

肥満と肥満症

日本人で肥満（BMI25以上）は2,300万人いると推定されています。特に成人男性では20年前と比較し全年齢層で増えていることがわかります。また、成人女性では60歳未満で減少傾向にあるものの、60歳以上では約30％の方が肥満となります。

一方、肥満症とは、肥満に関係した健康障害が起こっている、あるいは起こりかけているために医学的治療（減量）を要する状態（病態）をいいます。したがって、肥満があっても検査で全く異常がなければ肥満症とならないのですが、年齢とともに健康障害は増えますので、やはり減量は必要です。後で述べますが、肥満により起こりえる健康障害は極めて多岐にわたり、日本人の場合、先のBMIが25〜28の人で、耐糖能異常、糖尿病、高血圧症、脂質異常などの発症の危険が正常体重の人に比べ2倍になるといわれ、肥満症は1,100万人いると考えられています。

肥満の原因

脂肪は、食物が安定して手に入れることができない状況では、生き抜くために大変重要な栄養貯蔵庫であります。つまり、摂取カロリーが消費カロリーを上回ったときに余った栄養を身体に蓄えたのが脂肪なのです。ちなみに脂肪1kgには約7,000kcalのエネルギーが蓄えられますので、単純に計算すると、食事を1日500kcal多くとり続けた場合、脂肪は約2週間で1kg、1年で26kg増えることになります。（実際には、体重が増えると筋肉も同時に増え、また、重い身体を動かすために消費するエネルギーも増えますので、食べる量を増やさない限り同じペースで体重は増えることはありません。）

さて、摂取カロリーとは食べる量と置き換えることができます。一方、消費カロリーは運動によるエネルギー消費（運動量）で代表されま

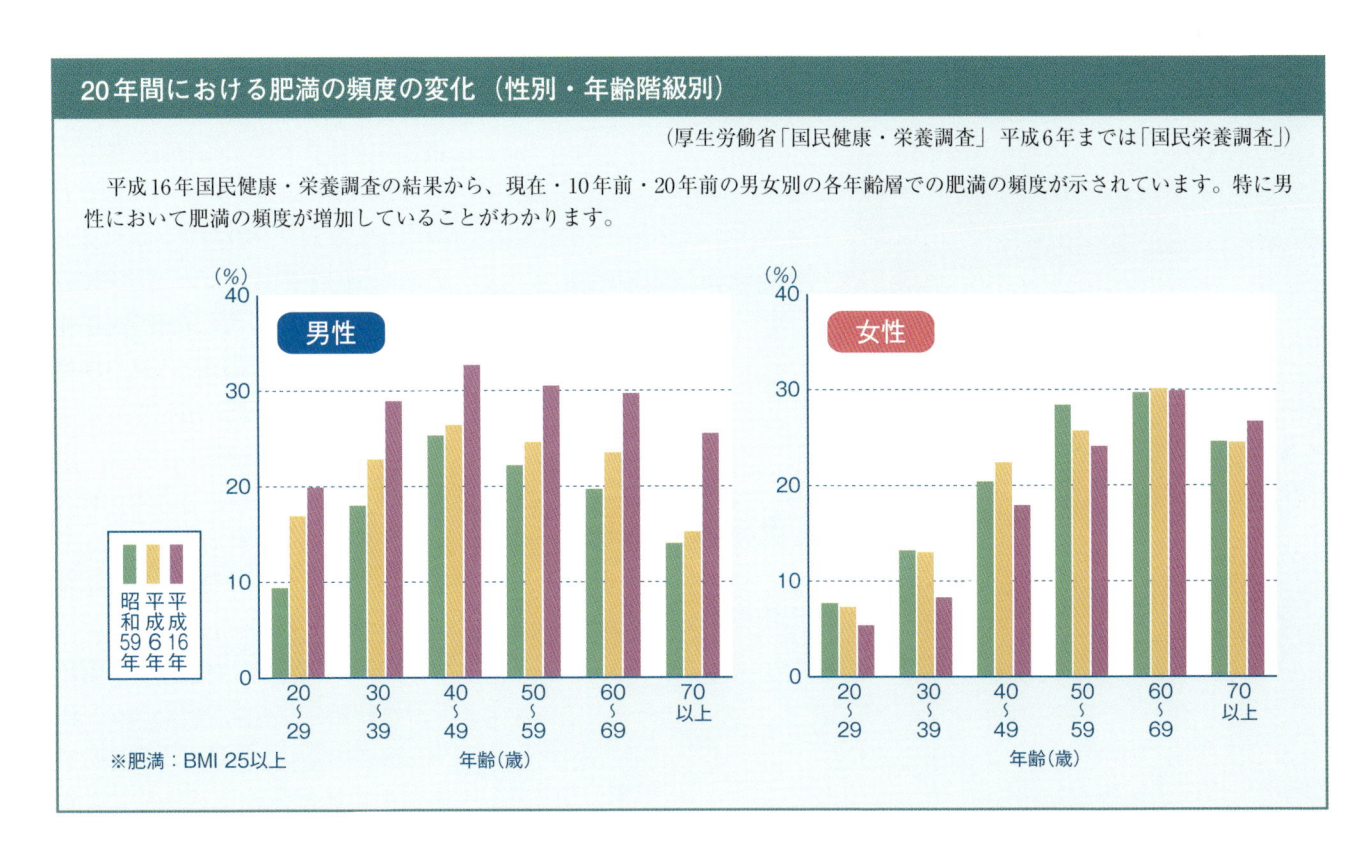

20年間における肥満の頻度の変化（性別・年齢階級別）

（厚生労働省「国民健康・栄養調査」 平成6年までは「国民栄養調査」）

平成16年国民健康・栄養調査の結果から、現在・10年前・20年前の男女別の各年齢層での肥満の頻度が示されています。特に男性において肥満の頻度が増加していることがわかります。

※肥満：BMI 25以上

すが、実は基礎代謝量が大事な要素となっています。基礎代謝量とは、座っているだけでも使われるエネルギーで体格により異なりますが、男性で約1,500kcal、女性で約1,200kcalと一日で使われるエネルギーの主要部分を占めているのです。これに運動でのエネルギー消費（活動代謝量）が加わり消費カロリーの大部分を構成します。活動代謝量は、運動の種類・量により異なり、散歩1万歩で350kcal程度となります。これらエネルギーバランスの中で、摂取カロリーが消費カロリーを上回った状態が続くことにより、余ったエネルギーが脂肪として蓄積され肥満が起こることになります。

ところで、肥満が増加している背景には、摂取カロリーの増加があると予想されますが、国民栄養調査からは摂取エネルギーは1975年の2,188kcalから2004年には1,902kcalへと13%も減少していることが示されています。つまり、現代の日本人の肥満の増加の背景は運動量の減少が主体であり、それに高脂肪食といった食事の内容の変化と朝食をとらず夕食・夜食への栄養集中といった食習慣の問題が影響していると考えられます。

また、年齢とともに肥満が起こりやすくなることはあきらかなのですが、一般に食事量が多くなっているということはありません。では何が変わっているかというと、運動量（活動代謝量）が減るのに加え、基礎代謝量が年齢とともに少なくなるのです。そのため、食べる量は増えていないのに、体重が増えてしまうのです。

小児の肥満

文部科学省の学校保健統計調査によると1977年と2005年の比較で、すべての学年において肥満傾向児が増加傾向にあり、特に男児で著しいことが示されました。こうした中、15歳以下の小児での2型糖尿病は15年前の約2.5倍に増加しています。小児期・思春期の肥満は、成人での肥満につながる傾向があるので、早期からの対策が必要であり、小児期メタボリックシンドロームの基準も検討されています。

なぜ肥満は悪いのか

内臓脂肪と皮下脂肪

肥満について調べていくと、同じ程度の肥満でありながら、その体型により心筋梗塞などの病気の起こりやすさが違うことがわかってきました。つまりおなかの大きさが目立つ肥満（上半身肥満・りんご型肥満）は、下半身を中心とした肥満（下半身肥満・洋ナシ型肥満）に比べ健康障害の発生頻度が高いのです。上半身肥満の方には内臓脂肪が多く、この内臓脂肪からでるさまざまな物質により健康障害が起こるのです。脂肪細胞が出す様々な物質（アディポサイトカイン）によりインスリンの働きが悪くなる、いわゆるインスリン抵抗性がその病態の中心となります。同じ肥満でも主に皮下脂肪が増えた下半身肥満の中には、インス

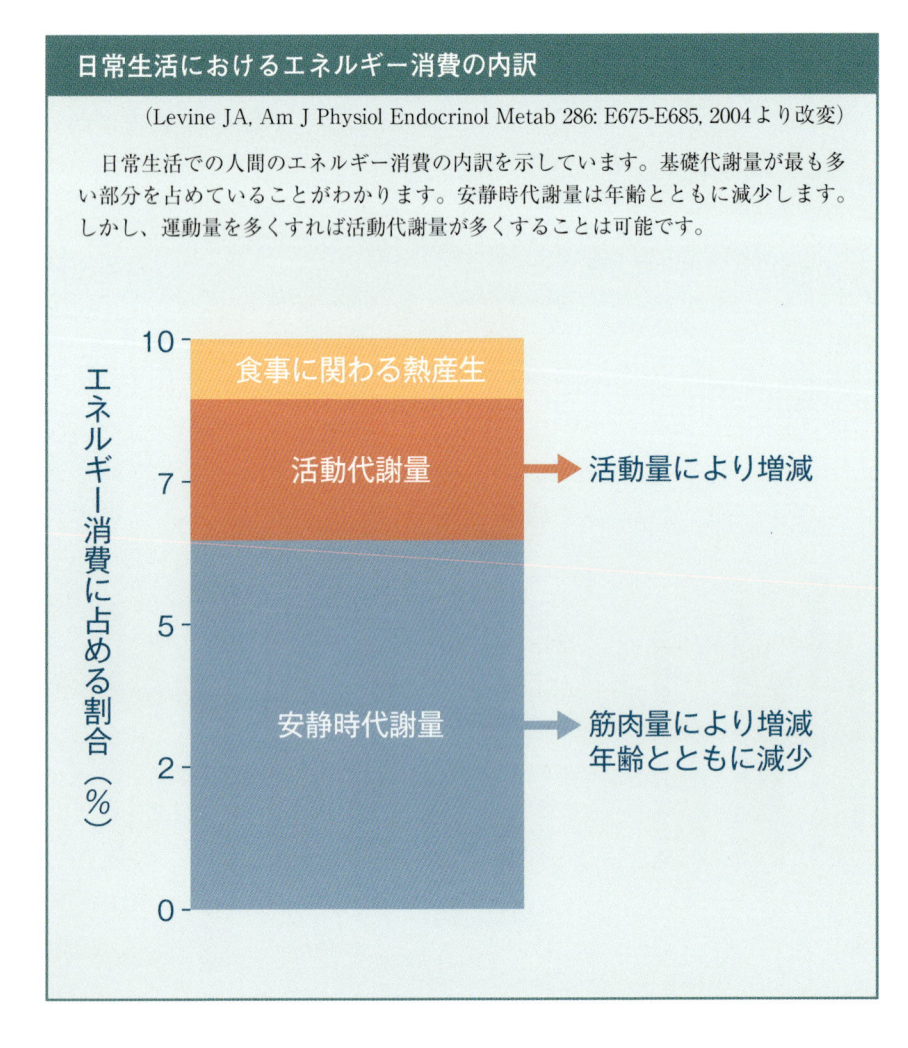

日常生活におけるエネルギー消費の内訳

（Levine JA, Am J Physiol Endocrinol Metab 286: E675-E685, 2004 より改変）

日常生活での人間のエネルギー消費の内訳を示しています。基礎代謝量が最も多い部分を占めていることがわかります。安静時代謝量は年齢とともに減少します。しかし、運動量を多くすれば活動代謝量が多くすることは可能です。

エネルギー消費に占める割合（％）

- 食事に関わる熱産生
- 活動代謝量 → 活動量により増減
- 安静時代謝量 → 筋肉量により増減 年齢とともに減少

リン抵抗性がみられない"健康な肥満"もありますが、この判断は容易ではありません。また、検査値が良好でも膝や腰に対する負担などの問題もありますので、やはり脂肪は減らしたいところです。朗報としては、体重の減量により内臓脂肪は皮下脂肪に比べて減少しやすいことが知られていますので、運動・食事療法による減量がもたらす健康への効果は、努力をはじめた早期から期待できます。

肥満と疾患

肥満による健康障害としては、主に内臓脂肪の蓄積による代謝異常、すなわち糖尿病・耐糖能障害、高血圧症、高脂血症、痛風・高尿酸血症、月経異常、それらを背景に起こる健康障害、すなわち狭心症・心筋梗塞、脳梗塞、脂肪肝・非アルコール性脂肪肝炎、脂肪組織の蓄積そのものの影響、すなわち睡眠時無呼吸症候群、整形外科疾患（変形性膝関節症）があります。それぞれの疾患は互いに影響しあい、病態は単純ではありませんが、根本は肥満にあり、最も有効な治療は肥満の改善となります。

このほか癌と肥満の関係も指摘されており、乳癌、子宮体癌、大腸癌、前立腺癌が肥満で増加するといわれています。

肥満をなくすには

肥満の治療は、エネルギーバランスをマイナスにすることです。「食べる量を少なく、運動量を多くしてください。」言うことは実に簡単です。先に述べたように理屈では1日あたりのエネルギーバランスを500kcalマイナスとすれば1ヵ月で2kgの体重を減らすことができます。しかし、達成するのは容易ではないことは多くの方が経験していることです。実際、肥満先進国の米国でも、体重の減量を行った方の90～95%はその後もとの体重に戻っていると報告されています。したがって、食事・運動療法で加療が困難な生命にかかわる肥満に対して、近年では薬物療法・手術療法の導入も行われています。目標とする体重は、標準体重でもよいのですが、合併する健康障害に改善が見られる5～10%の体重減少を目指します。

食事療法

肥満症の治療食として600kcal／日以下の超低カロリー食（VLCD）が用いられることがあります。極度の摂取エネルギーの抑制は、からだの大切な蛋白の崩壊などの危険を伴うため、食事中の蛋白、必須脂肪酸、ビタミン、ミネラル補給には十分注意する必要があります。そこで、これらを配合して作られたフォーミュラ食を用いるのが一般的ですが、健康状態により不整脈などの問題が出てくることもありますので、医師の指導の下で行われる必要があります。

運動療法

食事療法のみで体重を減らした場合、安静時のエネルギー消費が減少するため減量効果が減弱することが知られます。逆に運動により筋肉が増えれば基礎代謝量は増えるため、やせやすい身体に変わります。したがって、長期的な減量の成功には食事療法と運動を組み合わせることが大変重要です。例えば30分間の散歩はクッキー2枚食べれば帳消しになってしまいますので、体重を減らすには食事療法を油断なく続けてください。また、運動は心肺機能や運動能などを改善し、健康の増進に多くの効能があります。

行動療法

体重を減らすことは容易ではありませんが、もっと難しいのは減らした体重を維持することといわれます。そのためには自分の日常生活のどのような行動・思考が肥満と結びついているのかを明らかにし、それを修正する必要があります。食事日誌・体重日誌などを毎日つけることで、減量への意識づけにもなります。

薬物療法

現在、日本で使われている肥満症の治療薬としては、マジンドール（サノレックス®）と防風通聖散があります。食欲を抑制する作用のあるマジンドールは、BMI30以上の高度肥満でのみ医療保険で使用が認められていますが、投与期間も3ヶ月

肥満による健康障害

- 糖尿病・耐糖能障害
- 高血圧症
- 高脂血症
- 痛風・高尿酸血症
- 狭心症・心筋梗塞
- 脳梗塞
- 脂肪肝・非アルコール性脂肪肝炎
- 睡眠時無呼吸症候群
- 整形外科疾患（変形性膝関節症）
- 月経異常

第2章　メタボリックシンドロームと動脈硬化促進因子（危険因子）との関連

以内と制約があります。漢方薬の防風通聖散は、交感神経の持続的活性化により体重減少作用が発揮されます。海外では、肥満に対する治療薬は複数市販されており、食欲抑制作用を示すリモナバン、脂肪の吸収抑制作用を示すオルリスタットなどがあり、近い将来日本でも肥満治療薬の種類が増える可能性があります。

手術療法

上記の方法によっても減量が失敗に終わり、減量しなければ生命にかかわる肥満症において行われており、米国では2003年10万件を越える手術数が報告されています。近年、日本でも行われています。いくつかの手術法があり、1）食物摂取量を抑えるため胃の容量を小さくする方法 2）食物の消化吸収を減少させるためバイパスを作る方法がありますが、主として前者が用いられ、最近では腹腔鏡下での術式も考案されています。しかし、長期的な減量への効果と健康への安全性についてはまだ充分な結果が出ていません。

肥満の増加は、わが国だけでなく世界中の問題となっています。先進国は、恵まれた経済力から肥満でも先行していますが、近年、開発途上国でも高カロリー食品の広がりから肥満が急増し、それによる疾患の増加が予想されています。肥満の原因は、食事・運動といった日常生活そのものにあるのですが、それに対する有効な対策は個人の努力を要するのが現状です。肥満に対しても肥満傾向の早期発見により予防することが大切なのでしょう。肥満に目が行きがちですが、わが国においては20代女性のやせも問題となっています。スリムな体がかっこいいという概念も注意しなくてはならないようです。

肥満に対する代表的な手術法

aは食物摂取量を抑えるため胃の容量を小さくする方法、bは食物の消化吸収を減少させるためバイパスを作る方法です。主として前者が用いられ、最近では腹腔鏡下での術式も考案されています。

a. 垂直遮断胃形成術　　b. 胃バイパス術

第2章　メタボリックシンドロームと動脈硬化促進因子（危険因子）との関連

尿酸代謝異常

小西　一典

元来、我が国において高尿酸血症を来たし、痛風発作（尿酸沈着に伴う関節炎）にまで至る症例は稀でした。しかし、高尿酸血症を呈する患者は1960～1970年代の高度成長期以来、食事の欧米化や運動不足に伴って急激に増加し、今ではありふれた生活習慣病の一つとなりました。痛風は別名「帝王病」と言われ、かつては贅沢な食生活の産物でしたが、現在の日本人は誰もが「帝王」なのです。

これまでの高尿酸血症の治療の目的は、痛風発作の発生防止、痛風腎や尿路結石の予防が中心でした。現時点ではどのメタボリックシンドロームの診断基準にも、血清尿酸値は含まれていません。しかし、高尿酸血症は生活習慣病の一つで、高血圧、耐糖能異常、脂質異常、肥満といったメタボリックシンドロームの構成要素を高率に合併することが知られるようになりました。したがって、現在では高尿酸血症の治療の最終目標は、動脈硬化の進展による心血管疾患の発症予防にあると言えます。

血清尿酸値上昇のメカニズム

血清尿酸値へ及ぼす食事の影響

尿酸とは、我々の体を構成するすべての細胞の中に存在する核酸という物質が、細胞がこわれた時に分解されプリン体という物質に変化し、それが肝臓に運ばれてできる物質です。最終的には、一部腸管のバクテリアのウリカーゼで処理される以外は、尿中へ排泄されます。これまで高尿酸血症の食事療法として、プリン体を多く含む食品を避ける指導のみが強調されてきました。しかし、実際には食品の影響によるプリン体は、血清尿酸値の4分の1程度と言われています。摂取したカロリーの総量が問題となるのです。高尿酸血症は、必ずしもプリン体の摂り過ぎだけではなく、アルコールを多く飲みながらたくさん食べる生活習慣により肥満を来たす状態に原因があると言えます。そして、肥満はメタボリックシンドロームの最も上流に位置する要因です。

メタボリックシンドロームでみられるインスリン抵抗性と高尿酸血症

メタボリックシンドロームを誘発する状態（過食、運動不足など）に伴って高尿酸血症が増悪することを述べました。そのような状態では、肥満の程度が増すに伴いインスリン抵抗性（インスリンの効きが悪い状態）が亢進した状態となり、このインスリン抵抗性が尿酸代謝に深く関与している可能性があります。Modanらは、糖負荷試験でのインスリン反応と血清尿酸値には男女とも有意な正相関がみられ、高尿酸血症がインスリン抵抗性のマーカーとなることを示しています。また、Facchiniらは、健常人でグルコースクランプ法により評価したインスリン抵抗性が血清尿酸値と正相関し、さらにインスリン抵抗性が高まれば腎での尿酸クリアランスが低下することを報告しています。このように、肥満に伴う高尿酸血症の機序には、インスリン抵抗性に加え腎での排泄低下も関与しています。

腎からの尿酸排泄には、3種類の尿酸輸送体（URAT1、OAT1及びOAT3）が存在することが確認されています。いずれも近位尿細管にありURAT1は尿細管からの尿酸の再吸収に、OAT1及びOAT3は尿酸の排泄に関与しています。皮下脂肪型肥満の場合の尿酸排泄の低下には、腎でのインスリン抵抗性に伴いこれらの尿酸輸送体の機能異常が関与している可能性があり、今後の解明が期待されます。

インスリン抵抗性と関連した高尿酸血症の細胞内メカニズム

それでは、なぜ過食・肥満が血清尿酸値の上昇につながるのでしょうか？ Leyvaらは、次のような説を提唱しています。解糖系のグリセルアルデヒド-3-リン酸デヒドロゲナーゼ（GA3PDH）の活性はインスリン依存的で、インスリン抵抗性が増した状態ではこの酵素活性が低下し、解糖系の流れが停滞します。それに

加えバイパスであるペントースリン酸経路が活性化し、リボース-5-リン酸（リボース-5-P）の増加を介し尿酸の生成が亢進し高尿酸血症を来たします。さらに、この説ではグリセルアルデヒド-3-リン酸（3-P-グリセルアルデヒド）からは中性脂肪を生成する経路がつながっており、インスリン抵抗性が増した状態でよくみられる血中中性脂肪の増加も説明されます。

メタボリックシンドロームにおける内臓脂肪蓄積に伴う尿酸生成の亢進

メタボリックシンドロームの状態では内臓脂肪そのものが尿酸産生亢進と関連しているという考えがあります。

Matsuuraらが、肥満男性を臍レベルで撮られたCTスキャンにより皮下脂肪型肥満と内臓脂肪型肥満に分類すると、対照に比し血清尿酸値高値を示す者は両群とも高頻度でした。しかし、腎からの尿酸クリアランスをみると、皮下脂肪型肥満の80％が低下していたのに比し内臓脂肪型肥満では10％にしかみられませんでした。一方、高尿酸血症を伴う内臓脂肪型肥満の44％が尿酸産生増加型でした。このように肥満者での高尿酸血症は、皮下・内臓脂肪型でその増加するメカニズムが異なることを示唆する結果です。その詳細は充分明らかになっていませんが、内臓脂肪型肥満では、脂肪細胞での脂肪酸の再エステル化の障害が起こり、その結果流出した過剰な血中脂

インスリン抵抗性が亢進した場合の解糖系の代謝異常

解糖系のグリセルアルデヒド-3-リン酸デヒドロゲナーゼ（GA3PDH）の活性はインスリン依存的で、インスリン抵抗性が亢進した状態では酵素活性が低下します。同時にペントースリン酸経路が活性化し、リボース-5-リン酸（リボース-5-P）の増加を介し尿酸の生成が亢進します。さらに、グリセルアルデヒド-3-リン酸（3-P-グリセルアルデヒド）からは中性脂肪を生成する経路がつながっており、インスリン抵抗性が増した状態でよくみられる血中中性脂肪の増加も説明されます。

肪酸を取り込んだ肝臓で脂肪酸の処理が行われます。その際、NADPHが大量に消費されるためペントースリン酸経路が活性化され、NADPからNADPHの変換が促進されます。その結果、リボース-5-リン酸が増加し、ホスホリボシルピロリン酸を介し尿酸が増加すると考えられています。

高尿酸血症を有する場合、他の危険因子を合わせ持つことが多い

血清尿酸値が高い場合、肥満、高血圧、高脂血症や糖尿病を伴っていることが多いというデータが示されています。我が国での健診データでは、高尿酸血症には高コレステロール血症や高中性脂肪血症を合わせ持つことが多く、さらに耐糖能異常、肥満、高血圧の順になっています。これらを一つ以上合併している者は80％以上にのぼることが示されています。また、高尿酸血症を有する場合、他の危険因子をいくつ保有しているかをみると、高尿酸血症単独よりも、他の危険因子を複数有している例が多いことがわかります。このように、高尿酸血症は、他の危険因子と同様に内臓脂肪の蓄積に伴う代謝異常の一つと考えられます。

高尿酸血症は直接血管障害を引き起こし動脈硬化を進展させる要因となる

尿酸塩結晶は、関節内に析出すると痛風の関節炎を引き起こす強い催炎症性物質であり、その炎症反応には種々のサイトカインの関与が指摘されています。したがって、尿酸塩結晶あるいは尿酸自体が動脈硬化を進展させ血管障害にも関与している可能性があります。一方、尿酸自体は生体内で強力な抗酸化作用を発揮し、酸化ストレスに拮抗することも知られています。NietoらはARIC Study（Atherosclerosis Risk in Communities Study）のサブスタディで、頸動脈における内膜中膜複合体厚（IMT）が肥厚し動脈硬化が進行した群では、対照に比し血清尿酸値は高くなっていたが、これは動脈硬化や加齢により生体内で増加した酸化ストレスに対し代償的に増加したものであると推察しています。しかし、血清尿酸値がメタボリックシンドロームを伴わない男性で頸動脈IMTやプラークの独立し

高尿酸血症例における生活習慣病の合併頻度（左）とその合併数（右）

（疋田美穂：高尿酸血症と生活習慣病，糖代謝異常の関連に関する研究．痛風と核酸代謝 24: 139-151, 2000 より改変）

高尿酸血症には高コレステロール血症（TC）や高中性脂肪血症（TG）を合わせ持つことが多く、さらに耐糖能異常、肥満、高血圧の順になっており、これらを一つ以上合併している者は80％以上にのぼります。また、高尿酸血症を有する場合、高尿酸血症単独よりも、他の危険因子を複数有している例が多いことがわかります。このように、高尿酸血症は、他の危険因子と同様に内臓脂肪の蓄積に伴う代謝異常の一つと考えられます。

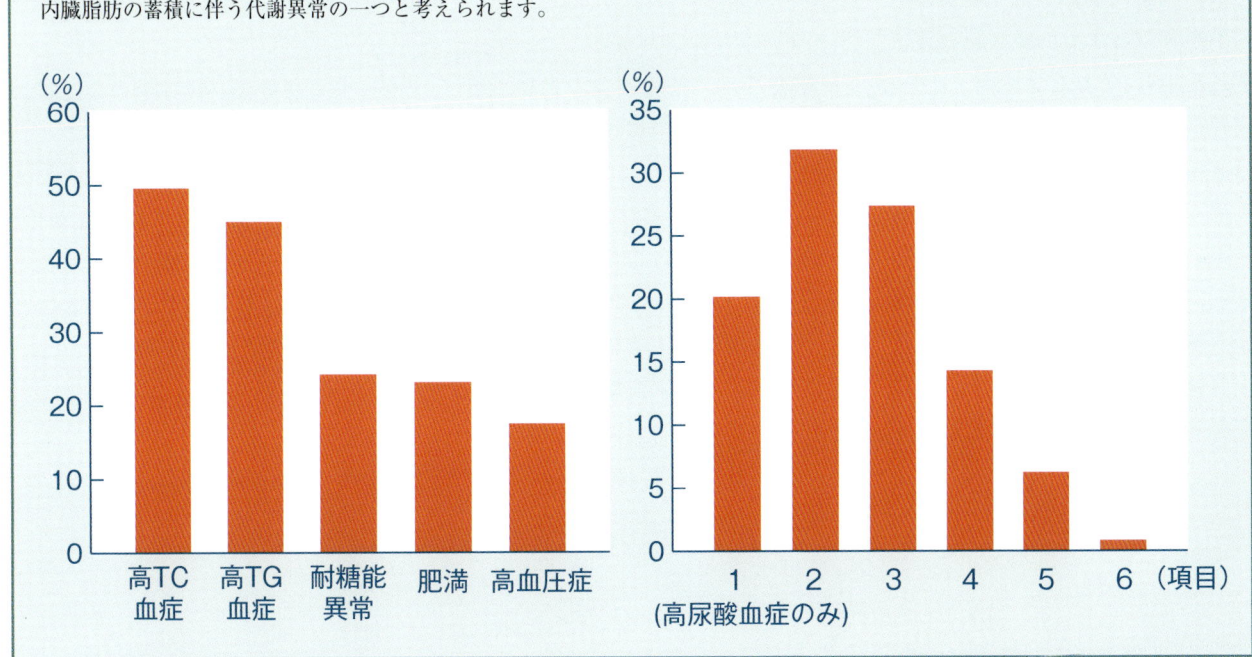

第2章　メタボリックシンドロームと動脈硬化促進因子（危険因子）との関連

た危険因子であること、前腕動脈反応性充血の程度と負の相関を示すこと、さらに大動脈硬化の指標である脈波伝播速度（PWV）の増加と関連することが相次いで報告されました。これらの報告は他の危険因子を伴わず高尿酸血症のみの影響を検討した成績です。いずれも臨床研究でその詳細なメカニズムは不明ですが、尿酸が動脈硬化を直接進展させることを示唆するデータです。Corryらは総説の中で、尿酸が血管内皮細胞機能を直接障害し血管拡張因子である一酸化窒素（NO）の産生を抑制すること、血管平滑筋細胞には尿酸輸送体が存在し細胞内に尿酸が取り込まれると血管平滑筋細胞の増殖が刺激されること、さらに炎症マーカーであるMCP-1（monocyte chemoattractant protein-1）の産生が刺激され局所の炎症やプラークの形成に関与することなどの動物実験の成績をあげ、尿酸が動脈硬化の進展に直接関わっていることを指摘しています。以上より、メタボリックシンドロームにおける高尿酸血症の意義は、過食、運動不足や未知の遺伝因子を背景とする内臓脂肪の蓄積が生じた場合、それを上流因子とし、代謝異常として高尿酸血症や高中性脂肪血症が生じ血管内皮機能障害を引き起こします。その結果、インスリン抵抗性や高血圧を来たします。これらには、内臓脂肪から直接分泌される種々のアディポサイトカインも、重要な働きをしています。これらによりメタボリックシンドローム

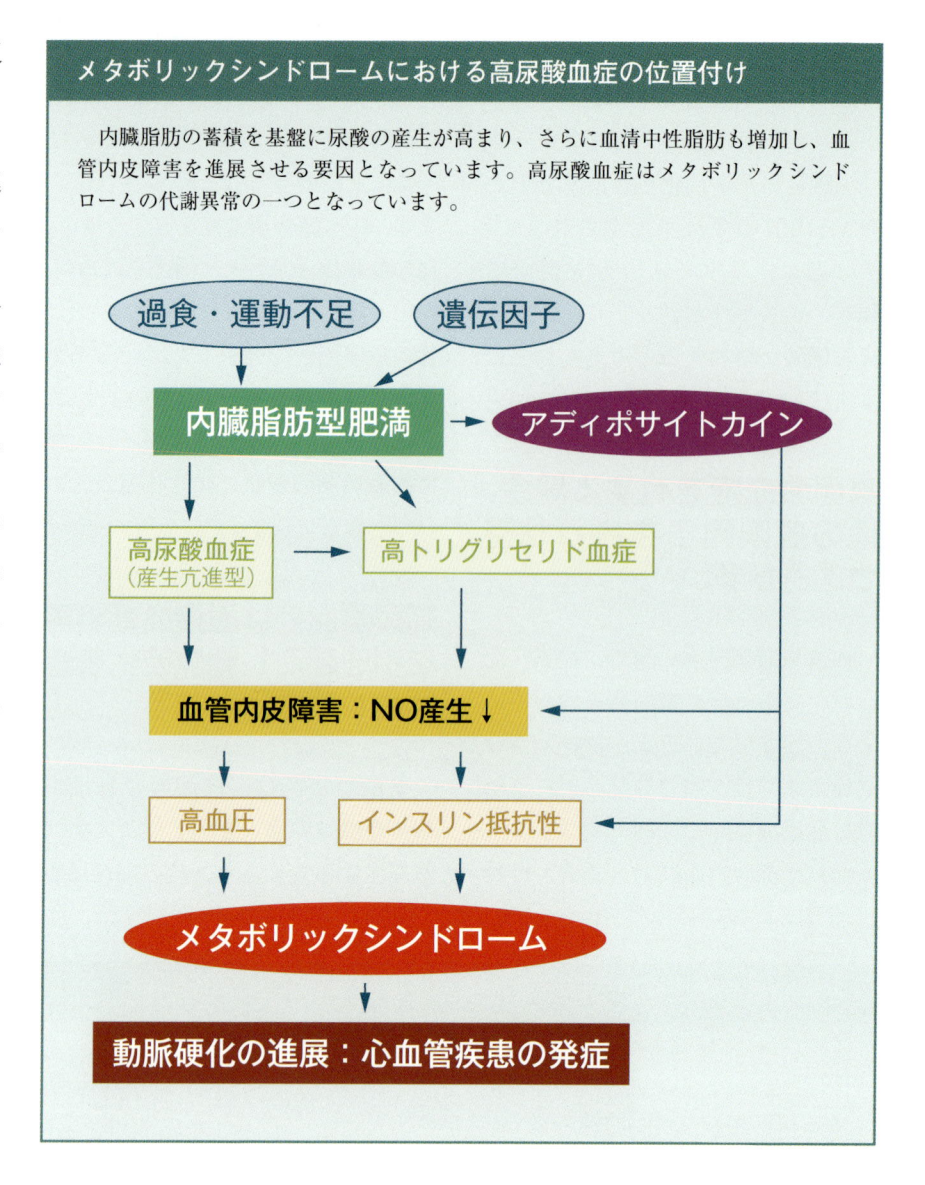

メタボリックシンドロームにおける高尿酸血症の位置付け

内臓脂肪の蓄積を基盤に尿酸の産生が高まり、さらに血清中性脂肪も増加し、血管内皮障害を進展させる要因となっています。高尿酸血症はメタボリックシンドロームの代謝異常の一つとなっています。

過食・運動不足、遺伝因子 → 内臓脂肪型肥満 → アディポサイトカイン
内臓脂肪型肥満 → 高尿酸血症（産生亢進型） → 高トリグリセリド血症
→ 血管内皮障害：NO産生↓
→ 高血圧、インスリン抵抗性
→ メタボリックシンドローム
→ 動脈硬化の進展：心血管疾患の発症

が形成され、動脈硬化を進展させ、心血管疾患の発症につながると考えられます。

血清尿酸値それ自体が心血管疾患発症の独立した危険因子です。しかし、薬物療法により尿酸値を低下させた場合、心血管疾患を減少させるかについては、未だ明確な疫学データはありません。高尿酸血症を持つ患者は、メタボリックシンドロームの構成要素を合併している割合が多いことから、尿酸値単独ではなく、他の危険因子と共に減少させることにより、心血管疾患を予防することが重要であると言えます。

コラム2

メタボリックシンドロームと喫煙

中西　由美子

　メタボリックシンドロームは、動脈硬化症発症の危険因子となるので、軽症の段階から食事、運動とともに禁煙など生活習慣改善が大切です。禁煙治療は、保険診療として認められています。

メタボリックシンドロームと喫煙

　2005年、メタボリックシンドロームの定義と診断基準が発表されました。内臓肥満があって軽度の高血圧、糖代謝異常、脂質異常の3つのうち2つ以上合併していると、動脈硬化症を発症しやすくなることから、重積した病態を早期に診断し、軽症の段階から生活習慣の改善を含めた治療が大切であるとされました。

　喫煙は、交感神経の興奮による血糖の上昇だけでなく、メタボリックシンドロームの発症要因である内臓脂肪蓄積に関係するアディポネクチンの低下と炎症性サイトカインであるTNFなどの増加作用も認められ、インスリン抵抗性にも影響しています。さらに、脂肪組織のリポプロテインリパーゼの活性低下による中性脂肪上昇、HDLコレステロール低下とLDLコレステロールの小粒子化、酸化による動脈硬化促進もいわれております。したがって、インスリン抵抗性の増加、血糖上昇、高中性脂肪血症、低HDLコレステロール血症などメタボリックシンドロームの病態に喫煙が大きく関係していると考えられています。

　日本人男性でメタボリックシンドローム発症のオッズ比が、まったく吸ったことのない人に比べ、喫煙者では1〜20本／日の人で1.14倍、21〜30本／日で1.45倍、31本以上／日で1.59倍と、喫煙本数に比例して発症リスクが高くなるという報告もあり、喫煙そのものもメタボリックシンドロームの発症リスク要因の1つであるといわれています。

　また、喫煙は糖尿病発症や虚血心疾患や脳血管障害、腹部大動脈瘤、閉塞性動脈硬化症など動脈硬化の危険因子であることより、これらの予防という観点からも禁煙は大切であります。

禁煙治療

　「喫煙はニコチン依存症という病気である」ということで、2006年4月から禁煙治療が保険診療として認められ、禁煙治療が受けやすくなりました。保険診療は初診後、2週間後、4週間後、8週間後、12週間後の計5回で構成され、「禁煙治療のための標準手順書」に沿って実施することとされています。患者に禁煙の意思があること、ニコチン依存症であること、ブリックマン指数（1日の喫煙本数×喫煙年数）が200以上であること、1年以内に保険診療で禁煙指導を受けていないことという条件があります。施設についても、敷地内禁煙であること、指導経験のある医師および専任看護師がいること、呼気中一酸化炭素濃度が測定できることなどの条件が必要です。しかし、ブリックマン指数の少ない若い人が保険治療の対象にならない、入院患者が対象にならない、12週間を超えて治療ができない、1年以上たたないと再治療ができないなどの問題があります。

　2008年からメタボリックシンドロームを中心とした生活習慣病の予防のために、特定健診、特定保健指導が義務化されていますが、ライフスタイル改善の指導の重点項目として、食事や運動指導とともに禁煙指導もあり、禁煙治療がますます重要になると思われます。

第2章　メタボリックシンドロームと動脈硬化促進因子（危険因子）との関連

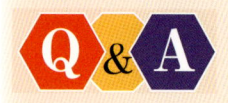

Q&A

問：たばこの止め方は？

答：まず、禁煙を開始しますと、イライラ、集中できない、体がだるいなどのニコチン離脱症状が約1週間続きます。飴、ガム、昆布、水やお茶、歯を磨くなど、喫煙したい気持ちを別の行動に置き換えたり、飲酒やコーヒーなど喫煙と結びついている行動パターンを避けて、灰皿やライターなど処分し、煙の多い場所に行かないなど、喫煙したくなる環境を変えることも必要です。離脱症状の強い人には、ニコチンガム、ニコチンパッチなどを使用したニコチン代替療法や2008年5月に発売された禁煙経口補助剤服用を行います。離脱症状は楽になっても、宴席や、仕事などでイライラして1本ぐらいならと吸ってしまい、再喫煙になることがよくあり、注意が必要です。

問：たばこを止めると太るのでは？

答：当禁煙外来では、平均2〜3kgほどの体重増加がみられます。ニコチン製剤には体重増加を遅らせたり抑制する作用がありますので、メタボリックシンドロームの方にはニコチン製剤を使用することをお勧めしています。

● コラム3

メタボリックシンドロームとアルコール

島田　昌彦

　古くから「酒は百薬の長」といわれており、適度のアルコール摂取が、むしろ健康にとってプラスに働くことは、疫学的研究からも広く認められています。厚生労働省は、「21世紀における国民健康づくり運動（健康21）」を展開し、国民各層の自由な意思決定に基づく健康づくりに関する意識の向上、および取り組みを促そうとする運動を推進していますが、この中で「節度ある適度な飲酒」として、純アルコールで1日平均約20g程度が設定されました。これは、おおよそビールで500ml、ワインおよび日本酒で200ml、ウイスキーで60mlに相当します。この摂取許容量は、メタボリックシンドロームを認める人では、いかがなものでしょうか。

過栄養との関連

　飽食の時代を迎え、我が国や西欧諸国などではむしろ過栄養による肥満や糖尿病、高血圧などのいわゆるメタボリックシンドロームとアルコールとの関連が問題となってきています。

　最近の研究により、アルコール性肝障害においては、低栄養よりも過栄養であるほうが肝硬変に進展しやすいことが明らかにされています。すなわち、高脂肪食は肥満や糖尿病をきたしますが、大量飲酒者において高脂肪食の摂取が肝硬変に進行する危険因子であると報告されているのです。また断酒した152人のアルコール依存症患者に肝生検を施行し、アルコール性肝障害の進展因子を検討すると、肥満とアルコール飲酒期間がそれぞれ独立した進展因子であり、アルコール性肝障害の患者にとって肥満を認めることが重要な増悪因子であることも判明しました。さらに、フランスのアルコール依存症者の1,604人に肝生検を施行し肝硬変への危険因子を解析したところ、危険因子は年齢、飲酒期間、性（女性で進展しやすい）に加えて肥満（男性でBMI 27以上、女性で25以上が10年間持続すること）が関係するとの報告があります。

　これらの報告などから、アルコール摂取者にとっては、肥満が肝障害の増悪因子であるといえるようです。

血圧との関連

　以前は、高血圧とアルコールの関連性はあまり指摘されていませんでしたが、最近の研究では、高血圧とアルコール摂取との関連が報告されています。

　アルコールの代謝産物であるアセトアルデヒドは血管拡張作用を有しており、飲酒直後は一時的に血圧を低下させますが、飲酒後6時間経過すると、むしろ血圧は飲酒前よりも高くなり、早朝高血圧などの増悪因子となると報告されています。早朝高血圧などの血圧の変動は、虚血性心疾患や脳出血などのリスクを高め、死亡率も増加させるため、少なくとも高血圧症の患者では飲酒制限することが重要です。

　日本高血圧学会の高血圧治療ガイドライン2004では、高血圧患者の生活習慣の修正項目としてアルコール制限が加えられ、それによれば純エタノールで男性は20～30g/day（日本酒換算で1合）以下、女性は10～20g/day以下とされています。

糖尿病との関連

　飲酒は、糖尿病の代表的な増悪因子であります。アルコール依存症患者に高血糖を合併することが、臨床的にしばしば経験されることからも、それはうかがえます。アルコールの慢性摂取による膵臓の障害は、インスリンの産生を低下させ糖尿病を悪化させると考えられ、また飲酒によるインスリン抵抗性

の増加も糖尿病を悪化させる原因の1つです。しかし一方で、適正飲酒は糖尿病の罹患の危険を低下させるとの報告もあります。この機序として適正飲酒では、インスリン抵抗性の改善が認められ、他に飲酒によりアルコールを代謝するアルコール脱水素酵素の補酵素であるニコチンアミドアデニンジヌクレオチド（NAD: nicotinamide adenine dinucleotide）の還元型（NADH）および酸化型（NAD$^+$）の比率（NADH／NAD比）が上昇することによる糖新生の抑制などが考えられます。

このように、糖尿病においては軽度飲酒（適正飲酒）を禁止する医学的根拠は確立されていません。しかし、経口血糖降下剤を服用している患者や膵炎を合併している患者では、薬の効果を妨げたり、膵炎の増悪につながるため禁酒が求められるのです。

肥満、高血圧、糖尿病ではアルコールの過剰摂取が病態の増悪因子であることが明らかにされてきています。したがって、これらがメタボリックシンドロームを合併した状態では、より厳しい節酒が必要であると考えられます。

第3章

メタボリックシンドロームで引きおこされる病気

動脈硬化症に基づく病気

 1-メタボリックシンドロームと狭心症・心筋梗塞 （梶波 康二）……… 44
  Q＆A・日本人は欧米人よりも動脈硬化になりにくいのでしょうか？…47

 2-メタボリックシンドロームと脳血管障害（脳卒中） （堀 有行） …… 48

 3-メタボリックシンドロームと閉塞性動脈硬化症 （松原 純一） ……… 50
  Q＆A・下肢の動脈が塞っていると長生き出来ないのでしょうか？…53

 4-メタボリックシンドロームと腎臓病 （古家 大祐） ……………………… 54

その他の病気

 1-メタボリックシンドロームと肝臓病 （川原 弘） …………………………… 57

 2-メタボリックシンドロームと痛風 （内田 健三） ……………………… 61

 3-メタボリックシンドロームと睡眠時無呼吸症候群 （栂 博久）……… 66

第3章 メタボリックシンドロームで引きおこされる病気

動脈硬化症に基づく病気 1
メタボリックシンドロームと狭心症・心筋梗塞

梶波 康二

狭心症・心筋梗塞は冠状動脈硬化症によって起こる

狭心症や心筋梗塞は、心臓の筋肉に酸素と栄養を供給している冠状動脈に動脈硬化が生ずることでもたらされる病気です。狭心症は血管が狭く流れる血液量が少ないために一時的に心臓の筋肉が酸素不足に陥る状態を指します。心筋梗塞では動脈硬化で狭くなった冠状動脈が血の塊（血栓）で詰まってしまい、これが30分以上続いた結果、心臓の筋肉が死んでしまう（壊死）状態を意味しています。どちらも「胸が押さえつけられるように痛い」、「胸が締め付けられる」といった胸痛が特徴的ですが、まったく症状が認められず、偶然の心電図検査で発見される場合も珍しくありません。1970年代以降の研究により、冠状動脈に動脈硬化を生じやすくする要因がリスクファクター（危険因子）として明らかにされてきました。このうち、加齢、性別（男性に多い）、家族歴（血縁者に同じ病気の人がいる）といった要因は修正できないものですが、糖尿病、肥満、高コレステロール血症、高血圧、喫煙といった危険因子は、治療や修正が可能であり、その原因を解明し有効な治療法を開発することで、病気の予防が可能になるものと期待されています。

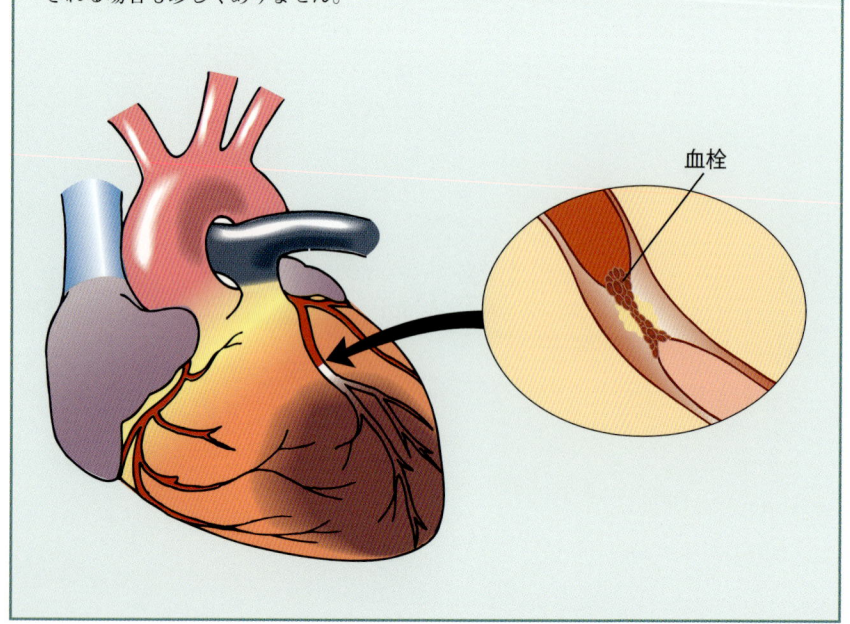

欧米におけるメタボリックシンドロームと狭心症・心筋梗塞の関係

メタボリックシンドロームでは狭心症・心筋梗塞など心血管病の発症率が高まることが知られています。アメリカにおけるフラミンガム研究では、12年間の追跡調査を行った結果、メタボリックシンドロームの人は、そうでない人に比べて狭心症・心筋梗塞による死亡率が平均3.8倍、心血管病全体の死亡率が平均3.6倍、さらには総死亡率が平均2.4倍であったとされています。別の大型研究（NHANESIIIと呼ばれています）における推測では、アメリカの30～74歳のメタボリックシンドロームの人、男性約750万人、女性約900万人がもし未治療で放置された場合、このうち男性150万人、女性45万人が、今後10年間で狭心症・心筋梗塞を経験すると見積もられることも分かってきました。一方、既

心筋梗塞の病態

狭心症や心筋梗塞は、心臓の筋肉に酸素と栄養を供給している冠状動脈に動脈硬化が生じることでもたらされる病気です。図には、動脈硬化で狭くなった冠状動脈が血の塊（血栓）で詰まってしまい、その結果心臓の筋肉が死んでしまう心筋梗塞の様子を示しました。「胸が押さえつけられるように痛い」、「胸が締め付けられる」といった症状が特徴的ですが、まったく症状が認められず、偶然の心電図検査で発見される場合も珍しくありません。

血栓

に狭心症・心筋梗塞を経験した人においては、その半数（51%）がメタボリックシンドロームの基準を満たしているとの報告もあり、メタボリックシンドロームと狭心症・心筋梗塞がいかに密接に関連しているかが分かっていただけると思います。

次にヨーロッパにおける成績を紹介したいと思います。フィンランド男性1,209人を11.4年追跡調査したクオピオ研究があります。この研究では、メタボリックシンドロームの人はそうでない人に比べて狭心症・心筋梗塞を約3倍発症しやすかったことが明らかになっています。またトルコの一般人口における3年間の調査研究では、3年間に狭心症・心筋梗塞を発症する率はメタボリックシンドロームの人はそうでない人に比べて約1.7倍高かったと報告されています。

日本におけるメタボリックシンドロームと狭心症・心筋梗塞の関係

多くの病気の頻度や特徴に人種差が存在することが知られています。メタボリックシンドロームの頻度やその構成要素である動脈硬化のリスクファクターの内容などについても例外ではなく、かなりの人種差が存在することが分かっています。例えば、病気の治療期間や血糖コントロール状態がよく似た日本人と英国白人の糖尿病患者集団を比較しても、その肥満度には極めて大きな差があることが知られており、メタボリックシンドロームの構成要素である肥満と耐糖能（糖尿病）の関係においても日本人と白人では大きく異なると考える必要があります。ですから、メタボリックシンドロームと狭心症・心筋梗塞との関係を考える際に、欧米の研究成果をそのまま日本の診療に当てはめることは慎重でなければなりません。それでは日本人におけるメタボリックシンドロームと狭心症・心筋梗塞との関係はどうなっているのでしょうか？

北海道のある地域における健診受診男性を対象とした調査結果では、わが国でのメタボリックシンドロームの頻度は、40歳以上の男性で25.4%であり、また5年間の経過観察では、メタボリックシンドロームの人はそうでない人に比べて、年齢・性別・喫煙を考慮した補正を行っても、狭心症・心筋梗塞の危険度が平均2.1倍であったと報告されています。また狭心症・心筋梗塞に対してカテーテル治療を受けた連続748人を対象とした研究では、メタボリックシンドロームの頻度は41%と高く、また10年間の経過観察中にメタボリックシンドロームの人はそうでない人に比べて心臓死の危険性が約4倍であったと報告されています。

糖尿病患者におけるメタボリックシンドロームと狭心症・心筋梗塞

糖尿病（その前段階である耐糖能異常を含む）の人では狭心症・心筋梗塞の発症率が2～4倍に上昇することが知られています。アメリカのMRFITと呼ばれる疫学研究では、糖尿病の人では、コレステロールや血圧、喫煙といった他のリスクファクターを伴わなくても、糖尿病以外のリスクファクターを2つ有する人に匹敵する死亡率が示されており、メタボリックシンドロームの構成因子として、糖尿病およびその前段階である耐糖能異常が最も重要であることが明らかとなりました。先に紹介したNHANESIII研究では、50歳以上の糖尿病の実に87%がメタボ

メタボリックシンドロームと糖尿病の有無により層別された50歳以下の米国人における狭心症・心筋梗塞の発症率

（JAMA 2002, 287: 356-359より改変）

糖尿病を合併したメタボリックシンドロームでは、糖尿病を合併しないメタボリックシンドロームに比べて、狭心症・心筋梗塞の頻度が約1.5倍に増加していました。しかし、その一方で、メタボリックシンドロームを合併しない糖尿病では、メタボリックシンドロームも糖尿病も認めない人と同程度の頻度でしか認められませんでした。

メタボリックシンドローム	糖尿病	対象者の比率（%）	狭心症・心筋梗塞の頻度（%）
あり	あり	14.8	19.2
あり	なし	28.7	13.9
なし	あり	2.3	7.5
なし	なし	54.2	8.7

第3章　メタボリックシンドロームで引きおこされる病気

リックシンドロームであったこともメタボリックシンドロームにおける糖尿病の重要性を示していると言えましょう。狭心症・心筋梗塞の立場からこの関係を見直すと、糖尿病を有するメタボリックシンドロームでは、糖尿病を有さないメタボリックシンドロームに比べて病気の頻度が約1.5倍に増加していることが明らかとなっています。しかしその一方で、メタボリックシンドロームを有さない糖尿病では、メタボリックシンドロームも糖尿病も認めない人と同程度の頻度でしか病気は認められないことも明らかとなっており、糖尿病が狭心症・心筋梗塞を起こしやすいのは、高頻度に合併するメタボリックシンドロームを構成する他の要因のためであると考えることもできるようです。

それでは日本人ではどのようなことがわかっているのでしょうか？日本では狭心症・心筋梗塞といった冠状動脈疾患の年間発症数は欧米よりも少なく、脳梗塞などの脳血管疾患と比較しても決して多いとは言えませんでした。しかし現在進行中の約2,000人の糖尿病患者を対象としたJDCS研究の中間データによれば、冠状動脈疾患の発症は1,000人あたり年間6.7人で、脳血管疾患の1,000人当たり年間6.5人とほぼ等しいことが明らかとなっています。日本において糖尿病の人が急増していること、欧米型の食生活の影響により血清コレステロール値が上昇してきていることなどが影響して、今後日本においてもメタボリックシンドロームを背景とした狭心症・心筋梗塞の増加が懸念される理由となっています。

これからの課題

狭心症・心筋梗塞のリスクファクターの研究は1970年代後半にスタートしました。その成果として、高コレステロール血症、特にLDLコレステロール（いわゆる悪玉コレステロール）の増加した状態について、その病態の解明から治療薬の開発へと発展し、いまや高コレステロール血症に対しては標準的治療が確立されたといっても過言ではありません。一方、LDLコレステロールでは説明のつかない、あるいはその治療のみでは予防できない狭心症・心筋梗塞の患者さんが多数残されていることも事実です。メタボリックシンドロームの研究はそのような残された問題解決の突破口になると期待されており、冠状動脈硬化によって引き起こされる狭心症・心筋梗塞を完全に克服するために是非ともクリアしなければならない大きな課題と言えましょう。日本人の特徴を踏まえた研究成果の積み重ねが待たれます。

糖尿病における大血管障害の発症頻度（JDCS 7年度中間報告）

（山田信博：日本医事新報, 4213, 19, 2004より一部改変）

JDCS研究中間データによれば、冠状動脈疾患の発症は1,000人あたり年間6.7人で、脳血管疾患の1,000人あたり年間6.5人とほぼ等しいことが明らかとなっています。日本において糖尿病の人が急増していること、欧米型の食生活の影響により血清コレステロール値が上昇してきていることなどが影響して、今後日本においてもメタボリックシンドロームを背景とした狭心症・心筋梗塞の増加が懸念される理由となっています。

	狭心症・心筋梗塞	脳血管障害
2004年　糖尿病（JDCS）	8.0	7.4
1988年　糖尿病（久山町研究）	5.0	6.5
非糖尿病（久山町研究）	1.6	1.9～2.3

（JDCS：Japan Diabetes Complication Study／数字は1000人中・年当たりのイベント発症数）

Q&A

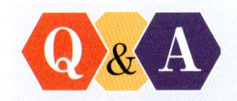

問：日本人は欧米人よりも動脈硬化になりにくいのでしょうか？

答： 日本人では欧米人よりも狭心症・心筋梗塞の発症数が少ないことが知られています（一定人口当たりの年間発症数で1/3～1/5程度）。しかしこれは、日本人だから動脈硬化になりにくいことを示しているわけではありません。日本からハワイ、さらにはサンフランシスコへ移住した日本人集団を追跡調査した研究によれば、同じ地域出身の日本人集団であっても、移住につれて体重が増加（肥満度が増加）し、血液中のコレステロールとトリグリセライド（中性脂肪）が増加し、冠状動脈疾患発症率が増加していました。その際、総摂取カロリーの増加、摂取脂肪量の増加が確認されており、食事内容を含む生活習慣の欧米化が、肥満や脂質代謝異常を介して動脈硬化を促進することが明らかになっています。「日本人だから大丈夫」とは言えません。

第3章　メタボリックシンドロームで引きおこされる病気

動脈硬化症に基づく病気2
メタボリックシンドロームと脳血管障害（脳卒中）

堀　有行

「脳卒中」とは、突然倒れる「卒倒」と毒にあたる「中毒」からきており、「脳の病気に突然あたり倒れた」ということを意味しています。「脳卒中」は医学的には「脳血管障害」と呼びますが、脳血管障害を専門とする「日本脳卒中学会」にも「脳卒中」という言葉が用いられています。

脳血管障害（脳卒中）

脳血管障害は、脳への血液の流れが滞って生ずる虚血性脳血管障害と、血管が破れて生ずる出血性脳血管障害に大別されます。虚血性脳血管障害の代表は脳梗塞ですが、穿通枝と呼ばれる細い動脈の閉塞が原因となるラクナ梗塞と太い動脈の閉塞を生ずるアテローム血栓性梗塞、心臓の疾患が原因で生ずる心原性塞栓症の3種類が主なものです。主な出血性脳血管障害は、脳内に出血する脳出血とクモ膜下出血です。

かつては死因の第1位

20世紀半ばまで日本の死因の1位であった脳血管障害は、高血圧治療と食生活の変化に伴い減少し、現在はがん、心疾患に次ぎ3位です。1900年台半ばから脳出血は減少し、現在では脳梗塞、脳出血、クモ膜下出血の順となっています。

高血圧、糖尿病、高脂血症、喫煙などが危険因子

脳血管障害の危険因子で最も重要なものが高血圧です。そのほかに、糖尿病、高脂血症、喫煙、非弁膜性心房細動、アルコール多飲なども危険因子です。最近では、閉塞性無呼吸低呼吸症候群（OSAS）も脳血管障害の危険因子といわれています。また、脳血管障害は、睡眠や睡眠覚醒リズムとの関係があり、心筋梗塞と同様に午前中に多く発症します。

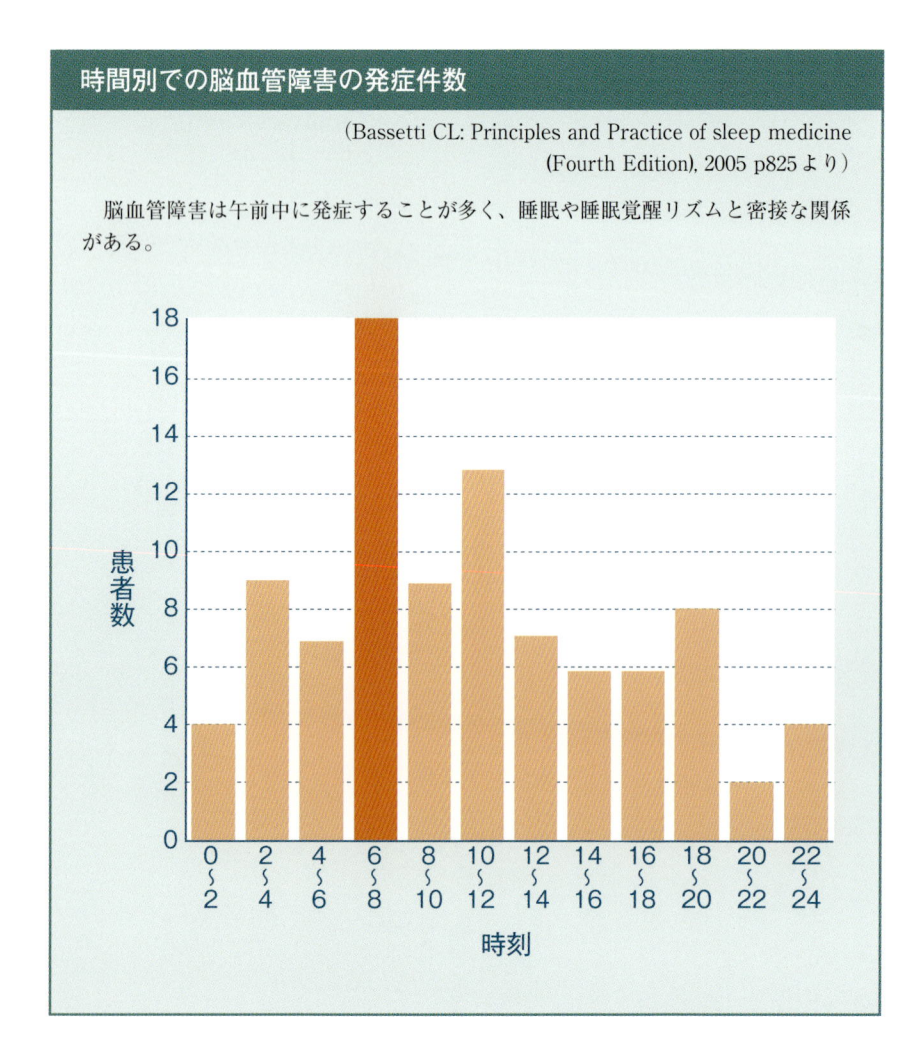

時間別での脳血管障害の発症件数

（Bassetti CL: Principles and Practice of sleep medicine (Fourth Edition), 2005 p825 より）

脳血管障害は午前中に発症することが多く、睡眠や睡眠覚醒リズムと密接な関係がある。

脳血管障害の症状
－無症状のこともあれば、話せなくなったり、動けなくなったり、もちろん生命の危険も－

　脳の中には、記憶、言葉の理解、手足を動かす、感じるなどのさまざまな機能の指令塔があり、さらにその指令を伝える高速道路やいろいろな指令が混線しないようにコントロールする制御機構が備わっています。空き地のように目立った働きがほとんどない場所もあります。同じ脳梗塞でも症状に個人差があるのは、脳血管障害で障害される部分の機能が異なるからです。症状は何もないのに、たまたま脳ドックで頭部CTやMRIを検査したときに見つかる脳梗塞は「無症候性脳梗塞」と呼びます。もちろん、症状がないからと安心できません。無症候性脳梗塞のある方は、ない方よりその後の脳血管障害の発症率が高く、特に高血圧がある方は発症しやすいので、血圧に注意しなければなりません。

脳血管障害の診断と治療

　CTスキャンやMRIなどの画像診断の技術革新により、飛躍的に診断能力が向上しました。しかし、画像診断で発見された脳梗塞が、過去に生じたものなのかあるいは新たに生じたものなのか、どの症状の原因になっているかなどの判断は、脳の機能を熟知した専門医の判断が必要になります。どのタイプの脳血管障害であるかにより治療法が異なってくるからです。脳血管障害の急性期の治療から再発予防、リハビリテーションそして社会復帰までをそれぞれの専門スタッフが担当することが望まれます。

第3章　メタボリックシンドロームで引きおこされる病気

動脈硬化症に基づく病気3

メタボリックシンドロームと閉塞性動脈硬化症

松原　純一

閉塞性動脈硬化症とは

　心臓から全身に酸素と栄養分を含んだきれいな血液を送っている管を動脈といいます。一本の木を例に取ると、根元の一番太い幹から順次枝分かれして沢山の細い枝に分かれていきます。我々のからだの動脈も、心臓と言うポンプから大動脈と言う太い幹が出てからだの隅々に枝分かれして流れていきます。

　ところで木々が古くなっていくように人も年をとり動脈は動脈硬化を起こして硬く或いはもろくなっていくのです。その結果、動脈は塞がったり逆に膨らんで瘤（動脈瘤）になったりします。この現象は、人によって程度とスピードに差はあるものの避けることの出来ない現象なのです。上にも述べたように動脈は全身に分布していて、頭を支配している動脈（脳動脈）、頚部を流れる動脈、心臓を養う動脈（冠状動脈）、おなかの内臓を栄養している動脈、或いは手や足に流れている動脈、など色々な種類があります。脳動脈硬化がひどいと脳梗塞になります。冠状動脈硬化がひどいと狭心症や心筋梗塞がおこります。腎動脈硬化が進むと腎機能不全から透析が必要になります。おなかにある大動脈（腹部大動脈）から骨盤内の動脈（腸骨動脈）、そして下肢（太もも、膝、ふくらはぎ、足）に流れていく動脈が動脈硬化で狭くなったり（狭窄）、塞がったり（閉塞）してくるのを閉塞性動脈硬化症と呼びます。

閉塞性動脈硬化症の症状

　下肢の動脈が動脈硬化で狭くなったり閉塞したりするときの症状は、4段階に分けることができます。軽い方から順に説明します。

　1. 無症状：動脈に病変があっても全然症状のない場合があります。これは動脈の本幹はやられていても自然のバイパスがたくさん出来ているときです。無症状なので自分では動脈が悪い事には全然気づきませんし、医者にも行きません。別件で医者にかかって偶然発見されるだけです。

　2. 間欠性跛行：座ったり横になるなど静かにしているときは、全くなんともないのですが、例えば300mとか100mとか歩くとふくらはぎや太ももの筋肉が張ってだるくなったり痛くなって歩けなくなってしまい、5分から10分ほど休むと症状がとれてまた歩けるようになる、と言う状態をくりかえす段階です。平らな所よりも上り坂の方が、症状がはっきりします。

　3. 安静時痛：さらに動脈の病変が強くなると、歩くどころか静かにしていても足先が痛んで夜も眠れない、足は冷たい、と言う状態です。

　4. 壊死、潰瘍：もっと動脈の閉塞が広範囲になると、足先が真っ黒になって腐ってきます。これを壊死、潰瘍といいます。痛みはとても強く、鎮痛剤が必要で夜も眠れません。

メタボリックシンドロームは閉塞性動脈硬化症の危険因子

　動脈硬化により動脈が狭くなったり閉塞したりする病変をどんどん悪化させる「危険因子」は、①タバコ、②高血圧、③糖尿病、④脂質異常（血液のコレステロールや中性脂肪が増えている状態）の4つです。そして糖尿病や脂質異常は、まさしくメタボリックシンドロームの中核です。すなわちメタボリックシンドロームは閉塞性動脈硬化症の危険因子が多く集積する病態なのです。これらをうまくコントロールしないと動脈硬化はますます進行するのです。タバコが悪いのは、タバコに含まれているニコチンが動脈を縮めて血流を悪くするからです。

閉塞性動脈硬化症と他の臓器の動脈硬化

　ところで動脈硬化は総ての動脈に一律に生じるものではありません。主として冠状動脈と下肢の動脈の動脈硬化がひどい人、脳動脈と腎臓の動脈硬化のひどい人、あるいは脳動脈と冠状動脈の動脈硬化がひどい人などいろいろです。

閉塞性動脈硬化症の危険因子保有率

　閉塞性動脈硬化症のためにバイパス手術、動脈の狭い部分をバルーンで膨らませる手術、あるいは交感神経の手術などを受けた日本人の患者が、4つの危険因子をどれくらいの割合で持っていたかを、二つの時期1985年～1990年（左図）、2000年～2006年（右図）で対比します。どの時期のデータも女性は数が少ないので、男性の結果を見てください。第一にタバコを吸っている患者は2000年から減っていますが、高血圧、糖尿病、あるいは脂質異常を保有している患者は2000年から増えており、とくに糖尿病はなんと3倍近くに増えています。

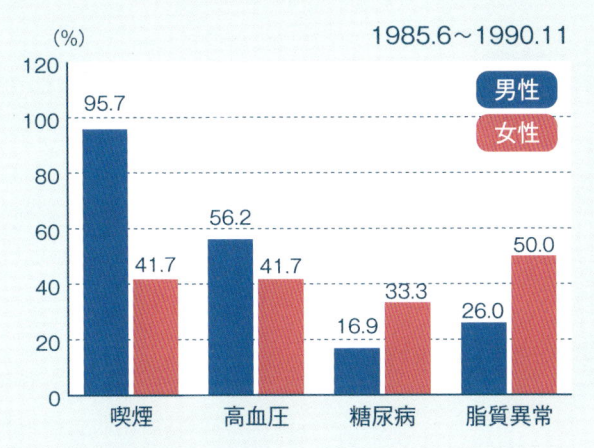

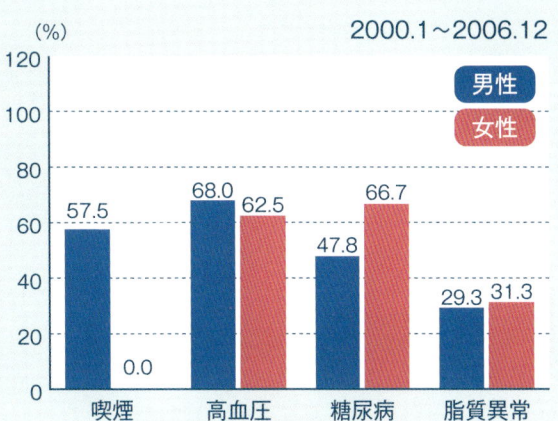

1985.6～1990.11

危険因子	男性(%)	女性(%)
喫煙	95.7	41.7
高血圧	56.2	41.7
糖尿病	16.9	33.3
脂質異常	26.0	50.0

患者総数142名、男性130名（平均68歳）
女性12名（平均67歳）
タバコを吸っている患者がとても多かった。
半数以上が高血圧をもっていた。

2000.1～2006.12

危険因子	男性(%)	女性(%)
喫煙	57.5	0.0
高血圧	68.0	62.5
糖尿病	47.8	66.7
脂質異常	29.3	31.3

患者総数189名、男性164名（平均年齢70.4歳）
女性25名（平均年齢69.1歳）
左図と比べて男性での糖尿病の増加が著しい。
高血圧や脂質異常の患者も増えている。

閉塞性動脈硬化症患者における色々な臓器の動脈硬化性病変の合併率

　前の図と同じ日本人データで、閉塞性動脈硬化症の患者が脳動脈障害、冠状動脈疾患、腎機能障害をどれほど合併していたかを見ると、どの疾患も2000年以降では増えています。男性の閉塞性動脈硬化症患者の60％近くは冠状動脈疾患すなわち狭心症か心筋梗塞を合併していますが（右図）、15年前は33％（左図）でした。こうして見てみますと、15年前のデータは患者さんの平均年齢が2歳若かったというものの、タバコを除く他の危険因子も脳、心臓そして腎臓などの動脈硬化病変も、最近は増えてきていることになります。

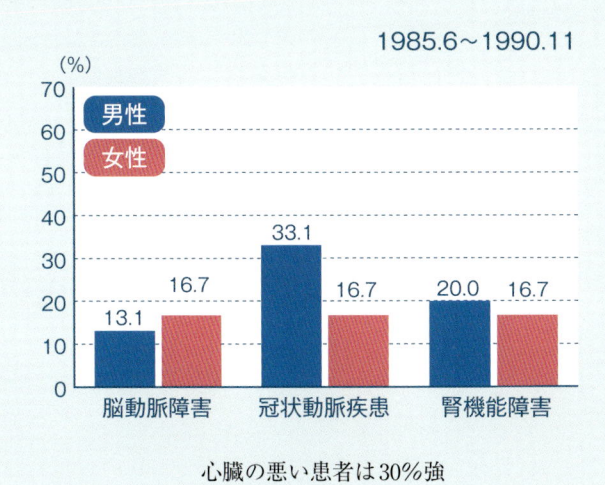

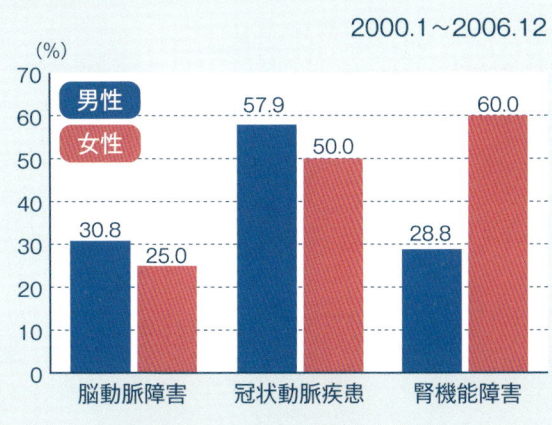

1985.6～1990.11

疾患	男性(%)	女性(%)
脳動脈障害	13.1	16.7
冠状動脈疾患	33.1	16.7
腎機能障害	20.0	16.7

心臓の悪い患者は30％強

2000.1～2006.12

疾患	男性(%)	女性(%)
脳動脈障害	30.8	25.0
冠状動脈疾患	57.9	50.0
腎機能障害	28.8	60.0

心臓の悪い患者は60％近くに増える

第3章　メタボリックシンドロームで引きおこされる病気

いろいろな部位の動脈硬化の関係

（下肢閉塞性動脈硬化症の診断・治療指針，日本語版，日本脈管学会編，2000年，バイオメディス インターナショナルより改変）

　欧米のデータですが、色々な部位の動脈硬化がお互いどのような関係にあるかを示しています。例えば、脳血管障害、冠状動脈疾患、閉塞性動脈硬化症の3つを併せ持っている割合は8％、冠状動脈疾患と閉塞性動脈硬化症を併せ持っている割合は22％などです。

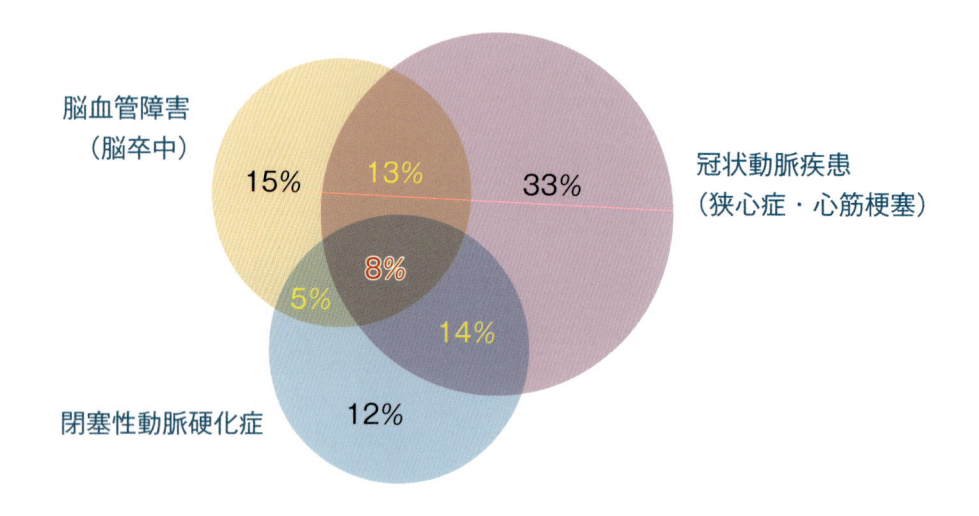

脳血管障害（脳卒中）　15%　13%　33%　冠状動脈疾患（狭心症・心筋梗塞）
5%　8%　14%
閉塞性動脈硬化症　12%

62歳以上の患者1886名、閉塞性動脈硬化症に冠状動脈病変を合併しているのは22%

Q&A

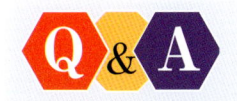

問：下肢の動脈が塞っていると長生き出来ないのでしょうか？

答：「イエス」とも「ノー」とも言えます。自分の努力次第です。

　なぜなら、普通に放っておけばやはり寿命は短いからです。下肢の動脈の動脈硬化がひどい人は、心臓、脳、腎臓など、生命に関係する重要臓器の動脈にも動脈硬化が来ている場合が多いのです。

　しかし、あきらめてはいけません。動脈硬化の危険因子をチェックし、厳重に治療すること、禁煙を守ること、日常生活では仕事上難しいかもしれませんが出来るだけストレスを避けること、仕事とは全く関係のないことを大いにやって気分転換すること、運動をすること、睡眠時間をとること、などに自分で心がけ自己管理をすれば、動脈硬化で早死にすることはありません。中でも運動は気分転換になりますし健康に良いし大いに時間を見つけて運動してください。歩くこと、散歩すること、でよいのです。三日坊主では駄目です。強い意志がいります。

　たったひとつしかない自分の身体、良くするも悪くするも、元気で長生き出来るか出来ないかも、自己管理のひとつです。自治体の健康診断も必ず受けましょう。動脈硬化の危険因子、メタボリックシンドロームを徹底的に治療し高血圧に注意し、タバコをやめ、健康で長生きしましょう。

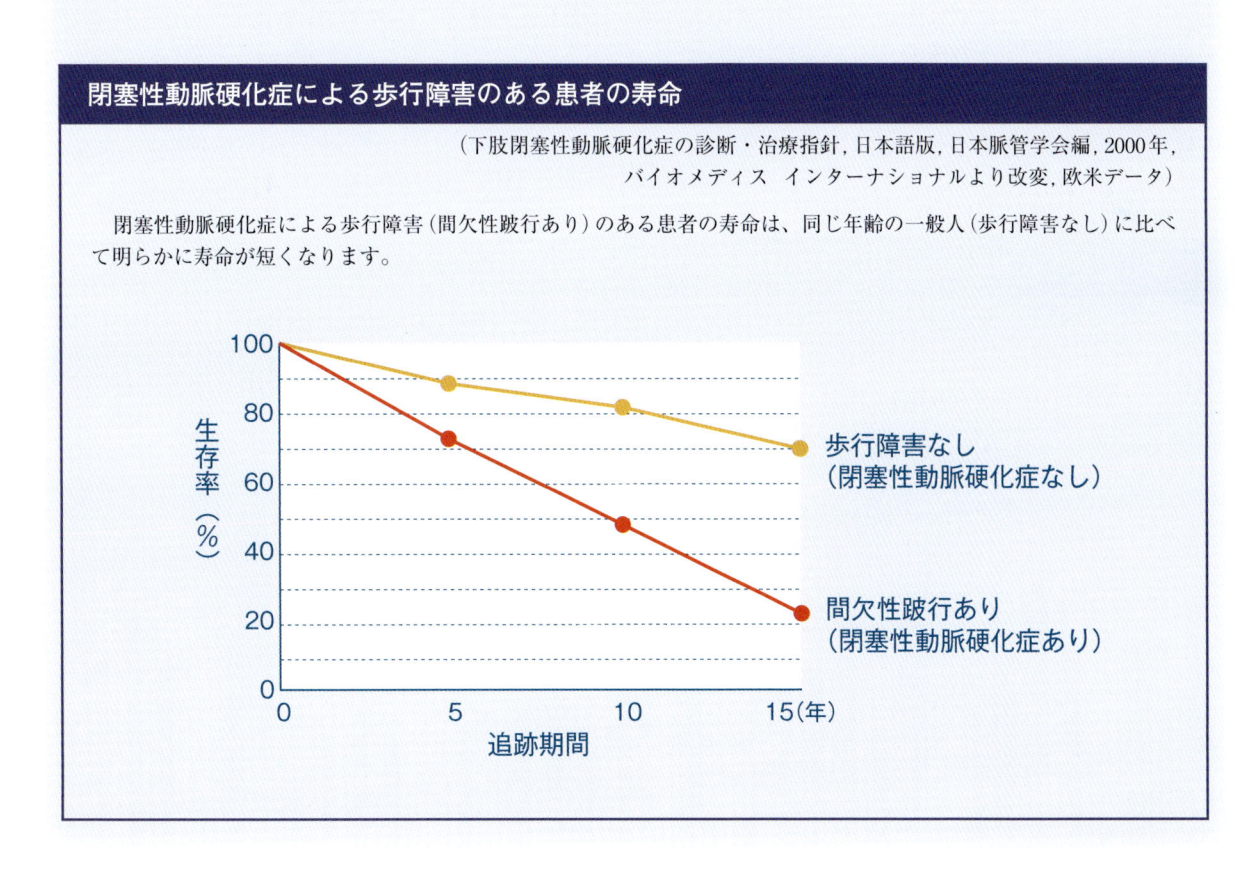

閉塞性動脈硬化症による歩行障害のある患者の寿命

（下肢閉塞性動脈硬化症の診断・治療指針、日本語版、日本脈管学会編、2000年、バイオメディス インターナショナルより改変、欧米データ）

　閉塞性動脈硬化症による歩行障害（間欠性跛行あり）のある患者の寿命は、同じ年齢の一般人（歩行障害なし）に比べて明らかに寿命が短くなります。

第3章　メタボリックシンドロームで引きおこされる病気

動脈硬化症に基づく病気4
メタボリックシンドロームと腎臓病

古家　大祐

メタボリックシンドロームを呈する患者さんは腎臓が悪くなるのか？

　メタボリックシンドロームは、腹部肥満を基盤とするインスリン抵抗性によって血糖、血圧、脂質異常、高尿酸血症を併せ持つ病態です。その結果、個々の病態の程度は軽くてもそれらが重複すると、冠状動脈硬化症や脳卒中などの心血管病変を起こしてくることで注目されていますが、腎障害との関係はどうでしょうか？

　血糖が高い糖尿病、血圧が高い高血圧症を発症した患者は、病期が長期におよぶと腎臓が障害されることはよく知られており、実際に末期腎不全となって透析療法を余儀なくされる患者の50％以上を占めています。ここで、血糖の高い人、血圧の高い人の体型を思い浮かべてみると、肥満の人が多いことに気づきます。

　実際にアメリカ腎臓病データ機構の調査結果をみると、末期腎不全から透析導入や腎不全に至る患者のBMI（体重／身長^2；肥満の程度を表す指標で、アメリカでは30以上、日本では25以上を肥満と定義しています）は、すべての人種において5年間で増加しています。わが国においては、井関らが沖縄県における1983年度の住民健診コンピュータ登録データベースをもとに、健診時20歳以上でBMIが確認された100,753例（男性47,504人、女性53,249人）に関して、その後2000年末までにおける末期腎不全発症率が

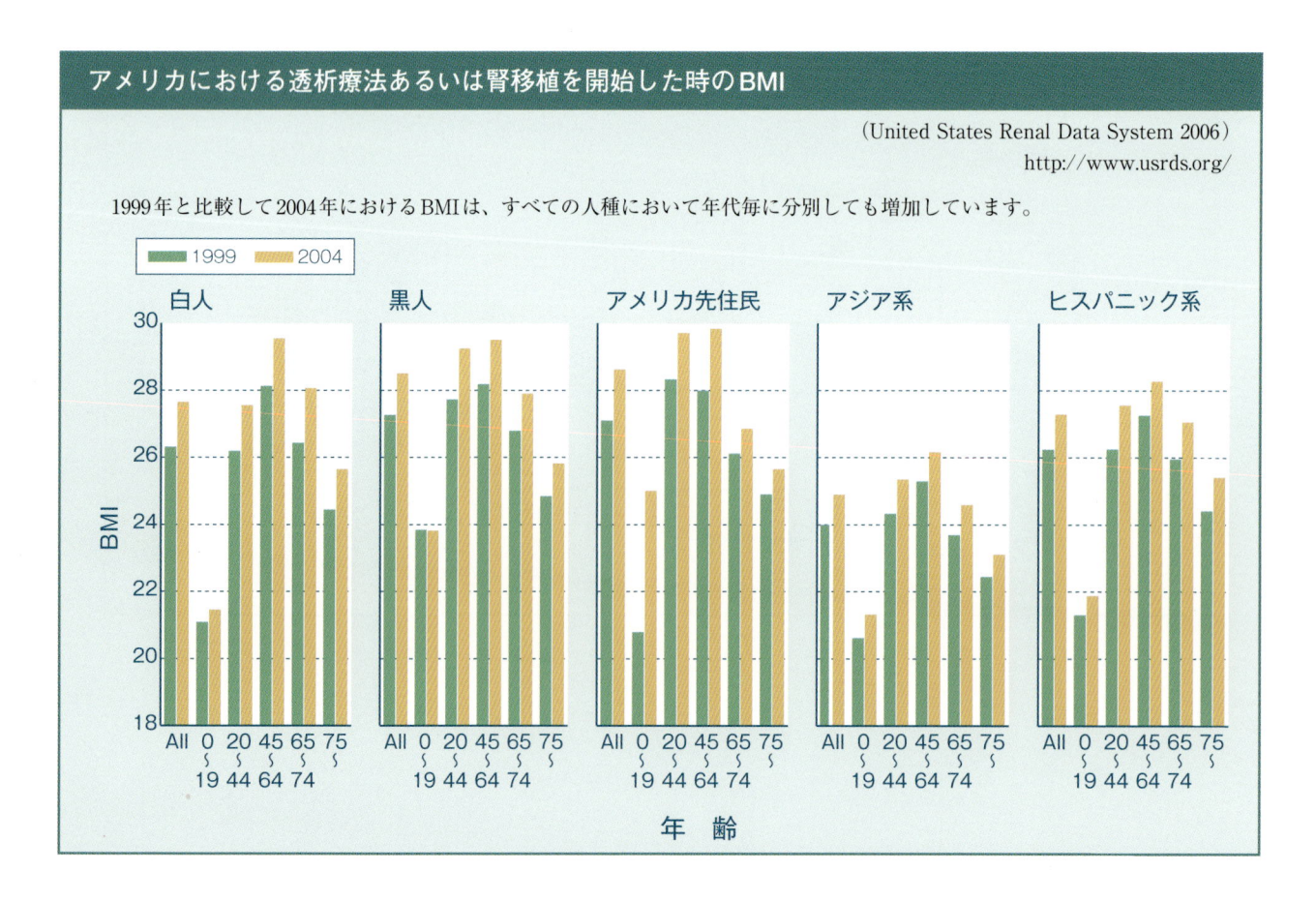

アメリカにおける透析療法あるいは腎移植を開始した時のBMI

（United States Renal Data System 2006）
http://www.usrds.org/

1999年と比較して2004年におけるBMIは、すべての人種において年代毎に分別しても増加しています。

検討されています。その結果、BMIの増加とともに末期腎不全の発症率は増加しています。さらに、末期腎不全の発症に関連する因子である年齢、収縮期血圧、蛋白尿の有無を補正した後においても、BMIによる末期腎不全発症の相対危険度は、男性においてBMIが25.5以上では21未満と比較して、約2.4倍であることが示されています。

そこで、金沢医科大学において腹部肥満を基盤とするメタボリックシンドロームと腎障害との関係を試験紙法による尿蛋白の有無で検討してみたところ、尿蛋白陽性となる頻度は、非メタボリックシンドロームの患者と比較してメタボリックシンドロームの患者に約4倍も多くみられました。先に述べた試験紙法による尿蛋白が陽性になる前に、尿中に微量のアルブミンが漏れ出してくるのが微量アルブミン尿と定義されており、その存在は後に腎障害の進行や心血管疾患の予知マーカーとして用いられています。そこで、尿のアルブミン排泄量を定量してみると、微量アルブミン尿と顕性蛋白尿（試験紙法による尿蛋白陽性に該当）を呈する頻度は、非メタボリックシンドロームの患者と比較して、メタボリックシンドロームの患者に多くみられました。

以上をまとめると、腹部肥満を呈するメタボリックシンドロームの患者は、狭心症、心筋梗塞、脳卒中を発症するリスクが高いだけでなく、腎障害を生じるリスクも高いといえます。その過程は、いきなり末期腎不全になるわけではなく、まず微量アルブミン尿をマーカーとして診断できる早期の腎障害を発症し、それが進行して顕性蛋白尿を呈するとと

沖縄県における1983年時のBMIと末期腎不全発症との関連

(Iseki K. Body mass index and the risk of chronic renal failure: the Asian experience. Contrib Nephrol. 2006, 151: 42-56 より改変)

BMIの増加とともに末期腎不全の発症率は増加しています。さらに、末期腎不全の発症に関連する因子である年齢、収縮期血圧、蛋白尿の有無を補正した後においても、BMIによる末期腎不全発症の相対危険度は、男性においてBMIが25.5以上では21未満と比較して、約2.4倍であることが示されています。

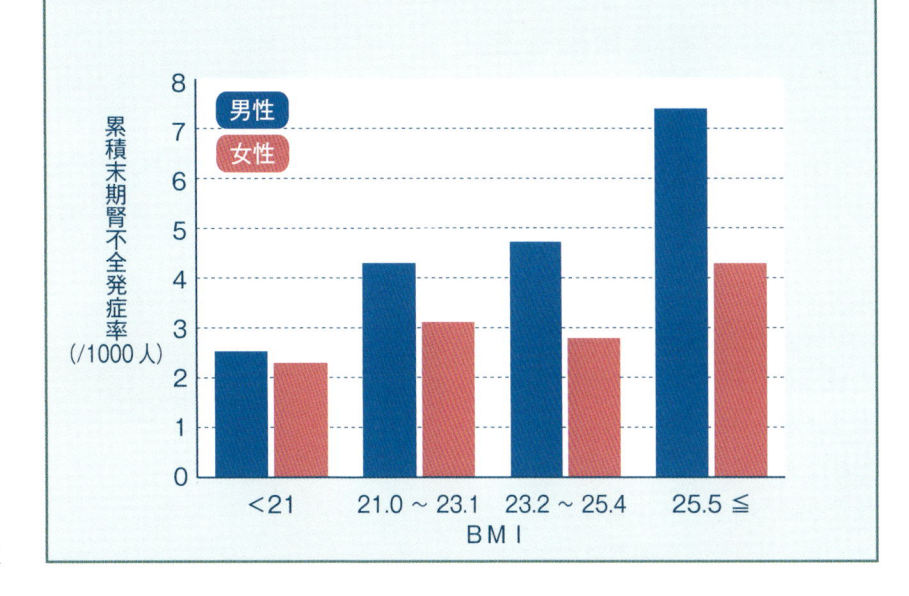

メタボリックシンドロームと蛋白尿およびアルブミン尿にて評価した腎障害の関連

尿蛋白陽性となる頻度は、非メタボリックシンドロームの患者さんと比較してメタボリックシンドロームの患者さんに約4倍も多くみられました。尿のアルブミン排泄量を定量してみると、微量アルブミン尿と顕性蛋白尿（試験紙法による尿蛋白陽性に該当）を呈する頻度は、非メタボリックシンドロームの患者さんと比較して、メタボリックシンドロームの患者さんに多くみられました。

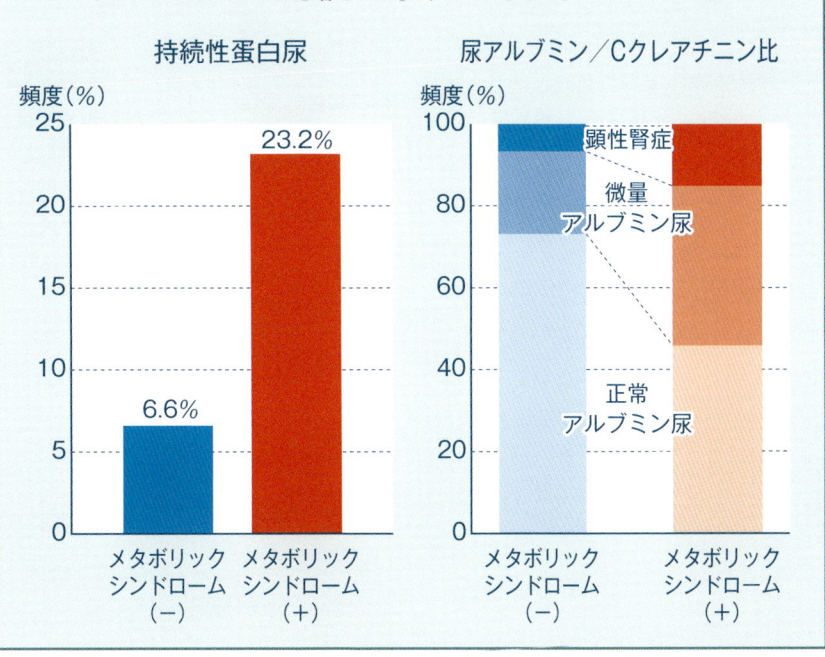

第3章 メタボリックシンドロームで引きおこされる病気

もに徐々に腎機能（糸球体濾過値；腎臓の働きを示す指標、正常は少なくとも60ml/分/1.73m²以上）が低下していき、最終的に進行して末期腎不全となるのです。

なぜメタボリックシンドロームの患者は腎障害を起こすのか？

メタボリックシンドローム診断基準の因子である①腹部肥満 ②血圧の上昇 ③血糖の上昇 ④高中性脂肪血症 ⑤低HDL血症と、微量アルブミン尿および腎機能低下（糸球体濾過値 60ml/分/1.73m²未満）との関連も、約6,000人を対象として検討されています。それぞれの因子が重複するにともなって、微量アルブミン尿および腎障害の頻度は著しく高くなり、ひとつの因子も呈していない人と比較して、上記の5つの因子を重複した人においては、各々の頻度は約6倍、30倍も高いことが示されています。つまり、腹部肥満を基盤とした血糖異常、血圧異常、脂質異常が腎障害の発症・進行に強く関わっているといえるのです。

われわれは、高脂肪食を与えたメタボリックシンドロームモデルマウスにおいて、腎障害をきたすのかを検討しました。実際に、通常食と比較して、高脂肪食（全カロリーの45％が脂肪）によって、体重、脂質異常、血圧の上昇、血糖の上昇とともにアルブミン尿の増加が生じ、ヒトメタボリックシンドロームにみられる腎障害と同様の結果が得られました。

メタボリックシンドロームの発症と腎機能の関係

腹部肥満を呈するメタボリックシンドロームの患者は腎障害を生じるリスクも高く、その過程は、まず微量アルブミン尿をマーカーとして診断できる早期の腎障害を発症し、それが進行して顕性蛋白尿を呈するとともに徐々に腎機能（糸球体濾過値；腎臓の働きを示す指標、正常は少なくとも60ml/分/1.73m²以上）が低下していき、最終的に進行して末期腎不全となります。

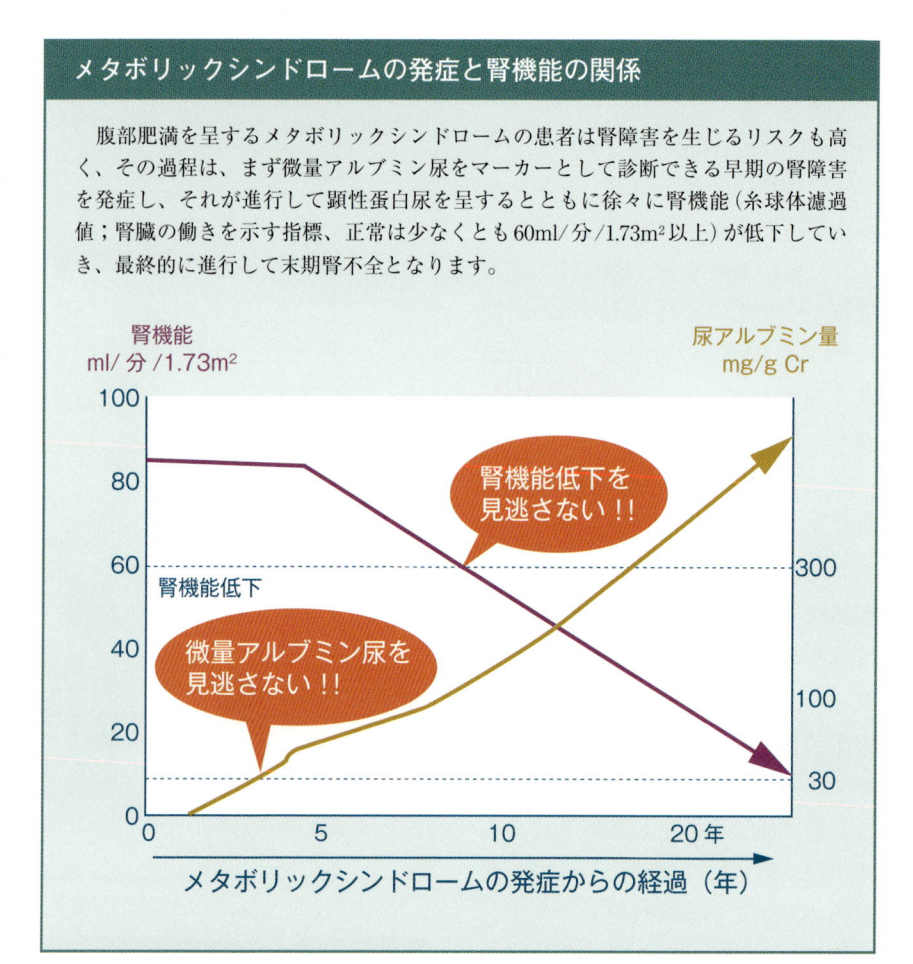

メタボリックシンドロームが腎障害はじめ血管障害を起こすメカニズム

腹部肥満を基盤とした血糖異常、血圧異常、脂質異常が腎障害の発症・進行に強く関わっています。

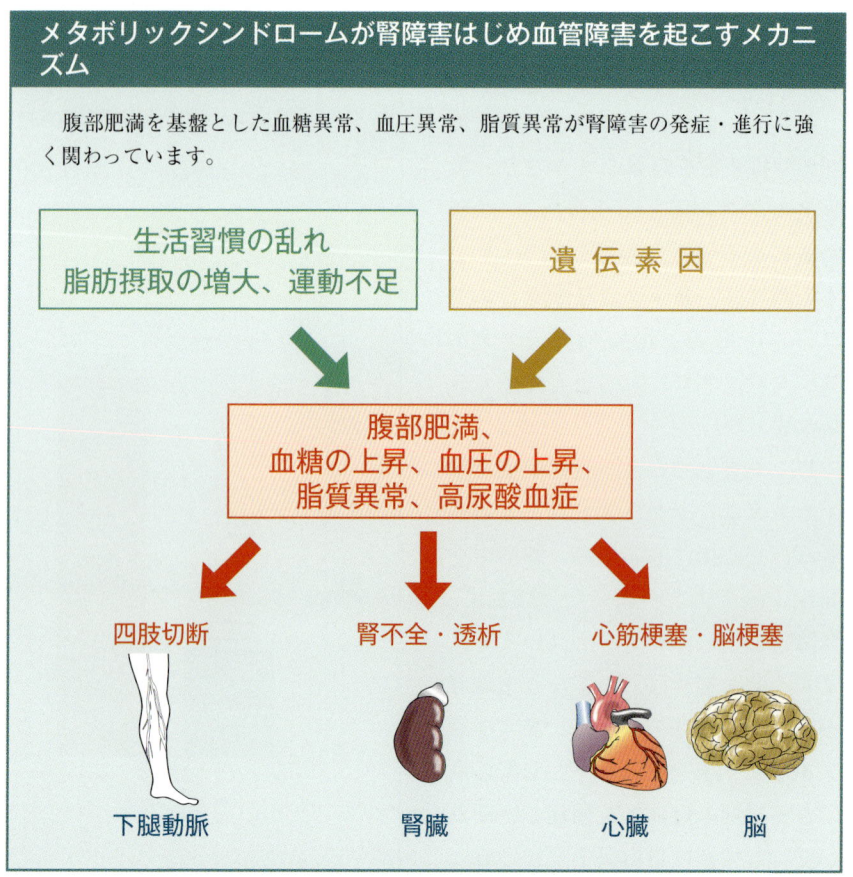

生活習慣の乱れ　脂肪摂取の増大、運動不足　／　遺伝素因

↓

腹部肥満、血糖の上昇、血圧の上昇、脂質異常、高尿酸血症

↓

- 四肢切断（下腿動脈）
- 腎不全・透析（腎臓）
- 心筋梗塞・脳梗塞（心臓　脳）

第3章　メタボリックシンドロームで引きおこされる病気

その他の病気1

メタボリックシンドロームと肝臓病

川原　弘

　メタボリックシンドロームとは、別名マルチプルリスクファクター症候群とも呼ばれ、インスリン抵抗性、脂質異常、高血圧などの疾患リスクを重複して有し、虚血性心疾患や脳卒中、さらには糖尿病などを発症しやすい状態をいいます。しかも、これら複数の危険因子が偶然に重なったものではなく、ある共通の発症基盤をもつ1つの疾病単位として捉えられるようになってきました。すなわち、BMI（body mass index：体格指数）によって表現される肥満の程度よりも、皮下脂肪か内臓脂肪かといった脂肪蓄積の部位の違いが多彩な病態の発症にかかわっていることが明らかにされました。そして現在では、メタボリックシンドロームは内臓脂肪蓄積によって生じるインスリン抵抗性によって引き起こされる病態で、糖尿病、脂質異常、高血圧、さらには動脈硬化性疾患などの発症基盤となっていると考えられています。メタボリックシンドロームの概念や診断基準が明確にされたことで、脂肪肝の発生機序との関連性も検討されてきました。

メタボリックシンドローム発症にかかわる諸因子

　過食や運動不足などいわゆる生活習慣による消化器疾患の発症について、肥満の程度よりも脂肪蓄積の部位の違いにより疾患発症のリスクが異なるため、内臓脂肪蓄積の観点から検討が加えられました。その結果、内臓脂肪型肥満はメタボリックシンドロームを発症するとともに、肝臓では非アルコール性脂肪肝（NAFLD: non-alcoholic fatty liver disease）の発生と深く関連しています。さらに最近では、内臓脂肪は活発な内分泌臓器の側面を有しており、TNF-α、アディポネクチン、レプチン、アンジオテンシノーゲンなどのアディポサイトカインを分泌し、これらの分泌異常がメタボリックシンドロームの多彩な病態の発症と関連していることも明らかになってきています。一方、体重や血圧、インスリン値といった互いに関連の深い遺伝因子の分析から、メタボリックシンドロームの発症には少

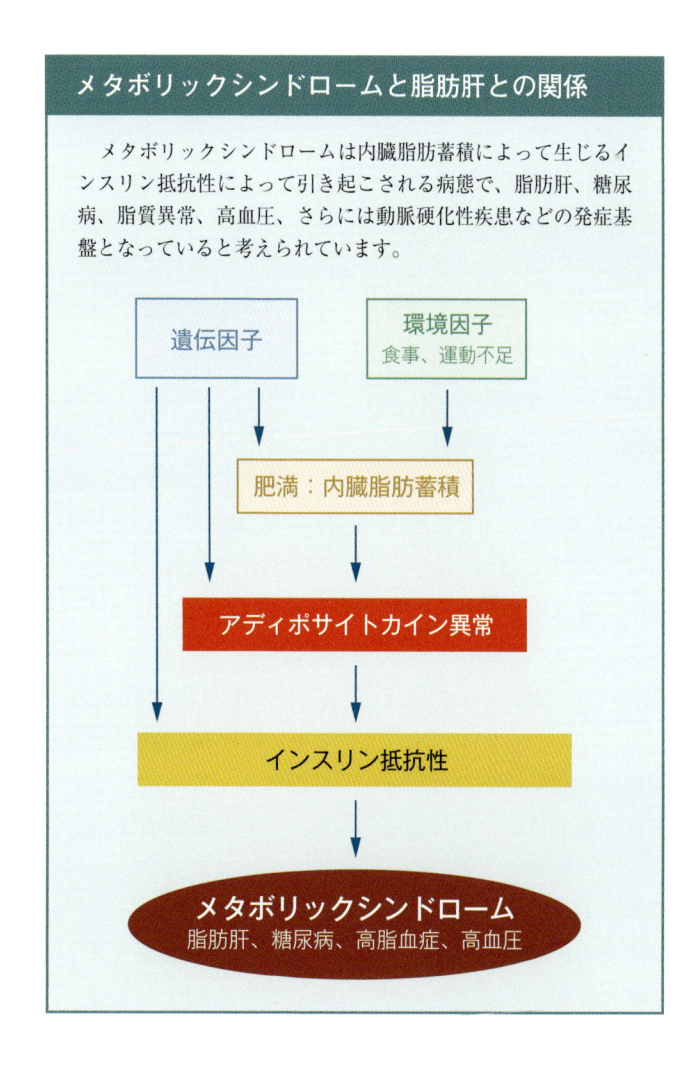

メタボリックシンドロームと脂肪肝との関係

メタボリックシンドロームは内臓脂肪蓄積によって生じるインスリン抵抗性によって引き起こされる病態で、脂肪肝、糖尿病、脂質異常、高血圧、さらには動脈硬化性疾患などの発症基盤となっていると考えられています。

遺伝因子

環境因子
食事、運動不足

↓

肥満：内臓脂肪蓄積

↓

アディポサイトカイン異常

↓

インスリン抵抗性

↓

メタボリックシンドローム
脂肪肝、糖尿病、高脂血症、高血圧

なくとも3～4個以上の互いに独立した遺伝的構成因子が関連することが示されています。

メタボリックシンドロームにおけるインスリン抵抗性

メタボリックシンドロームを引き起こす最大の要因は肥満であり、基盤病態として肥満によって惹起されたインスリン抵抗性が存在します。なかでも脂肪組織はグルコースの利用こそわずかですが、量的および質的変化によって全身の糖代謝に大きく影響を与えます。すなわち、脂肪組織は単にエネルギーの貯蔵庫としての役割を果たす臓器ではなく、生体における最大の内分泌臓器としてアディポサイトカインの分泌によって生体の糖代謝の調節機構を司っているといえます。

インスリン抵抗性が亢進すると、肝臓では空腹時のインスリン作用不足のためグリコーゲン分解亢進や糖新生の亢進が起きてきます。また、骨格筋や脂肪組織ではGLUT（glucose transporter）4の発現自体は低下しないにもかかわらず、細胞膜へのトランスロケーションが障害されてグルコースの取り込みも低下します。これにはインスリンシグナル伝達因子であるPI（phosphoinositide）3-kinaseの活性低下が関与しているとされています。

肝臓、骨格筋や脂肪組織などにおけるインスリン抵抗性がいかに強くなったとしても、膵臓のβ細胞からのインスリン分泌が十分に代償できれば、少なくとも血糖が上昇することはありません。しかし、実際の膵β細胞のインスリン分泌機構には限界があり、特に日本人は遺伝的にβ細胞の疲弊が比較的早期に生じるといわれています。また、膵島に過剰に中性脂肪が沈着するとインスリン分泌がさらに低下する脂肪毒性を来たし、さらに上昇した血糖自体がインスリン分泌を抑制する糖毒性による悪循環を形成し、膵β細胞の疲弊が糖代謝異常に拍車をかけることとなります。

メタボリックシンドロームにおける肝臓病
－アディポサイトカインの関与－

人の脂肪萎縮性糖尿病では、著しいインスリン抵抗性の亢進とそれに引き続く糖尿病、高中性脂肪血症や脂肪肝が認められています。脂肪組織の欠損によりインスリン抵抗性を生じる機序としては、遊離脂肪酸などのインスリン抵抗性惹起物質を隔離・貯蔵する臓器としての脂肪組織の喪失と、脂肪組織から分泌されるインスリン感受性改善作用をもったアディポサイトカインの減少が考えられます。後者に含まれるアディポサイトカインとして、抗肥満ホルモンであるレプチンと抗糖尿病・抗動脈硬化ホルモンであるアディポネクチンが注目されています。

レプチンによる肝インスリン抵抗性改善作用は、一価不飽和脂肪酸合成の律速酵素であるSCD-1（stearoyl-CoA desaturase-1）の発現抑制によって惹起するとされています。しかし肥満者では高レプチン血症を呈していることから"レプチン抵抗性"が生じていると考えられています。遺伝的レプチン欠失動物に対して肝線維化を誘発する薬剤を投与しても線維化反応がきわめて微弱で、これにレプチンを補充投与すると肝線維化が認められるようになることから、レプチンが肝線維化の形成に重要な役割を担っていると考えられています。このような肝線維化促進作用の機序としては、レプチンが類洞内皮細胞やKupffer細胞からのTGF（tumor growth factor）-β産生誘導を惹起することが挙げられます。一方、肝臓におけるマトリックス産生細胞である肝星細胞は活性化にともないレプチンを産生するようになり、レプチンは肝星細胞においてオートクラインおよびパラクラインで増殖・活性化を亢進し、肝線維化を進展させるものと考えられています。

アディポネクチンは骨格筋と肝臓において、AMP-AMPK（activated protein kinase）の活性化によって糖取り込みや脂肪酸の燃焼を起こす鍵分子です。骨格筋でのAMPKの活性化は糖の取り込みと脂肪燃焼を亢進させます。また、肝臓では糖新生を抑制し、脂肪燃焼を促進します。さらに、PPAR（peroxisome proliferator-activated receptor）αの活性化による骨格筋と肝臓での中性脂肪の減少と、IRS（insulin receptor substrate）機能の活性化によるインスリン抵抗性の改善を促進します。しかし、日本人の約40%は本来アディポネクチンレベルが低下する遺伝子多型を有していることや、肥満などの環境因子などから、アディポネクチンの欠乏がインスリン抵抗性を惹起する一因となっています。

メタボリックシンドロームにおける肝臓病
－遺伝子の関与－

メタボリックシンドロームの原因となりうる標的遺伝子はいくつか想定されていますが、その中でも脂肪肝発生と密接に関連するのは脂質代謝に関与する転写因子です。

SREBP（sterol regulatory element-binding protein）は、PPARγを介して脂肪細胞分化を調節する重要な転写因子であるだけでなく、肝臓においてはコレステロールの合成と取り込み（SREBP-2）、脂肪酸の合成（SREBP-1c）なども支配しています。とくに、SREBP-1cはそれ自体がインスリンによる転写調節を受けながら、肝臓における脂肪酸合成系酵素の包括的制御とグルコキナーゼなどの転写を担っており、脂質・糖代謝の制御を行っています。

PPARγは脂肪細胞分化の主要な調節転写因子であり、代謝・栄養状態の調節や、血管機能、炎症に重要な役割を担っています。また、PPARγはインスリン抵抗性改善薬であるチアゾリジン誘導体により活性化されることから、その異常が肥満やインスリン抵抗性の発症に深く関与していると考えられます。実際に、ヒトPPARγ遺伝子の変異をもつ症例ではいずれも高度なインスリン抵抗性に加えて、若年発症の糖尿病、高血圧および脂質代謝異常といったメタボリックシンドロームに特徴的な危険因子の重積が報告されています。そして、脂肪細胞の機能異常に伴う脂肪萎縮症に非アルコール性脂肪肝（NAFLD）の合併がみられ、チアゾリジン誘導体がこれらの治療に有効である可能性も示されています。

インスリン抵抗性から脂肪肝発生の分子機序

リポ蛋白リパーゼ（LPL）はリポ蛋白中の中性脂肪を水解することにより、肝臓あるいは食事由来の中性脂肪を遊離脂肪酸として近接細胞に送り込む役割を担う酵素です。LPLは主として脂肪細胞・筋肉細胞で合成され、血管内皮細胞表面のプロテオグリカンに固着されていますが、その活性にはインスリンが重要です。インスリン抵抗性、すなわちインスリン作用不足状態にあるメタボリックシンドロームでは、LPLの活性低下によって中性脂肪異化が低下します。そのため、中性脂肪に富んだレムナントリポ蛋白が増加することになります。一方、脂肪組織は脂肪を蓄積している臓器であ

インスリン抵抗性における脂肪細胞からの脂肪酸動因

リポ蛋白リパーゼ（LPL）の活性にはインスリンが重要です。インスリン抵抗性、すなわちインスリン作用不足状態にあるメタボリックシンドロームでは、LPLの活性低下によって中性脂肪異化が低下します。そのため、中性脂肪に富んだレムナントリポ蛋白が増加することになります。一方、脂肪組織は元来飢餓状態、すなわちインスリン作用の少ないときにホルモン感受性リパーゼ（HSL）の作用によって中性脂肪分解を亢進させ、生体維持に必要な遊離脂肪酸の血中への動員を行っています。しかし、インスリン抵抗性のメタボリックシンドロームでは、HSLの活性が亢進しているため、生体にとって脂肪酸供給が不必要なときにも多量の遊離脂肪酸が血中に流れ込んでいます。

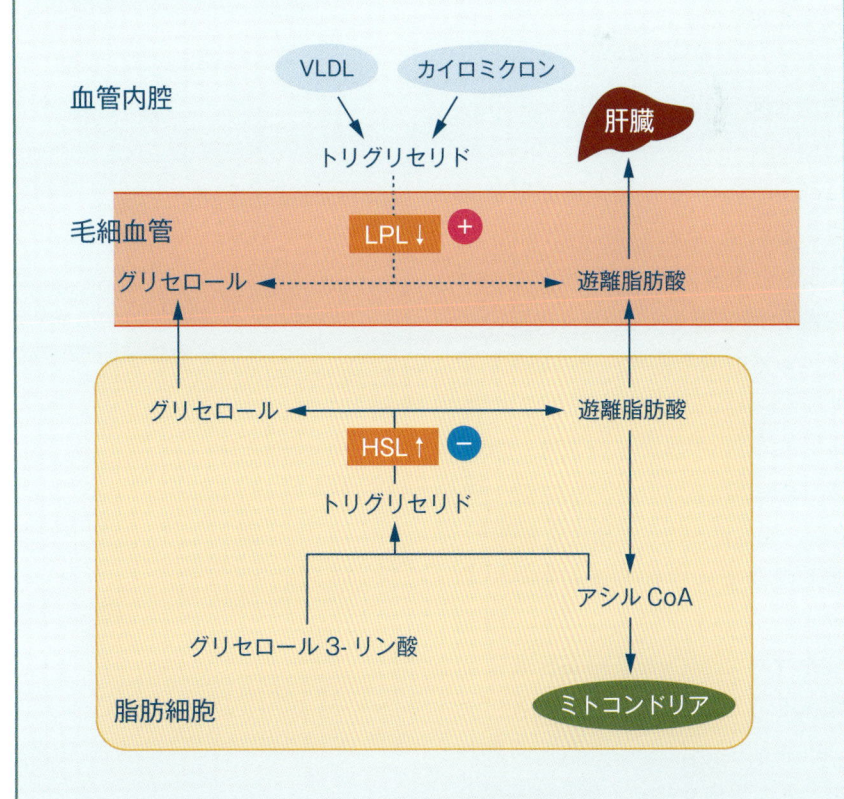

LPL：lipoprotein lipase、HSL：hormone sensitive lipase、VLDL：very low density lipoprotein、＋：インスリンが活性亢進、－：インスリンが活性抑制

第3章 メタボリックシンドロームで引きおこされる病気

り、元来飢餓状態、すなわちインスリン作用の少ないときにホルモン感受性リパーゼ（HSL）の作用によって中性脂肪分解を亢進させ、生体維持に必要な遊離脂肪酸の血中への動員を行っています。しかし、インスリン抵抗性のメタボリックシンドロームでは、HSLの活性が亢進しているため、生体にとって脂肪酸供給が不必要なときにも多量の遊離脂肪酸が血中に流れ込んでいます。肝臓に取り込まれた遊離脂肪酸は酸化され、ATP産生に利用されるか、あるいはエステル化され中性脂肪となり、VLDL（very low density lipoprotein）粒子に組み込まれます。一方で、高度のインスリン抵抗性により惹起された高インスリン血症のためにVLDLの分泌や脂肪酸のβ酸化が抑制され、肝細胞に中性脂肪が蓄積して脂肪肝が形成されることになります。

一方、高血糖状態はグルコース刺激性転写因子ChREBP（carbohydrate response element binding protein）に作用して、糖分解酵素であるLPK（liver-type pyruvate kinase）を誘導します。LPKはピルビン酸合成を促進し、TCA回路でのクエン酸合成を進め、その結果アセチルCoAの合成促進が起こります。さらに、肝での高インスリン状態はSREBP-1cによってACC（acetyl-CoA carboxylase）の活性を促進し、脂肪酸合成の中間代謝産物のマロニルCoA生成を促進します。増加したマロニルCoAは脂質合成を亢進させるとともに、CPT（carnitine palmitoyltransferase）-1活性の抑制を介してβ酸化による脂肪酸分解を抑制して脂肪肝発生を引き起こすと考えられます。

高インスリン状態における肝脂肪化の機序

高血糖状態はグルコース刺激性転写因子ChREBP（carbohydrate response element binding protein）に作用して、糖分解酵素であるLPK（liver-type pyruvate kinase）を誘導します。LPKはピルビン酸合成を促進し、TCA回路でのクエン酸合成を進め、その結果アセチルCoAの合成促進が起こります。さらに、肝での高インスリン状態はSREBP-1cによってACC（acetyl-CoA carboxylase）の活性を促進し、脂肪酸合成の中間代謝産物のマロニルCoA生成を促進します。増加したマロニルCoAは脂質合成を亢進させるとともに、CPT（carnitine palmitoyltransferase）-1活性の抑制を介してβ酸化による脂肪酸分解を抑制して脂肪肝発生を引き起こすと考えられます。

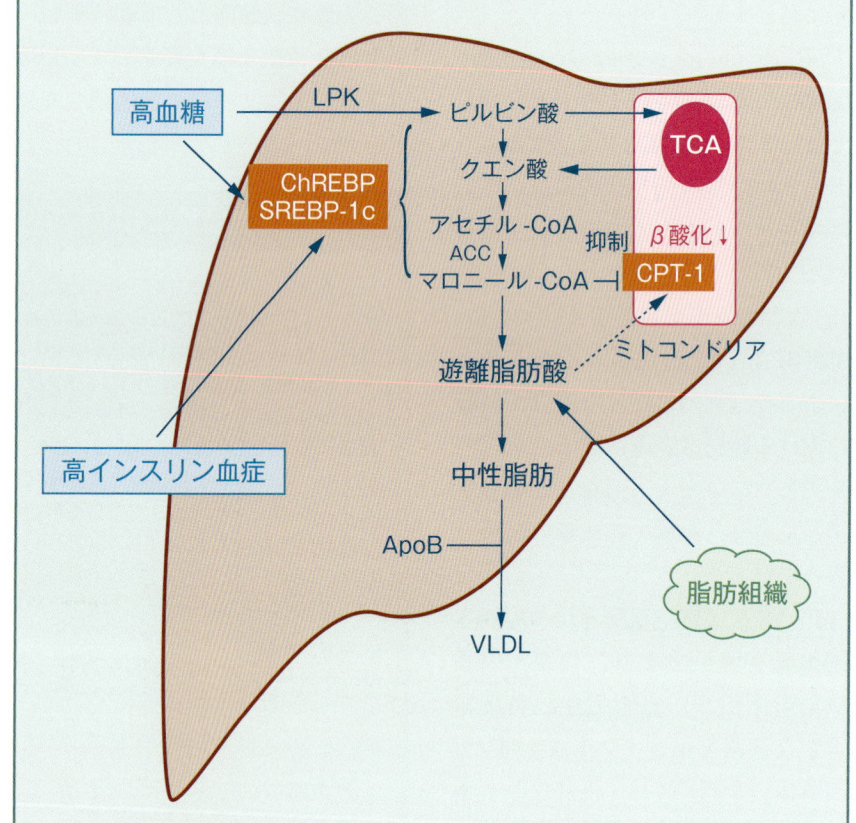

ChREBP：carbohydrate response element binding protein、SREBP：sterol regulatory element-binding protein、LPK：liver-type pyruvate kinase、VLDL：very low density lipoprotein、CPT：carnitine palmitoyltransferase-1、ACC：acetyl-CoA carboxylase

第3章 メタボリックシンドロームで引きおこされる病気

その他の病気2

メタボリックシンドロームと痛風

内田 健三

痛風とは

痛風とは、高尿酸血症を持つ人が過剰に産生された尿酸により痛風発作（急性関節炎）を起こす疾患です。血漿中の尿酸が飽和度を越えると尿酸結晶の析出が起こり急性関節炎、痛風結節、腎結石・腎障害（痛風腎）を引き起こします。

痛風になりやすいのは、「酒好きで日本酒で2合以上の晩酌をする」「仕事上のストレスが多い」「動物の内臓や魚の卵を好んで食べる」「時に激しい運動をする」「肥満体でBMI：体重kg／（身長m）^{2}が25以上である」「家族歴がある」「男性である」人です。

痛風の人は、メタボリックシンドロームの危険因子である肥満、高血圧、脂質異常、糖尿病などを伴いやすく、心筋梗塞で死亡する人も多く、心血管病変を起こしやすいと考えられます。痛風はヨーロッパでは古くから知られていましたが、日本で認識されたのは約100年前のことです。昔は美食家、大酒家にみられたことより、ぜいたく病といわれていましたが、戦後の食生活の欧米化で、1960年代より急増し、最近ではさまざまな人にみられます。40～50歳代の男性に好発しますが、近年、30歳代の男性に増加する傾向があります。女性の痛風患者は全体の1％にも満たず、発症頻度にこれほど男女

痛風になりやすい人

痛風はヨーロッパでは古くから知られていましたが、日本で認識されたのは約100年前のことです。昔は美食家、大酒家にみられたことより、ぜいたく病といわれていましたが、戦後の食生活の欧米化で、1960年代より急増し、最近ではさまざまな人にみられます。

- 酒好きで日本酒で2合以上の晩酌をする。
- ストレスが多い。
- 動物の内臓、魚の卵を好む。
- 時に激しい運動をする。
- 肥満があり、「BMI：体重kg／（身長m）^{2}」が25以上である。
- 痛風の人が血縁関係にいる。
- 男性である。

痛風関節炎の診断基準

痛風関節炎の診断には、2002年の日本痛風・核酸代謝学会による高尿酸血症・痛風の治療ガイドラインが用いられています。

次の1～3のいずれかを満たせば痛風として診断可能です。
1. 尿酸塩結晶が関節液中に存在すること
2. 痛風結節の証明
3. 以下の項目のうち6項目以上を満たすこと
   (a) 2回以上の急性関節炎の既往がある。
   (b) 24時間以内に炎症がピークに達する。
   (c) 単関節炎である。
   (d) 関節の発赤がある。
   (e) 第一中足趾節関節の疼痛または腫脹がある。
   (f) 片側の第一中足趾節関節の病変である。
   (g) 片側の足関節の病変である。
   (h) 痛風結節（確診または疑診）がある。
   (i) 血清尿酸値の上昇がある。
   (j) X線上の非対称性腫脹がある。
   (k) 発作の完全な寛解がある。

痛風関節炎の診断上の注意点
1) 痛風発作時の血清尿酸値は低値を示すことがあり、診断的価値は高くない。
2) 関節液が得られたら迅速に検鏡し、尿酸結晶の有無を同定する。
3) 痛風結節は診断上価値があるが頻度は低い。

第3章 メタボリックシンドロームで引きおこされる病気

痛風発作の好発部位

（目で見る高尿酸血症, p19, 医薬の門社〈昭和58年〉より改変）

痛風の初発発作の70％は第1中足趾関節（足の親指）です。中年男子でそこに激しい痛みを感じたら痛風を疑えといってよいくらいです。好発部位は足のほか、手、ひざ、ひじなどの関節ですが、痛風発作の約90％は足の指の関節周辺におこります。

◎ 第1中足趾関節 高頻度に見られる初発部位

1 足＞2 手＞3 膝＞4 肘の各関節
（頻度順に）

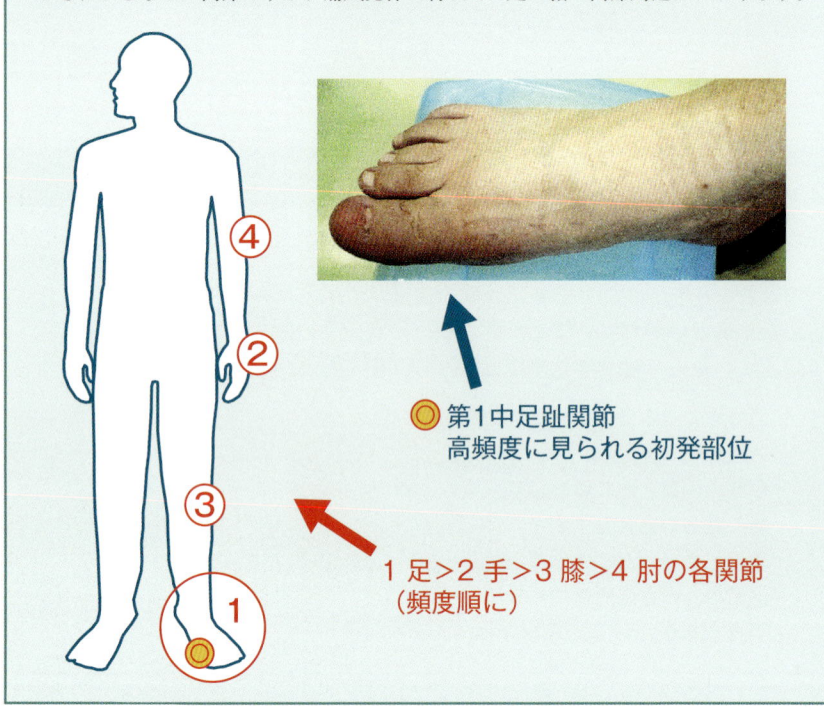

痛風結節

（目で見る高尿酸血症, p19, 医薬の門社〈昭和58年〉を改変）

尿酸塩結晶が関節内や関節周囲、軟骨、皮下組織に沈着し、こぶのようになる痛風結節（耳介、第1中足趾関節、手指・肘・膝の関節などに好発する）ができるのも痛風の特徴の1つですが、最近は早期治療が行われるためかあまりみられなくなっています。

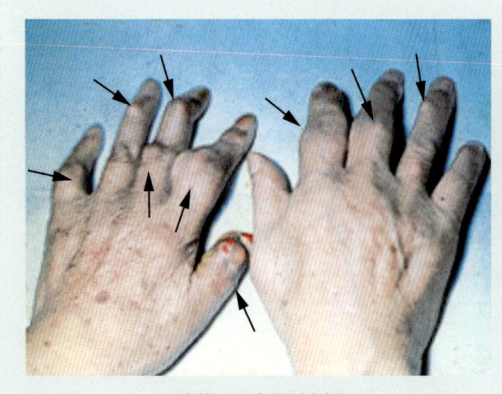

手指の痛風結節 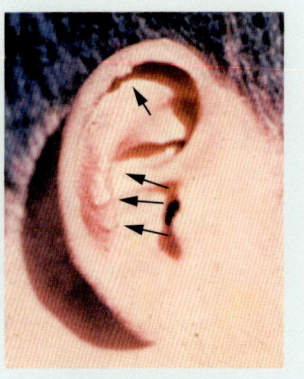　　　耳介の痛風結節

差のある代謝性疾患は他にはありません。わが国では高尿酸血症は600万人、痛風は70万人の患者がいるといわれており、総数は増加していませんが、若年化の傾向があります。

尿酸の原料はプリン体です。プリン体は細胞内にある核酸（細胞核や遺伝子）の成分であり、食事として摂取されるか、体内で産生されます。プリン体は肝で代謝され尿酸となり、4分の3は尿として、4分の1は汗や便として排泄されます。高尿酸血症は体内で過剰産生されて起こるタイプと排泄が障害されて起こるタイプがあり、日本人は後者のタイプが多いようです。

痛風発作（痛風関節炎）について

痛風関節炎の診断には、2002年の日本痛風・核酸代謝学会による高尿酸血症・痛風の治療ガイドラインが用いられています。

ある日突然、足の親指のつけ根に激痛、腫脹、発赤に見舞われることからはじまります。「風にあたっても痛い」と表現されるほどの痛みで歩行困難になります。症状は1〜2週間前後で軽快し、次の発作までは無症状であることが多いですが、放っておくと1年ぐらいして再発し、その後間隔がせばまり発作は頻回に起こるようになります。

痛風の初発発作の70％は第1中足趾関節（足の親指）です。中年男子でそこに激しい痛みを感じたら痛風を疑えといってよいくらいです。

好発部位は足のほか、手、ひざ、ひじなどの関節ですが、痛風発作の約90％は足の指の関節周辺におこります。

痛風発作は、高尿酸血症の持続によって形成された尿酸塩が関節内で結晶化し析出することにより、白血球により貪食され炎症反応が起こるためです。未治療のまま発作を繰り返していると関節の変形が起こります。また、尿酸塩結晶が関節内や関節周囲、軟骨、皮下組織に沈着し、こぶのようになる痛風結節（耳介、第1中足趾関節など）ができるのも痛風の特徴の1つですが、最近は早期治療が行われるためか、あまりみられなくなっています。

腎障害（痛風腎）について

尿酸塩結晶により、尿路結石や痛風腎とも呼ばれる腎障害などを生じます。

痛風腎は長期にわたる高尿酸血症に伴って、尿中尿酸濃度の増加による尿酸塩結晶が沈着することにより起こると考えられてきました。しかし、近年、高血圧、尿酸自体、メタボリックシンドロームを構成する危険因子などが複雑に絡み合って形成されると考えられています。

痛風（高尿酸血症）とメタボリックシンドロームと血管障害

痛風（高尿酸血症）とメタボリックシンドロームと血管障害とが関連する可能性が考えられる証拠がわかってきています。次のような事柄です。

1）高尿酸血症があると、血漿中の尿酸塩結晶によって血液凝固能の亢進や内皮細胞障害などが起こり、血管障害をきたします。

2）尿酸塩結晶は関節や皮下など

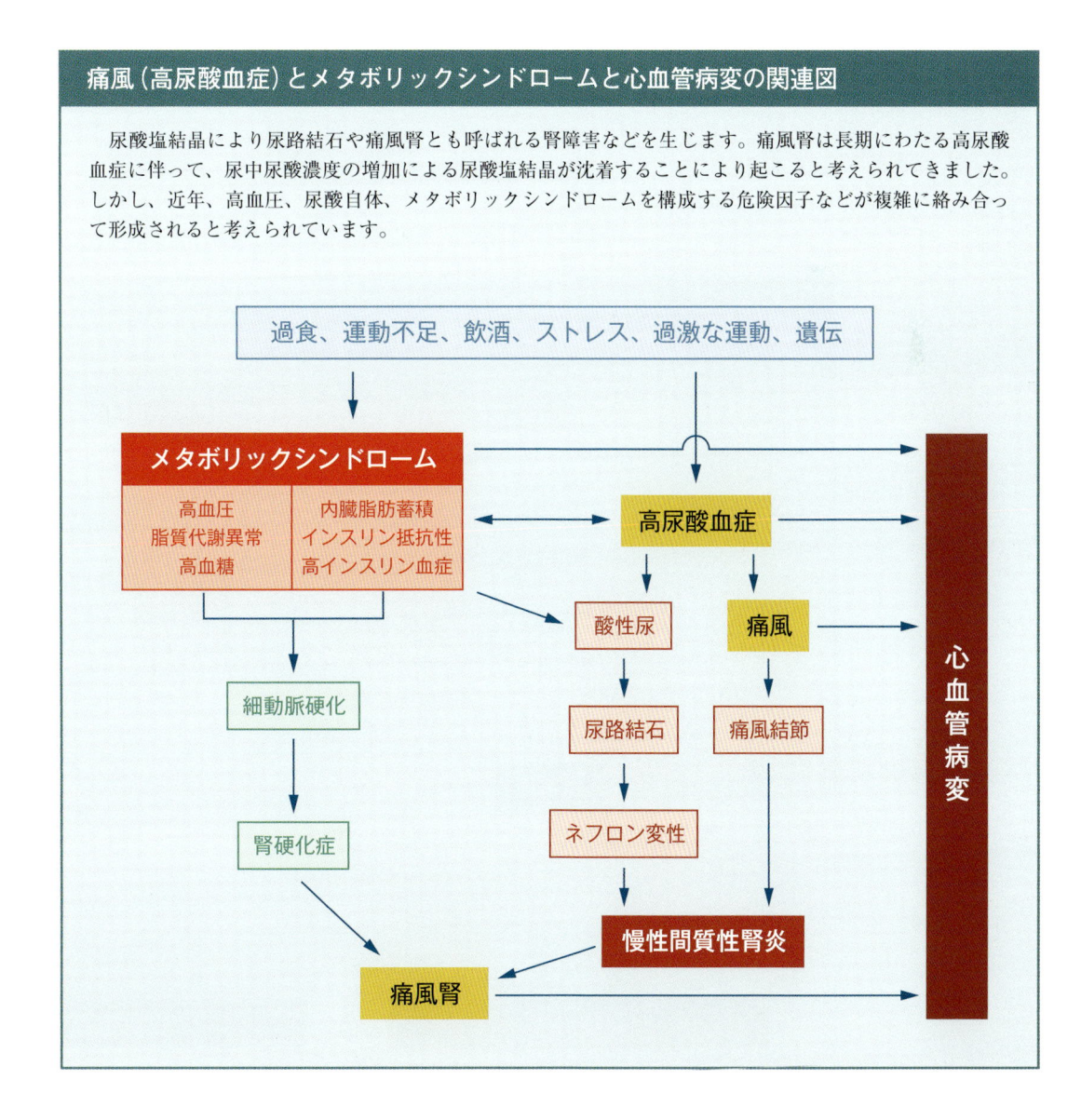

痛風（高尿酸血症）とメタボリックシンドロームと心血管病変の関連図

尿酸塩結晶により尿路結石や痛風腎とも呼ばれる腎障害などを生じます。痛風腎は長期にわたる高尿酸血症に伴って、尿中尿酸濃度の増加による尿酸塩結晶が沈着することにより起こると考えられてきました。しかし、近年、高血圧、尿酸自体、メタボリックシンドロームを構成する危険因子などが複雑に絡み合って形成されると考えられています。

```
過食、運動不足、飲酒、ストレス、過激な運動、遺伝
         ↓                              ↓
  メタボリックシンドローム  ←→  高尿酸血症  →  心血管病変
  高血圧  内臓脂肪蓄積           ↓      ↓
  脂質代謝異常 インスリン抵抗性   酸性尿   痛風
  高血糖  高インスリン血症        ↓      ↓
         ↓                     尿路結石  痛風結節
    細動脈硬化                   ↓
         ↓                    ネフロン変性
      腎硬化症                   ↓
         ↓                  慢性間質性腎炎
         └──→ 痛風腎 ←──────────┘
```

に沈着することは良く知られていましたが、近年、頚動脈の動脈硬化プラーク内にも沈着していることが分かりました。このことは、尿酸塩結晶と動脈硬化とが密接に関連している一つの証拠になると考えられます。

3）疫学的調査でも、高尿酸血症が心血管障害の独立した危険因子であることが示されています。

4）痛風患者ではメタボリックシンドロームの危険因子である脂質異常、肥満、耐糖能異常、高血圧のうち80％の人が1つ以上を有し、50％以上の人が2つ以上を合併しています。このうち肥満、高血圧、脂質異常の合併が多くみられます。このことからも高尿酸血症とメタボリックシンドロームは関連していると考えられます。

5）インスリン抵抗性（高インスリン血症）はメタボリックシンドロームの背景にあります。インスリン抵抗性と高尿酸血症と関連している証拠がいくつか出てきています。

①血清尿酸値とメタボリックシンドロームの頻度は正相関している。

②インスリン抵抗性（高インスリン血症）は尿酸排泄を低下させ血清尿酸値をあげる。

③肥満高血圧患者でインスリン抵抗性が改善すると血清尿酸値は低下する。

④内臓脂肪蓄積型肥満（メタボリックシンドローム）患者では中性脂肪とともに尿酸も過剰に産生されている。

以上のように、高尿酸血症とメタボリックシンドロームは密接に複雑に絡み合って血管障害に関連していることは間違いないようです。

今後、尿酸降下薬投与することによりメタボリックシンドロームに伴う血管障害や腎障害の発症抑制がもたらされるかどうか検討することにより、痛風（高尿酸血症）とメタボリックシンドロームと血管障害との関連が一層明らかになるでしょう。

治療

痛風発作に対して

痛みと炎症をとることが主体です。治療薬としては、非ステロイド性消炎鎮痛薬を服用することが主流となっています。コルヒチンは1970年までは特効薬としてよく用いられましたが、腹痛、下痢などの副作用がつよく、予感期または前兆期に用いるのみとなっています。痛風発作

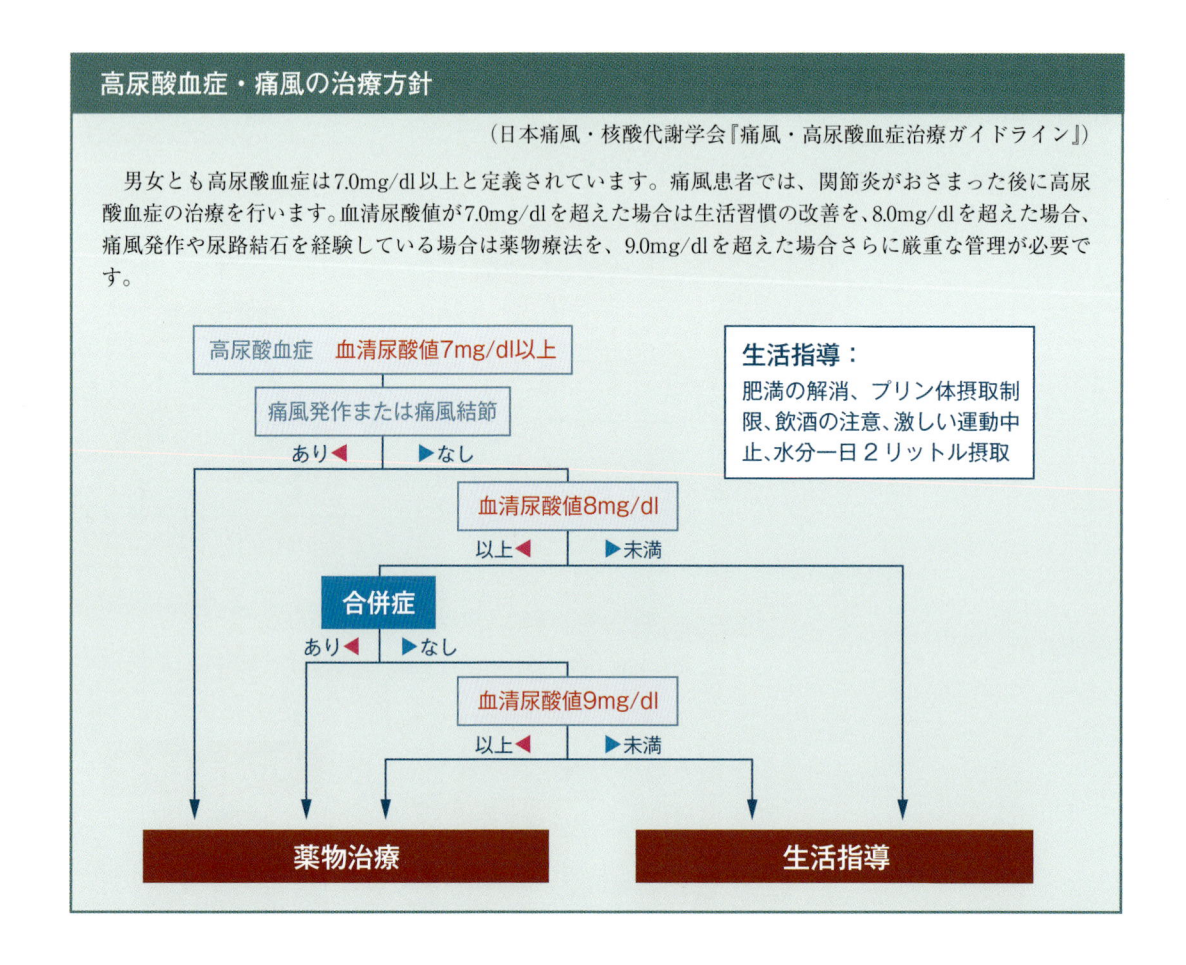

高尿酸血症・痛風の治療方針

（日本痛風・核酸代謝学会『痛風・高尿酸血症治療ガイドライン』）

男女とも高尿酸血症は7.0mg/dl以上と定義されています。痛風患者では、関節炎がおさまった後に高尿酸血症の治療を行います。血清尿酸値が7.0mg/dlを超えた場合は生活習慣の改善を、8.0mg/dlを超えた場合、痛風発作や尿路結石を経験している場合は薬物療法を、9.0mg/dlを超えた場合さらに厳重な管理が必要です。

生活指導：
肥満の解消、プリン体摂取制限、飲酒の注意、激しい運動中止、水分一日2リットル摂取

時は血中尿酸値が高値を示さないこともありますが、急性期に尿酸を下げると、疼痛は増強することもあるので、急性期には尿酸を下げる治療は行いません。

高尿酸血症に対して

男女とも高尿酸血症は7.0mg/dl以上と定義されています。疫学調査では、男性7.0mg/dl以上、女性は6.0mg/dl以上が異常値とされていますが、男性の正常値は4.0～6.5mg/dl、女性の正常値は3.0～5.0mg/dlです。痛風患者では、関節炎がおさまった後に高尿酸血症の治療を行います。血清尿酸値が7.0mg/dlを超えた場合は生活習慣の改善を、8.0mg/dlを超えた場合、痛風発作や尿路結石を経験している場合は薬物療法を、9.0mg/dlを超えた場合さらに厳重な管理が必要です。

尿酸を下げる薬には尿酸産生を抑える薬（アロプロノール）と腎より尿酸の排泄を増加させる作用を持つ薬（プロベネシドとベンズブロマロン）の2種類があります。高尿酸血症は尿酸生成が高まっているタイプか、排泄が低下しているタイプなのかを診断した後に、いずれの薬を使うかを決める必要があります。後者は結石のある人、腎機能低下のある人には使用できません。薬物には特に強い副作用のある人がおり、注意を要します。

食事療法

プリン体は食事として摂取されるか、体内で産生され、尿酸はプリン体が代謝されてできるので、食事療法はプリン体の摂取を制限することになります。しかし、近年、体内プリン体は食事由来のものよりも、体内で生合成されたものが多いこともわかっていますが、プリン体の摂取量は1日400mg以内にすることが勧められます。

アルコール類は尿酸排泄を低下させることや、ビール自体プリン体を多く含んでいることに注意が必要です。ビールは飲まないほうが良いでしょう。

また、尿酸排泄を促進させるために十分な尿量を保つことが重要であり、1日約2リットルの水分摂取が勧められます。

尿が酸性化すると尿酸塩が結晶化しやすいので中性化するためにアルカリ化食品を多く摂取し、尿をアルカリにすることが必要です。そのためにクエン酸ソーダの摂取が勧められます。

メタボリックシンドロームはインスリン抵抗性を有しており、その原因となっている内臓脂肪蓄積を減らすことが必要です。そのためには適切なカロリー摂取や適度な運動が基本になります。過激な運動は無酸素運動となり、血清尿酸値の上昇を招くため逆効果となります。

第3章　メタボリックシンドロームで引きおこされる病気

その他の病気3

メタボリックシンドロームと睡眠時無呼吸症候群

栂　博久

睡眠時無呼吸症候群（SAS）とは

　新幹線の運転士が居眠りをして駅の手前で止まった事件を覚えていますか。飛行機の機長が居眠りをしたことを記憶している方も多いと思います。あわや大惨事というこれらの事件の原因は、その後の調査で「睡眠時無呼吸症候群（SAS：sleep apnea syndrome）」による居眠りということが分かりました。

　口鼻の気流が10秒以上停止する状態を無呼吸といいます。無呼吸が睡眠中に1時間あたり5回以上おきると睡眠時無呼吸症候群と診断され、5～14回が軽症、15～29回が中等症、30回以上が重症に分類されます。重症の場合、2分に1回は呼吸が停止している状態で、1回の無呼吸が1分以上続くケースも珍しくありません。睡眠時無呼吸症候群が起きる原因のうち、70%から80%は上気道（鼻腔・咽頭・喉頭など）の閉塞によるもので、閉塞性睡眠時無呼吸症候群（OSAS：obstructive sleep apnea syndrome）と呼ばれています。上気道は空気の通り道の役割を果たしており、この部分が狭くなるとまずいびきが出ます。毎日のように大きないびきをかく人は呼吸の通り道がかなり狭くなっていることを示しているので、睡眠時無呼吸症候群を疑ってみた方がよいでしょう。その他に、少数ですが、脳からの呼吸命令が出なくなる中枢性睡眠時

閉塞性睡眠時無呼吸症候群（OSAS）

　鼻の奥からのどにかけては、もともと空気の通り道が狭いところですが、肥満などで狭さが強くなると、眠っている時に緊張がとれて塞がってしまいます。この時、息を吸おうとしても入ってこなくなり、無呼吸（OSAS）という状態になります。

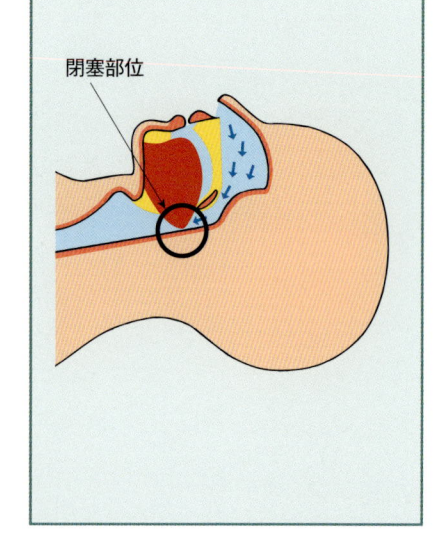

睡眠時無呼吸症候群（SAS）患者の交通事故発生率（5年間）

（Findley, Am Rev Respir Dis, 1989 より改変）

　自動車運転者が5年間で事故を起こす確率は100人中およそ6人であるのに対して、重症の睡眠時無呼吸症候群の人は実にその7倍の約40人に上ります。職業上、運転に関わる人の場合は多くの人々の命を預かるという点から、睡眠時無呼吸症候群の存在はいっそう深刻な問題になりうると言えるでしょう。

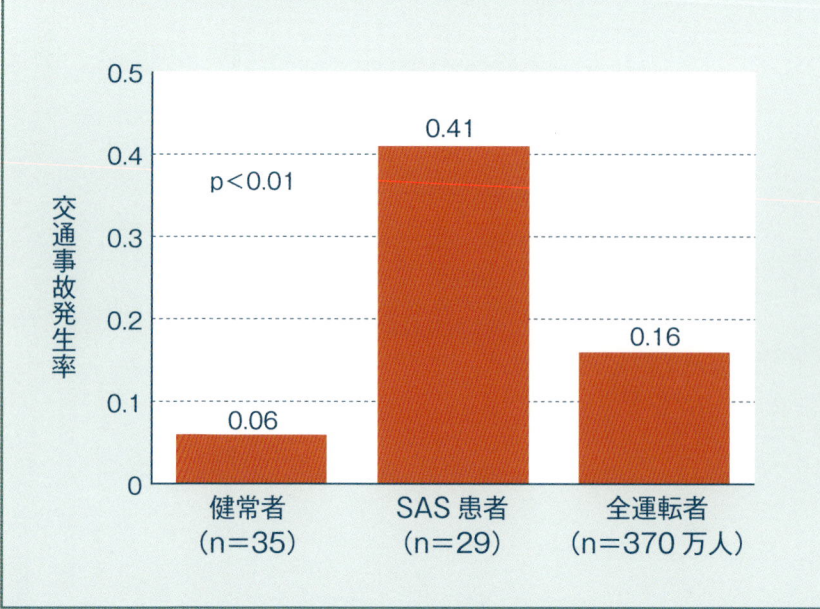

	健常者 (n=35)	SAS患者 (n=29)	全運転者 (n=370万人)
交通事故発生率	0.06	0.41	0.16

$p < 0.01$

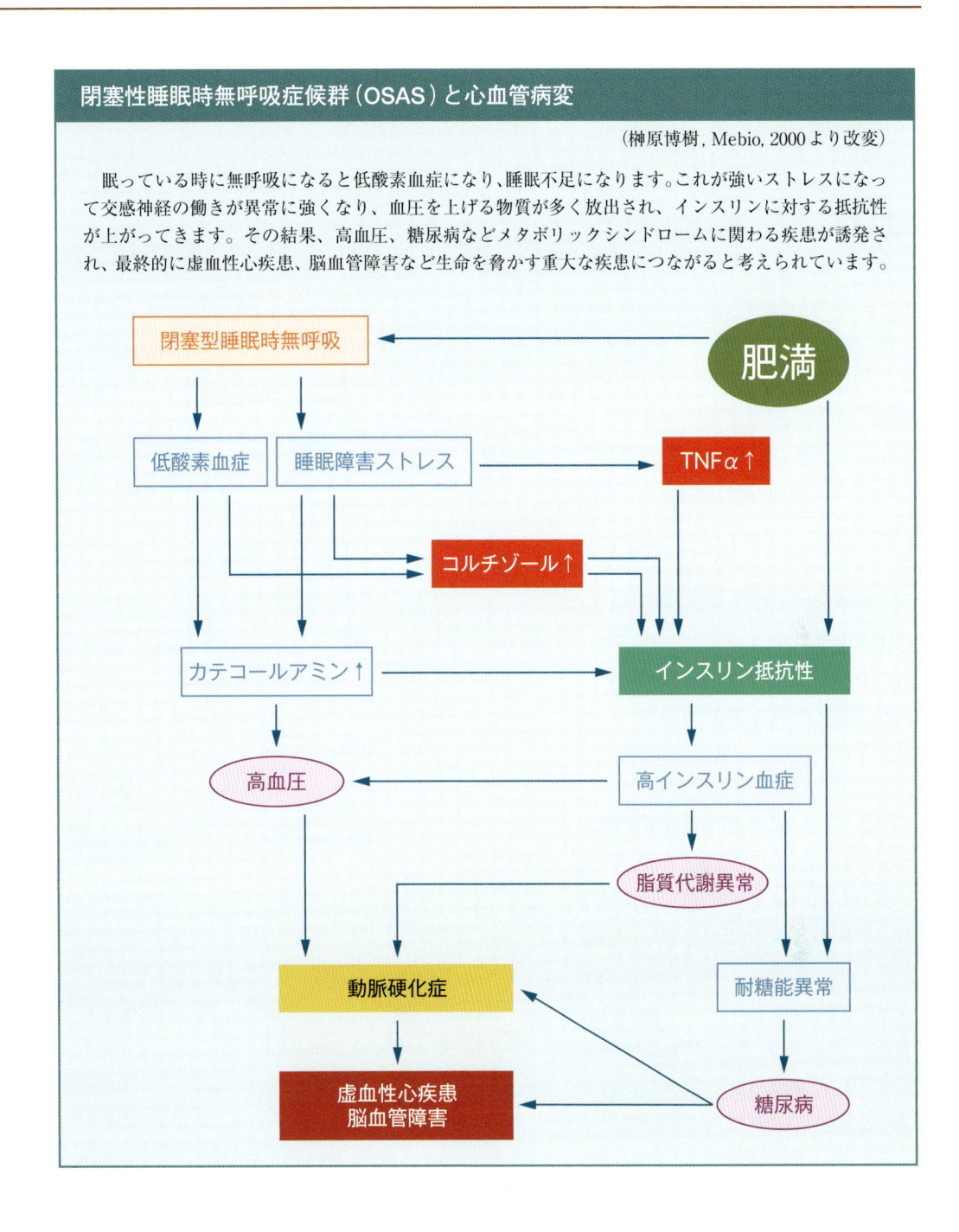

閉塞性睡眠時無呼吸症候群（OSAS）と心血管病変

（榊原博樹, Mebio, 2000 より改変）

眠っている時に無呼吸になると低酸素血症になり、睡眠不足になります。これが強いストレスになって交感神経の働きが異常に強くなり、血圧を上げる物質が多く放出され、インスリンに対する抵抗性が上がってきます。その結果、高血圧、糖尿病などメタボリックシンドロームに関わる疾患が誘発され、最終的に虚血性心疾患、脳血管障害など生命を脅かす重大な疾患につながると考えられています。

無呼吸症候群（CSAS：central sleep apnea syndrome）というものもあります。「いびきのパターンが変わる」「睡眠中によく体を動かす」「夜中に何度も目が覚め、のどが渇く」「日中の眠気がひどい」のうち二つ以上、該当する方も危険信号です。

睡眠時無呼吸症候群は睡眠中に起こる現象のため、気づかないまま過ごす人が少なくありません。推定では日本人の4〜6％が睡眠時無呼吸症候群を罹患し、その半数近くが重症と言われており、数で比較すると気管支喘息と同じくらいの頻度になります。つまり、石川県の人口を約100万人とすると、県内でも5万人以上の睡眠時無呼吸症候群患者がおり、そのうち2〜3万人は重度の無呼吸に悩まされていることになります。この比率は決して無視できるものでなく、かなり一般的な病気と言えるでしょう。また、睡眠時無呼吸症候群は働き盛りの50代の男性に最も多いのも特徴です。このような比較的壮年期の人々に後で述べる重篤な合併症が起こると、家庭の崩壊や社会の弱体化につながりうることは想像に難くありません。

この病気の怖いところは、睡眠中の酸素不足から頭が覚める状態が

第3章 メタボリックシンドロームで引きおこされる病気

続いて熟睡できず、その反動で日中に強烈な眠気が襲ってくることです。眠気に耐えきれず、眠りに落ちることもあります。例えば、自動車運転者が5年間で事故を起こす確率は100人中およそ6人であるのに対して、重症の睡眠時無呼吸症候群の人は実にその7倍の約40人に上ります。職業上、運転に関わる人の場合は多くの人々の命を預かるという点から、睡眠時無呼吸症候群の存在はいっそう深刻な問題になりうると言えるでしょう。

メタボリックシンドロームとの合併

睡眠時無呼吸症候群の問題は、メタボリックシンドロームに代表される生活習慣病と深い関係があることです。睡眠時無呼吸症候群患者の60〜70%以上は重度の肥満があると言われています。肥満があると上気道の内側にも脂肪が蓄積し、内腔が狭くなり、眠ると喉の筋の緊張がゆるむので閉塞しやすくなるわけです。このように、睡眠時無呼吸症候群患者によく見られる肥満は直接メタボリックシンドロームにつながるものです。肥満度は、「体重（kg）÷身長（m）÷身長（m）」で表されるBMI（body mass index：体格指数）で調べられます。18.5未満がやせ型、18.5〜25未満が標準、25〜30未満が軽度の肥満、30以上が高度肥満になります。例えば、身長172cm、体重70kgの人は、70÷1.72÷1.72でBMIは23.7（標準）となります。

睡眠時無呼吸症候群患者はメタボリックシンドロームに関わる他の疾患の合併が非常に多いことも知られるようになりました。睡眠時無呼吸症候群患者の40〜50%に高血圧、糖尿病が合併していることが分かってきています。その他、高脂血症は30〜40%に、重篤な不整脈は10%に合併しています。健常者に比べ、これらの数字は2〜3倍にのぼると推定されています。生命に直接関わる心筋梗塞や脳卒中の合併は健常者の2〜3倍の頻度で起こり、睡眠中の突然死も多いと言われています。

睡眠時無呼吸症候群患者にこのような重篤な合併症が頻繁に起こる理由は、はっきり分かってはいません。よく知られているように、肥満は生活習慣病の主要な原因であり、睡眠時無呼吸症候群患者でも同様に危険因子になると考えられます。睡眠時無呼吸症候群になると睡眠不足になり、これが強いストレスになって交感神経の働きが異常に強くなって高血圧や心臓発作、糖尿病などにつながるという報告も見られています。無呼吸になると周期的に低酸素血症から組織の酸素不足になり、これも強いストレスとして作用すると考えられています。このように、睡眠時無呼吸症候群とメタボリックシンドロームには切っても切れない関係があり、相互に入り組んだ仕組みで影響しあっていると考えられています。

閉塞性睡眠時無呼吸症候群（OSAS）患者における減量の効果（平均1年で減量）

（Sampol, Eur Respir J, 1998より改変）

睡眠時無呼吸症候群の人で肥満と判定された方は、種々の生活習慣病の予防のためにも、まず減量をすすめます。肥満の解消で閉塞性睡眠時無呼吸症候群はかなり改善できます。逆に、リバウンドで体重が増えると、症状は元に戻るので注意が必要です。

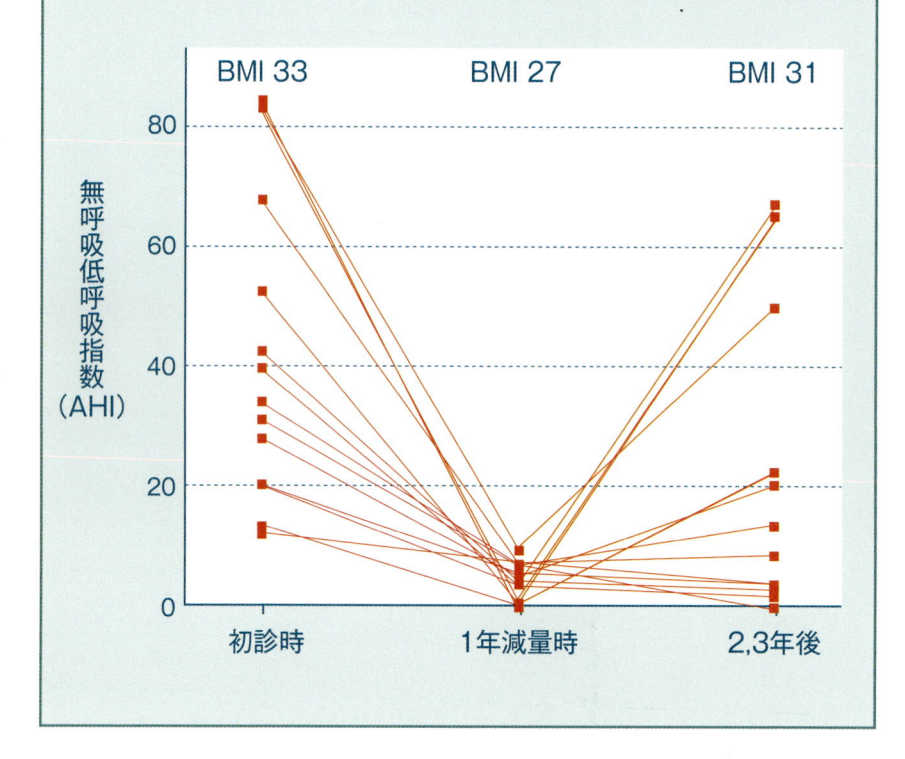

睡眠時無呼吸症候群の診断と治療

睡眠中の大きないびきや呼吸の乱れ、日中の異常に強い眠気は、睡眠時無呼吸症候群を疑わせるので、是非一度、睡眠呼吸モニター（ポリグラフ）検査を受けることを勧めます。もし、睡眠時無呼吸症候群と診断されたら、上に述べたメタボリックシンドロームに関わる種々の疾患の検査も、同時に受けた方が良いでしょう。逆に、肥満がありメタボリックシンドロームと診断された人は、睡眠時無呼吸症候群の合併の可能性が高いと考えられるので、是非一度、睡眠ポリグラフを受けてみた方がよいでしょう。

閉塞性睡眠時無呼吸症候群の人で肥満と判定された方は、種々の生活習慣病の予防のためにも、まず減量を勧めます。肥満の解消で閉塞性睡眠時無呼吸症候群はかなり改善できます。逆に、リバウンドで体重が増えると症状は元に戻るので注意が必要です。減量すると、他の生活習慣病にも改善効果があることは言うまでもありません。また、閉塞性睡眠時無呼吸症候群に独特の治療法として睡眠時鼻持続陽圧療法（CPAP）があります。1時間あたりの無呼吸低呼吸回数（無呼吸低呼吸指数、AHI）が20回以上で、かつ日中の眠気が強い人が対象になります。睡眠時鼻持続陽圧療法の効果は絶大で、睡眠中の覚醒が減少し、深睡眠が多くなるなど睡眠の質が改善し、装着した翌朝から眠り足りた爽快感を得ることができます。重症の閉塞性睡眠時無呼吸症候群の人が数ヶ月以上睡眠時鼻持続陽圧療法を続けると、高血圧、糖尿病、高脂血症が改善し、不整脈の発生が少なくなることが分かってきています。その他、中等症までの睡眠時無呼吸症候群には口腔内装具（OA）による治療法があります。また、超音波振動メスを使って上気道の狭いところを広げる手術療

睡眠時鼻持続性陽圧療法（CPAP）

閉塞性睡眠時無呼吸症候群に独特の治療法として睡眠時鼻持続陽圧療法（CPAP）があります。1時間あたりの無呼吸低呼吸回数（無呼吸低呼吸指数、AHI）が20回以上で、かつ日中の眠気が強い人が対象になります。鼻から空気を送って上気道が陽圧になると、閉塞していた部分が開き（矢印）、呼吸が止まらなくなります。睡眠時鼻持続性陽圧療法の効果は絶大で、睡眠中の覚醒が減少し、深睡眠が多くなるなど睡眠の質が改善し、装着した翌朝から眠り足りた爽快感を得ることができます。

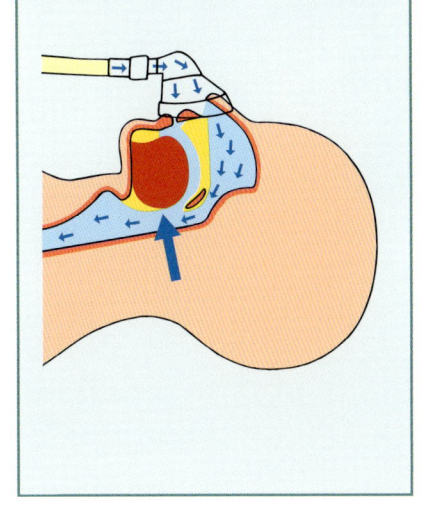

閉塞性睡眠時無呼吸症候群（OSAS）と糖尿病—睡眠時鼻持続陽圧療法（CPAP）の効果

(Babu, Arch Intern Med, 2005より改変)

糖尿病で閉塞性睡眠時無呼吸症候群（OSAS）を合併している患者が、数ヶ月以上睡眠時鼻持続陽圧治療（CPAP）をしてOSASが改善すると、糖尿病も改善してきます。グリコヘモグロビン（HbA1c）は、糖尿病の重症度を表し、正常では5.6%以下です。特にHbA1cが7%異常の重症の糖尿病患者では、睡眠時鼻持続性陽圧療法による糖尿病の改善効果が強く現れます。

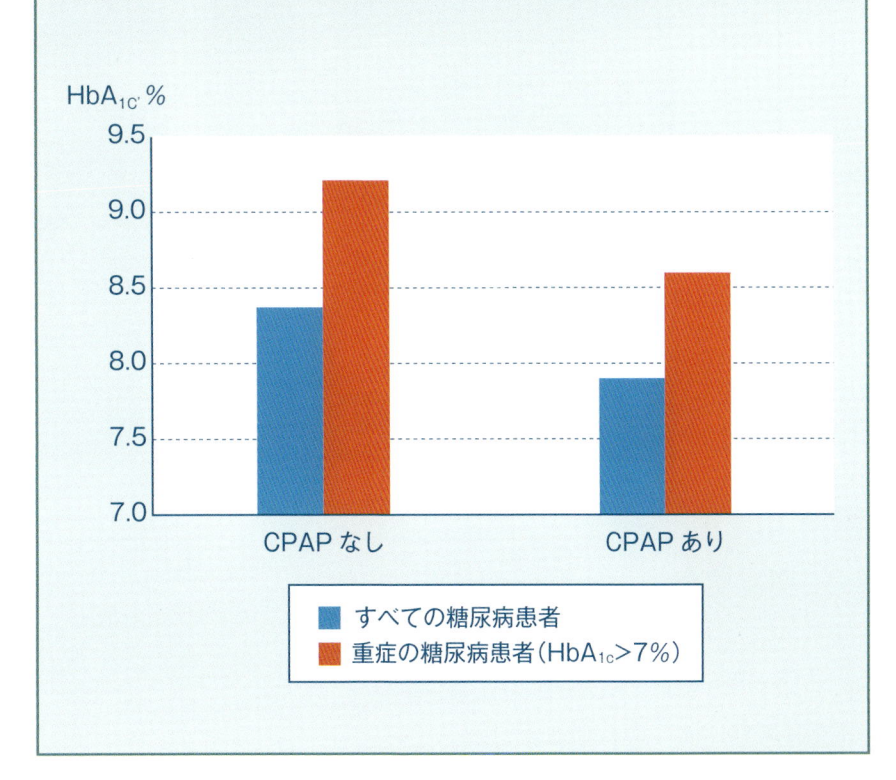

第3章　メタボリックシンドロームで引きおこされる病気

法が有効なことがあります。
　いびきが大きい、日中の眠気が強いなどの症状がある人は是非一度、睡眠時無呼吸症候群の睡眠ポリグラフ検査を受けることを勧めます。また、睡眠時無呼吸症候群とメタボリックシンドロームには深いつながりがあり、頻繁にお互いに合併が見られるので、両者の検査を行うことが必要です。双方の治療がうまく行けば、メタボリックシンドロームにまつわる種々の重篤な合併症を防ぐことができるでしょう。

口腔内装具（スリーブスプリント、OA）装着前後の頭部・顔面側面写真

OA装着前は狭かった気道（左図、矢印）が、OA装着により広がっています（右図、矢印）。気道が広がることにより、閉塞性睡眠時無呼吸症候群は改善します。

口腔内装具（OA）の装着前　　　　OAを装着したところ

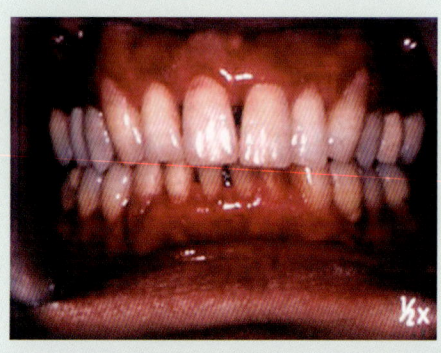

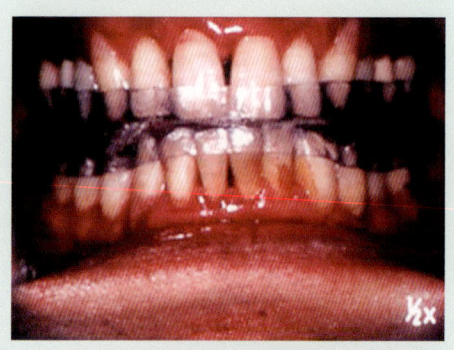

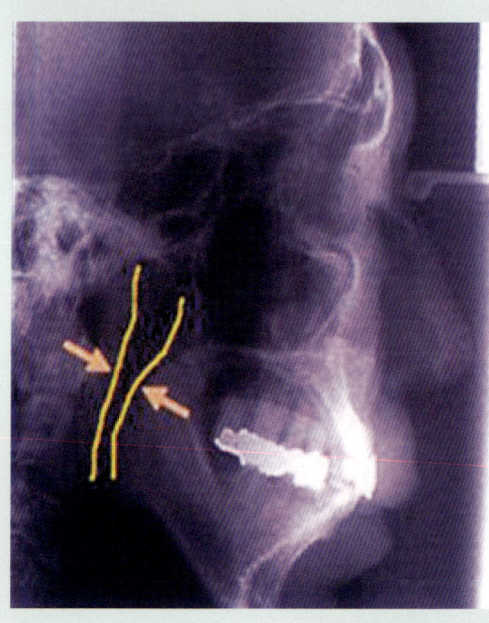

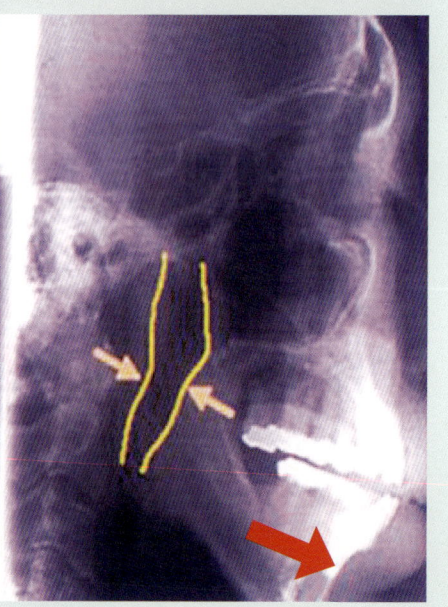

第4章 メタボリックシンドロームの診断

内臓脂肪蓄積の判定法とメタボリックシンドロームの診断基準　（中野 茂）…72

　Q＆A・メタボリックシンドロームの診断における日本のウエスト周囲径の基準（男性≧85cm、女性≧90cm）は適切なのでしょうか？…75

メタボリックシンドロームの予防・治療に必要な検査項目と診察手順　　　　　　　　　　　　　　　　　　　　　　　　　　（北田 宗弘）……76

　Q＆A・現在、糖尿病、高血圧で治療中ですが、検査や指導をしてもらえますか？…78

メタボリックシンドロームの早期発見　−職場・地域での取り組み−　（中野 茂）79

コラム4　特定健診・特定保健指導とメタボリックシンドローム　（三浦 克之）83

第4章　メタボリックシンドロームの診断

内臓脂肪蓄積の判定法とメタボリックシンドロームの診断基準

中野　茂

内臓脂肪蓄積の各種判定法

　メタボリックシンドロームの発症メカニズムにおいて、日本及び国際糖尿病連合（IDF）の診断基準では最も上流に位置する異常は内臓脂肪の蓄積した状態（内臓脂肪型肥満）であります。肥満の評価には腹部の皮下脂肪及び内臓脂肪を分けて評価する必要があります。ここではその代表的な判定法に関し説明します。

X線CTを用いた内臓脂肪蓄積の判定法

　現在、日本ではCTスキャンはかなりの医療機関で普及しています。臍レベルで撮られたCT画像に対し、均一な腹部皮下脂肪組織のCT値分布を脂肪組織CT値領域とみなし、そのCT値領域を基準に腹腔内内臓脂肪面積及び皮下脂肪面積それぞれを分けて計測することが可能となっています。各X線CTスキャン装置にはこの機能はありますが、日常臨床のCT検査の場で対応することは困難です。そこで、どのX線CTスキャン装置で検査されてもX線フィルムがあれば、それをスキャナーでパーソナルコンピューターに画像として取り込み解析するソフトウエア（Fat scan; N2システム㈱）が市販されており、内臓脂肪面積測定の標準化がなされるようになりました。この方法で得られた臍レベルでの内臓脂肪面積は、内臓脂肪体積とよく相関することが示されています。

MRIを用いた内臓脂肪蓄積の判定法

　MRIを用いての皮下・内臓脂肪面積及び体積の計測が検討されていますが、まだ確立された方法はありません。息止めによりMRI検査を行い、T1強調SPGR（spoiled gradient echo）水抑制法で得られた画像より求めた皮下・内臓脂肪面積はCTスキャンで得られたそれぞれの面積とよく相関することが示されていますが、撮影法の標準化が今後の問題です。

生体インピーダンス法を用いた内臓脂肪量の推定

　生体に微小な高周波電流を流し、電気抵抗（インピーダンス）を求めることにより体組成を推定し、体脂

X線CT画像を用い脂肪分布解析ソフト"Fat scan"による皮下・内臓脂肪面積の計測

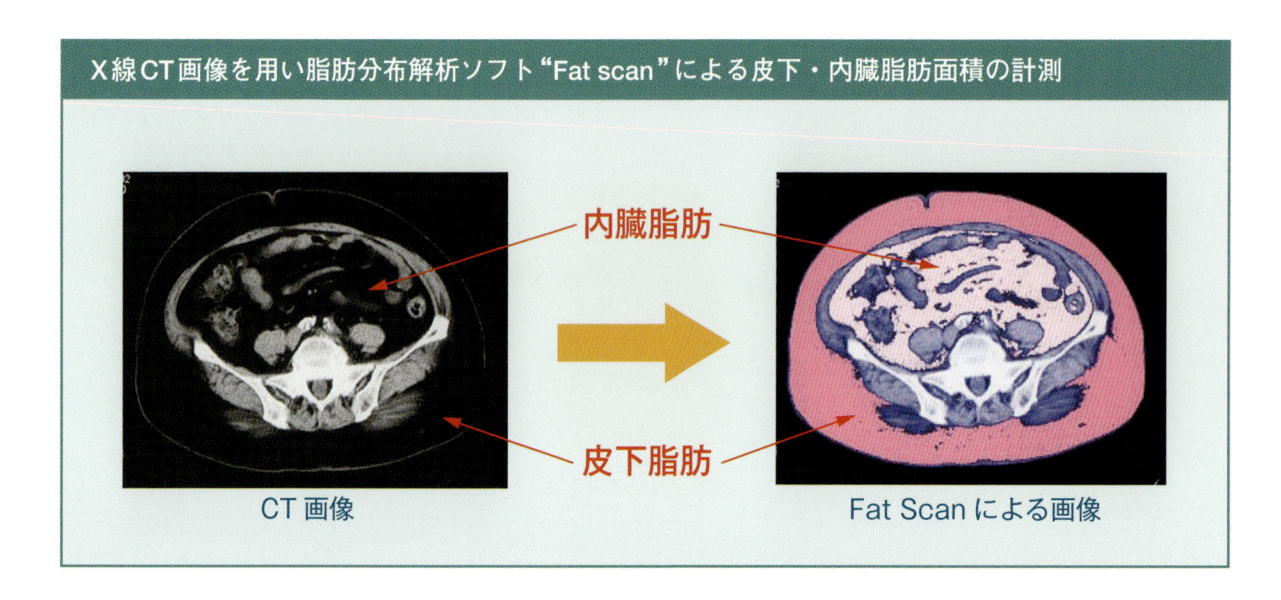

CT画像　→　Fat Scanによる画像

内臓脂肪
皮下脂肪

生体インピーダンス法を用いた体脂肪量、除脂肪量及び内臓脂肪面積を測定する機器

(InBody720 ㈱バイオスペース社製)

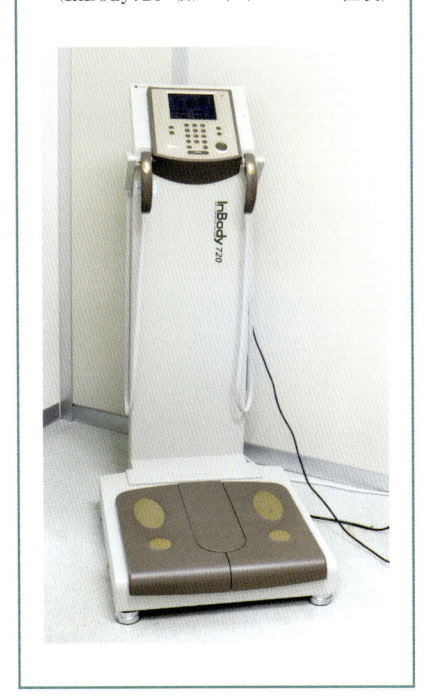

肪量を測定する方法です。この方法を用いた体脂肪量計測機器は、現在多くのメーカーから販売されています。InBody720 Body composition analyzer(㈱バイオスペース社製)は体重計と一体型で、身長、年齢及び性別を入力し、両手掌及び両足底の電極によりインピーダンスを測定し、細胞内及び細胞外水分量、体脂肪量、体脂肪率、左右上下肢に分けた骨格筋量が計測できます。さらに、内臓脂肪面積まで推定できます。今後はさらに精度が改善され、健診などの場で内臓脂肪型肥満のスクリーニングとして活用されると期待されます。

メタボリックシンドロームの診断基準

メタボリックシンドロームの診断基準はこれまでいくつも示されてきました。それは心血管疾患の原因として何が重要かの概念の変遷を物語っています。

メタボリックシンドロームの診断基準として、まず1999年に世界保健機構(WHO)の基準が示されました。この基準ではインスリン抵抗性の存在が必須で、その指標として2型糖尿病、耐糖能異常、空腹時高血糖あるいはグルコースクランプ法を用いたインスリン抵抗性の評価が必要となっています。これに加え、肥満、脂質代謝異常、高血圧及び微量アルブミン尿のうち2つ以上有する場合メタボリックシンドロームと診断します。

次に、2001年にアメリカコレステロール教育プログラム(NCEP-ATP Ⅲ : National Cholesterol Education Program, Adult Treatment Panel Ⅲ)の基準が示されました。この基準では腹部肥満が重要な項目とされ、ウエスト周囲径の基準も示されましたが、まだ必須項目にはなっていません。この基準では糖負荷試験は不要で健診など大規模な集団におけるメタボリックシンドロームの診断に実用的です。

続いて2005年4月、メタボリックシンドロームの発症基盤が内臓脂肪の蓄積によるとする疾患概念が確立され、また急増する心血管疾患に対する予防医学的立場、さらに疫学調査が容易になるように日本あるいは国際糖尿病連合(IDF)から同時期にメタボリックシンドロームの診断基準が発表されました。両基準ともウエスト周囲径の増大を内臓脂肪の蓄積した状態として必須項目とし、これに他の危険因子(高血圧、脂質異常及び高血糖)のうち2つ以上有する場合メタボリックシンドロームと診断するものです。ウエスト周囲径は自分でも測定可能で、メタボリックシンドロームのスクリーニングとして被験者に最初の生活習慣改善に向けた動機付けとなると期待さ

WHOのメタボリックシンドローム診断基準

世界保健機構(WHO) (1999)

糖尿病、耐糖能異常、インスリン抵抗性に加え、以下のうち2つ以上

1 肥満：	BMI≧30kg/m² かつ／または ウエスト／ヒップ比 男性≧0.90、女性≧0.85
2 脂質代謝異常：	高トリグリセリド血症 ≧150 mg/dl かつ／または 低 HDL コレステロール血症 男性＜35 mg/dl 女性＜39 mg/dl
3 高血圧：	≧140/90 mmHg
4 微量アルブミン尿：	≧20 μg/ml

※ 糖尿病、高中性脂肪血症、高血圧に対する薬剤治療を受けている場合は、それぞれの項目に含まれます。

第4章　メタボリックシンドロームの診断

NCEPのメタボリックシンドローム診断基準

National Cholesterol Education Program, Adult Treatment Panel III (NCEP, ATP III) (2001)

以下のうち3つ以上

1. 腹部肥満： ウエスト周囲径男性≧102 cm、女性≧88 cm
2. 高トリグリセリド血症： ≧150 mg/dl
3. 低HDLコレステロール血症：男性＜40 mg/dl、女性＜50 mg/dl
4. 高血圧： ≧130/85 mmHg
5. 高血糖： ≧110 mg/dl

※ 高中性脂肪血症、高血圧、糖尿病に対する薬剤治療を受けている場合は、それぞれの項目に含まれます。

日本及び国際糖尿病連合(IDF)のメタボリックシンドローム診断基準

日本の診断基準では、次のようになっています。

1) CTスキャンなどの内臓脂肪量測定を行うことが望ましい。
2) ウエスト周囲径は立位、軽呼気時、臍レベルで測定する。脂肪面積が著明で臍が下方に変異している場合は肋骨下縁と前上腸骨棘の中点で測定する。
3) メタボリックシンドロームと診断された場合、糖負荷試験が薦められるが診断には必須ではない。
4) 高中性脂肪血症、低HDLコレステロール血症、高血圧、糖尿病に対する薬剤治療を受けている場合は、それぞれの項目に含める。
5) 糖尿病、高コレステロール血症の存在はメタボリックシンドロームの診断から除外されない。

必須項目	（日本の基準）内臓脂肪型肥満	（IDFの基準）中心性肥満
ウエスト周囲径	男性≧85cm、女性≧90cm（男女とも内臓脂肪面積≧100 cm²に相当）	民族固有の値を用いる

上記に加え以下のうち2項目以上

高トリグリセリド血症；	≧150 mg/dl かつ／または	≧150 mg/dl かつ／または
低HDLコレステロール：	＜40 mg/dl	男性＜40 mg/dl 女性＜50 mg/dl
収縮期血圧	≧130 mmHg かつ／または	≧130 mmHg かつ／または
拡張期血圧	≧85 mmHg	≧85 mmHg
空腹時高血糖	≧110 mg/dl	≧100 mg/dl

れます。さらに、個々の危険因子の基準をみると、高血圧、脂質異常、糖尿病の疾患としての診断基準より低められ、より軽症のうちから危険因子の重複者を見つけ出せるようになっています。

最近、NCEP-ATP IIIによるメタボリックシンドロームの診断基準を作成したGrundyらにより、2005年9月に米国心臓協会（AHA）／米国立心肺血液研究所（NHLBI）からメタボリックシンドロームの改訂NCEP-ATP III診断基準が発表されました。この基準ではメタボリックシンドロームの基盤となる代謝異常として、腹部肥満とインスリン抵抗性をまず挙げ、その他関連する状態として運動不足、加齢、ホルモン調節異常、遺伝的あるいは人種的素因があることを指摘しています。したがって、腹部肥満のみを種々の代謝異常に共通する基盤とするには現時点では問題があるという立場をとっています。またこの基準ではこれまでの診断基準と異なり高中性脂肪血症と低HDL血症は別の危険因子として扱われています。さらに、空腹時血糖値は米国糖尿病学会の空腹時血糖異常（IFG: impaired fasting glucose）の改訂基準に合わせてIDFの基準と同じ100mg/dl以上と変更されています。このように、この基準では腹部肥満は必須項目ではなく、より広く高リスク者をスクリーニングできるのが特徴です。

このように、これまで種々の機関・組織からメタボリックシンドロームの診断基準が示されました。現時点では世界統一が図られたとは言えません。メタボリックシンドロームの病態（代謝異常）を考える場合、過食、運動不足が共通の原因

であると言えますが、民族性、地域性あるいは遺伝的背景の関与はまだ充分明らかになっていません。したがって、これらの差異を充分理解して地域にあった診断基準を用いる必要があります。

米国心臓協会（AHA）／米国立心肺血液研究所（NHLBI）によるメタボリックシンドロームの改訂NCEP-ATP III診断基準

項目（5項目中3項目以上でメタボリックシンドロームと診断）	カテゴリーのカットポイント
ウエスト周囲径増大 [*1]	男性≧102 cm（40インチ） 女性≧88 cm（35インチ）
トリグリセリド高値	≧150mg/dl（1.7mmol/L）または 薬剤治療中 [*2]
HDLコレステロール低値	男性＜40 mg/dl（1.03 mmol/L） 女性＜50 mg/dl（1.3 mmol/L） または 薬剤治療中 [*2]
血圧高値	収縮期血圧≧130 mmHg または 拡張期血圧≧85 mmHg または 薬剤治療中
空腹時血糖高値	≧100 mg/dl または 薬剤治療中

注）ウエスト周囲径は、右腸骨棘の上端を確認し、腸骨棘のレベルで腹囲を水平にメジャーをあて測定する。テープの目盛りを読む前に、テープが皮膚を圧していないこと、床に平行であることを確認する。

[*1] 境界域に増加したウエスト周囲径（男性 94～101cm、女性 80～87cm）の非アジア系（白人、黒人、ヒスパニック）米国成人の中には、ウエスト周囲径の基準値を越えた人と同様に、インスリン抵抗性への遺伝的関与が強く、ライフスタイルの改善で効果が得られる人が存在する。アジア系米国人には、ウエスト周囲径がより低値の基準（例えば、男性≧90cm、女性≧80cm）が適していると考えられる。

[*2] フィブラートとニコチン酸が高中性脂肪血症と低HDLコレステロール血症に最も普通に使用される薬剤である。これらの薬剤の一つを服用している場合、中性脂肪高値及びHDLコレステロール低値の状態であるとみなされる。

Q&A

問：メタボリックシンドロームの診断における日本のウエスト周囲径の基準（男性≧85cm、女性≧90cm）は適切なのでしょうか？

答：日本の基準では、ウエスト周囲径は女性の方が大きくなっています。女性の皮下脂肪が厚いことが、その理由になっています。一方、南アジアや中国におけるウエスト周囲径の基準は男性≧90cm、女性≧80cm、ヨーロッパ人では男性≧94cm、女性≧80cmと、男性の方が大きくなっています。そこで、日本でもウエスト周囲径の再検討がなされています。Haraらは一般住民を対象に調査し、ROC解析から男性≧85cm、女性≧78cmが適切であることを指摘しています。また、著者らは同様の方法で金沢医科大学病院外来通院患者を対象に調査し、男性≧86.0cm、女性≧85.2cmがメタボリックシンドロームの診断に適切であることを報告しています。今後、さらにメタボリックシンドロームの発症メカニズムの解明が進み、また大規模な予後調査がなされ、心血管疾患の発症を正確に予測する日本人にあったウエスト周囲径の見直しが期待されます。

第4章　メタボリックシンドロームの診断

メタボリックシンドロームの予防・治療に必要な検査項目と診察手順

北田　宗弘

メタボリックシンドロームにおける診断・診察・検査の手順

まず、腹囲測定・血圧測定・血液検査（空腹時血糖値、中性脂肪、HDLコレステロール）にて、メタボリックシンドロームであるかどうかの診断・スクリーニングを行います。メタボリックシンドロームと診断される、あるいは疑わしい場合、75g糖負荷試験による耐糖能異常の評価とメタボリックシンドロームに合併しやすい生活習慣病関連疾患（肝臓病、腎臓病、痛風など）の検査を行います。さらに動脈硬化関連検査にて、動脈硬化に基づく病気が既に存在しているのか否か、また、存在するならその程度について評価を行います。その結果に応じて、薬物療法の必要性、各科専門医への紹介の必要性を判断します。

各検査の詳細

（1）身長、体重の測定

身長・体重から、理想体重・BMI（body mass index：体格指数）を計算します。

（2）内臓脂肪の測定

①腹囲の測定

立位、軽度呼気時に臍レベルで測定します。

②InBody720 Body composition analyzer（㈱バイオスペース社製）にて、内臓脂肪面積を測定します。

③腹部単純CTを行い、コンピューターソフトを用いて内臓脂肪面積を測定します。

（3）血圧測定

可能であれば、自宅での血圧測定（起床後、就寝前）をして頂きます。

（4）血液・尿検査

①メタボリックシンドロームの診

メタボリックシンドロームの診断・診察・検査の手順

診断・スクリーニング
腹囲測定、血圧測定
血液検査（空腹時血糖値、中性脂肪、HDLコレステロール）

↓

75g糖負荷試験による耐糖能異常の評価
肝臓病、腎臓病、痛風（高尿酸血症）などの評価

↓

心臓病、脳血管障害、閉塞性動脈硬化症の診断を含む動脈硬化症の評価
頚動脈エコー、負荷心電図、脈波伝搬速度、頭部CT・MRI・MRAなど

メタボリックシンドロームの予防・治療に必要な検査項目と診察手順

標準的腹囲径測定法と測定時の注意点

(メタボリックシンドローム診断基準検討委員会：メタボリックシンドロームの定義と診断基準 日本内科学会誌, 2005, 94: 794-809 より改変)

測定部位
① 臍レベル
② 腹部がせり出し臍が下垂している例
　　肋骨弓下線と上前腸骨突起部を結ぶ線の中点

姿勢・呼吸
　両足を揃えた立位、両腕を体の脇に自然に垂らす。
　腹壁の緊張を取り除き、自然呼気終末に計測。

計測時注意点
　メジャーは非伸縮性の布製を用いる。
　0.1cm単位で計測。
　床と水平になるように計測。
　きつくくい込まぬように注意。
　食事の影響を受けないように空腹時に計測。

断に必要な検査項目（特に診断基準項目は下線）
・耐糖能異常・糖尿病関連検査
　<u>空腹時血糖値</u>・HbA$_{1C}$
　75g糖負荷試験：トレーランG（75gブドウ糖液）を服用する前／30分後／60分後／120分後の血糖値、インスリン値を測定します。
・脂質異常関連検査
　<u>中性脂肪</u>、総コレステロール、<u>HDLコレステロール</u>、LDLコレステロールなど。
② メタボリックシンドロームの診断項目には含まれないが、合併しやすい生活習慣病関連疾患に対する検査項目
・肝機能異常関連検査
　GOT、GPT、γ-GTP、LDH、ALP、総ビリルビンなど。
・腎機能異常・痛風（高尿酸血症）関連検査

動脈脈波伝播速度の測定

(松柏会つかさ病院内科部長　枇榔貞利氏ご提供)

空気容積脈波法により、左右上腕と左右足関節の測定ポイントから脈波を採取し、脈波伝播速度（PWV）を算出します。

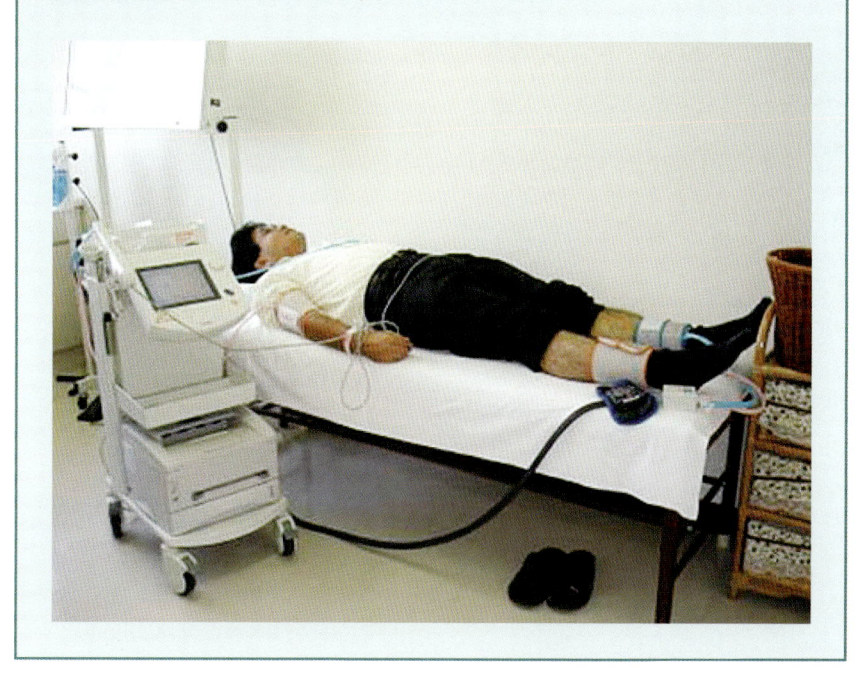

第4章　メタボリックシンドロームの診断

尿素窒素、クレアチニン、シスタチンC、尿酸、尿検査（尿蛋白、尿潜血、尿中アルブミン排泄量）など。

（5）動脈硬化関連検査

①脈波伝播速度（PWV: pulse wave velocity）検査

血圧の伝わる速さから動脈の硬さの程度が分かります。また、足関節上腕血圧比（ABI：ankle brachial pressure index）を求めることにより、閉塞性動脈硬化症のスクリーニングが出来ます。

②頸動脈エコー検査

超音波を用いて頸動脈の内膜〜中膜肥厚やプラークを観察することにより、動脈硬化の存在とその程度が分かります。

③運動負荷心電図（階段昇降型・エルゴメータ・トレッドミルのうちいずれか、負荷心筋シンチグラフィー）

狭心症（冠状動脈疾患）の有無を診断するスクリーニング検査です。

④頭部CTまたは、MRI・MRA検査

脳梗塞、脳血管における動脈硬化を評価する為の検査です。

⑤心臓超音波検査

心臓のポンプとしての機能評価や、心肥大の程度等をみます。

⑥眼底検査

眼底の血管を観察することにより、動脈硬化の存在が判断できます。

頸動脈エコー所見

（松柏会つかさ病院内科部長　枇榔貞利氏ご提供）

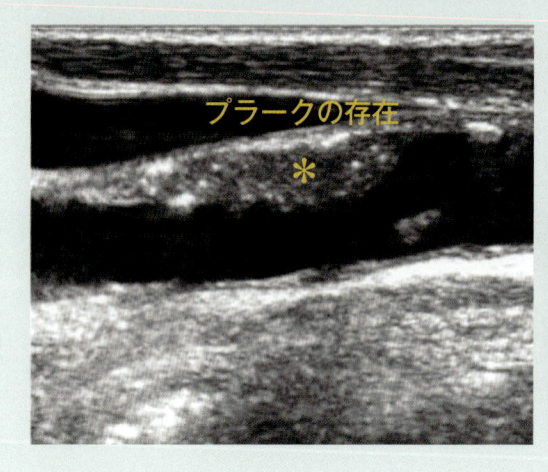

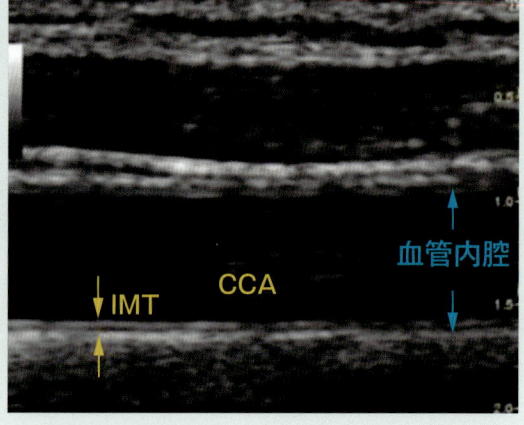

プラークとは、血管内腔に限局性に突出した病変を言います。一般的には、1.1mm以上の明らかな隆起性病変を指し、エコー検査ではプラークの性状評価も可能です。

血管壁を構成している内膜と中膜の合計厚である内中膜複合体厚（IMT: intima media thickness）が大きくなると弾力を失い、動脈硬化が進行するといわれています。当院では、1.0mm以下を正常としています。

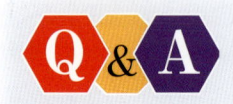

Q&A

問：現在、糖尿病、高血圧で治療中ですが、検査や指導をしてもらえますか？

答： はい。いずれも動脈硬化症を引き起こしやすい病気ですので、各種検査を行います。また食事療法・運動療法については、メタボリックシンドロームと糖尿病、高血圧において共通する部分が多いので、もちろん指導も受けてください。

第4章 メタボリックシンドロームの診断

メタボリックシンドロームの早期発見
－職場・地域での取り組み－

中野　茂

メタボリックシンドローム：早期発見の意義

　メタボリックシンドロームは、動脈硬化の危険因子である肥満を上流因子として、高血圧、高血糖及び脂質異常などの危険因子を生じ、一個人に集積すると、心血管疾患（心筋梗塞、狭心症、脳梗塞など）を高頻度に発症する病態です。ここで注意しなければならないことは、心血管疾患の発症は個々の危険因子の重症度とは関連しない点です。しかも、どの危険因子も自覚症状を伴わず見過ごされる場合が多いので、心血管疾患を発症してはじめて、それまでの生活習慣の乱れを後悔する例が少なくありません。

　近年、日本でも心血管疾患は急増しています。それらは突然発症し、生命予後に大きく影響します。その対策として、職場・地域で行われる健診が重要であることは言うまでもありません。しかしこれまで、健診の結果は疾病予防に有効に生かされてきたのでしょうか？中村たちは、見かけ上健康に働いている人の中からある期間に心血管疾患を発症した人と、発症しなかった人をそれぞれ選び、その10年前からの健診結果を比較することで、どのような状態が心血管疾患の発症と関連するかを調査しました。

　対象は、毎年定期健診を受診しており、1990年の時点で労働省（当時）のPrevention of Work-related Diseases Study（仕事に関連する疾病の予防に関する研究）に参加した31の企業及び公共施設に所属する職員122,051人（男性94,115人、女性27,936人）です。まずそれらに対し、1990年1月から1992年12月までの2年間に、はじめて心血管疾患を発症したケースを調査しました。その結果、10年前からの健診データが揃っており、かつ調査期間中に心血管疾患を発症した94例（急性心筋梗塞41例、狭心症53例）を疾患群としました。また、同様に10年前からの健診データが揃っており、かつ調査期間中に心血管疾患を発症しなかった191例を選び対照群とし、両群を比較しました。平均年齢は共に50歳でした。

　心血管疾患を発症する前の10年間を通して、疾患群では対照群に比し、BMI（body mass index：体格指数）が大きく、また収縮期血圧及び拡張期血圧が共に高値でした。喫煙本数も疾患群で多い傾向にありました。さらに、疾患群では対照群に比し、10年間を通し空腹時血糖、血清総コレステロール、中性脂肪、尿酸値が高く、HDLコレステロール値は低値でした。心電図上の虚血性変化の頻度も疾患群で高く、心血管疾患発症前の3年間は特に高頻度を示しました。

　多変量解析の結果から、各危険因子（喫煙、高血圧、高血糖、高コレステロール血症、高尿酸血症）の心血管疾患発症に対するオッズ比はそれぞれ約3倍であることが判明しました。この調査で最も興味深い点は、4つの危険因子（肥満、高血圧、高血糖及び脂質異常）に関し、危険因子の重積がいかに心血管疾患の発症に影響するかを明らかにしたことです。これらの危険因子の保有数を0、1つ、2つ、または3つあるいは4つの4群に分類し心血管疾患の発症のリスクを算出しています。その結果、危険因子の数が増加すれば心血管疾患の発症の危険性は高まり、危険因子を3つあるいは4つ有する場合、そのオッズ比は30倍以上に高まることが示されました。

　このように、メタボリックシンドロームは働き盛りの人においても心血管疾患の発症と深く関連し、重大な健康障害を引き起こすことが明らかになりました。さらにこの報告は、別の見方をすると、長期間定期的に健診を受けていても心血管疾患を予防できなかった受診者が多数おり、これまでの健診のやり方では疾病予防に対し問題があることを示唆しています。おそらく、健診結果の報告方法が不十分で、かつ、健診結果にいくつか異常があっても「これくらいは大丈夫！」と健診受診者に思わせてしまうような健康指導がな

第4章　メタボリックシンドロームの診断

危険因子の数と心血管疾患発症の危険度

(Circ J 65: 11-17, 2001 より改変)

危険因子の種類：肥満、高血圧、高血糖及び脂質異常

危険因子の数が増加すれば心血管疾患の発症の危険性は高まり、危険因子を3つあるいは4つ有する場合そのオッズ比は30倍以上に高まることが示されました。

危険因子：
- 肥満
- 高血糖
- 高血圧
- 高中性脂肪血症

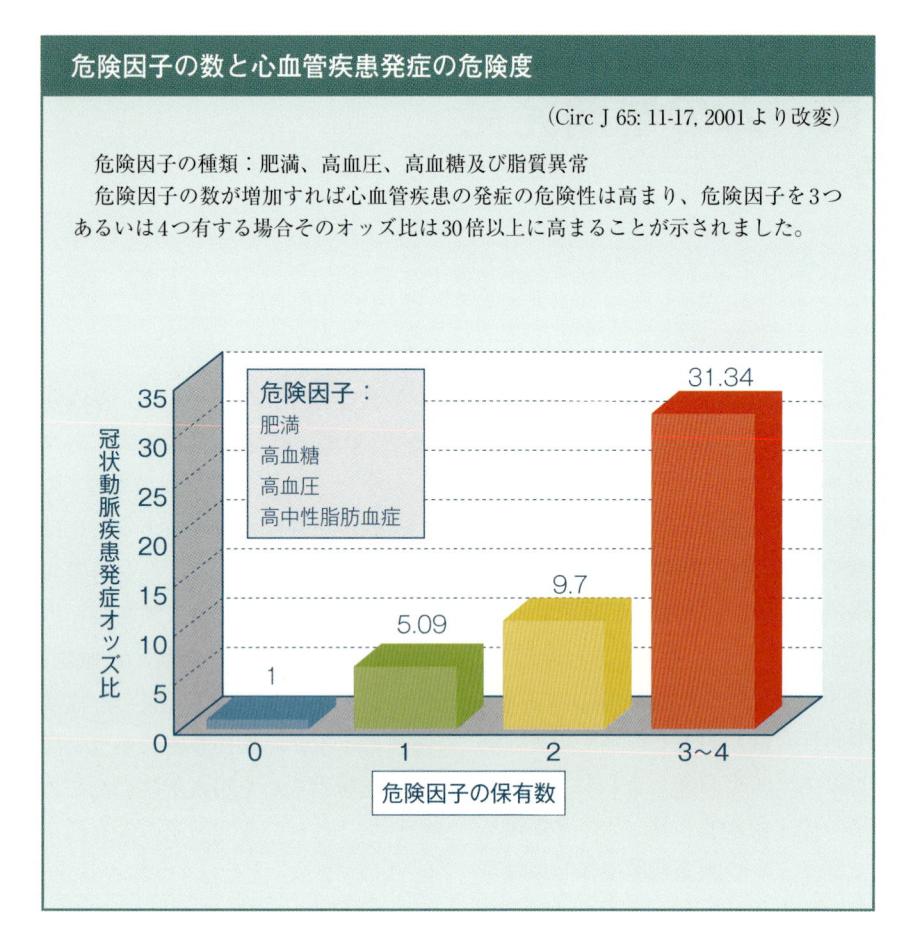

危険因子の保有数	オッズ比
0	1
1	5.09
2	9.7
3〜4	31.34

されていた可能性があります。このように、これまでの健診ではメタボリックシンドロームであることを早期発見しても、心血管疾患の予防には必ずしも役立っていなかったようです。健診の方法自体に新しい工夫が必要です。

メタボリックシンドローム：地域・職場での新たな取組み例

定期健診の結果を受診者にフィードバックする際に重要なことは、結果から予想される健康障害を受診者本人が理解し、その後の行動変容に結びつくようきめ細かい指導を行うことです。指導内容の標準化が望まれますが、異なる生活習慣を持ち、また健康に関する価値観の異なる集団に対して画一的指導を行うことは困難です。しかし、健康指導のため、限られた社会資源を有効に利用し、最大限に効果を発揮する方策はあるはずです。最近、地域・職場で新たなメタボリックシンドローム対策がなされるようになってきました。ここではその効果判定がなされた事例をいくつか紹介します。

社会保険健康事業財団健康増進コース・フォローアップコース

保健師が職場に出向き、時系列に管理されている職場健診の結果をもとに、要保健指導となった受診者に対して、生活習慣改善の方策について集団指導を行います。さらに一定期間を通して2〜3回の面談のほか、適宜、電話での健康相談に対する助言、文書による助言などのフォローが実施されています。

あいち健康の森健康科学総合センター

健診プログラムは1日コースで、健康度評価や種々の実技、実習を通して本人が自ら目標を設定できるよう、コースがいくつも用意されています。メタボリックシンドローム対策としては、20〜40代の肥満者を対象に受診後3ヶ月間、電子メールでの個別相談や助言、フォローを行うと共に、支援期間の開始時と終了時に2回の集団指導が実施されています。

岩手県矢巾町（国保ヘルスアップモデル事業）

月1回のペースで約6ヶ月間、個別相談を行い、その間に集団健康教室を2回、並行して通信健康支援（支援レター）を2回実施しています。

石川県小松市（国保ヘルスアップモデル事業）

「マンツーマン支援型」、「サークル支援型」、「通信支援型」による支援をそれぞれ6ヶ月間実施しています。「マンツーマン支援型」では、生活習慣改善に向け自己管理ができ、自主的に取組める者を対象に、1対1のカウンセリングを中心とした支援が行なわれています。「サークル支援型」では、仲間と共に生活習慣の改善に取り組むため、グループダイナミックス※を活用したグループによる個別支援が行なわれています。また、郵便や電子メールの通信手段により、双方向性を持った個別支援が行われています。

メタボリックシンドロームの危険因子の数の改善に関するデータ

(厚生労働省ホームページ資料より改変)

メタボリックシンドロームの診断基準に基づき、危険因子の数を0〜1、2、3〜4をそれぞれ「危険因子なし」、「予備群」、「該当者」と区分しています。

各取組みにおいて、メタボリックシンドロームの予備群及び該当者がどれくらい減少したか、あるいは危険因子を有さない者がどれだけ増加したかの結果をみてみると、着実に効果が上がっています。

	リスクなし	予備群	該当者
社会保険健康事業財団健康増進コース・フォローアップコース（n=283）		72人 → 50人（31％減少）	53人 → 31人（42％減少）
あいち健康の森健康科学総合センターの研究（職域肥満者に対するメタボリックシンドローム対策の効果）(n=59)	22人 → 26人	23人 → 19人（17％減少）	14人 → 5人（64％減少）
岩手県矢巾町（6か月後）（国保ヘルスアップモデル事業）(n=151)	106人 → 120人	24人 → 10人（58％減少）	21人 → 13人（38％減少）
石川県小松市（平成15年度、6か月後）（国保ヘルスアップモデル事業）(n=226)	178人 → 198人	37人 → 17人（54％減少）	11人 → 6人（46％減少）
同上（平成14年度、6か月後）(n=169)	114人 → 132人	34人 → 22人（35.3％減少）	21人 → 9人（57％減少）

これらの取組みにおいて、メタボリックシンドロームの予備群及び該当者がどれくらい減少したか、あるいは危険因子を有さない者がどれだけ増加したかの結果をみてみると、着実に効果が上がっています。各個人において危険因子の数が減少した状態を長期にわたり維持できるか、さらに、危険因子を減少させることで本当に心血管疾患が減るかは、今後の全国的な取組みにより評価される必要があります。

※グループダイナミックス：集団力学。集団の中に働く力であり、グループに参加する個々のメンバーの行動を変化させる作用があります。

今後の健康診断の改革：キーワードは「メタボリックシンドローム」

これまでの健診（保険事業）は、老人保険事業や健康保険法、労働安全衛生法等に基づく住民健診や職場健診が行われ、まず受診率を上げることが重要視されてきました。そのため、健診後、受診者に健診結果の数値と判定結果のみを送付するに留まっていました。そこで国は平成20年4月1日から施行された「高齢者の医療の確保に関する法律」で、医療保険者に対し、40歳以上の加入者への特定健康診査及び特定保健指導の実施を義務付け、新たな生活習慣病の予防対策を打ち出しました。この対策のキーワードがメタボリックシンドロームです。これにより、保険事業を通して生活習慣病の予防及び改善をより効果的・効率的に行える方策転換を目指しています。

その改革のポイントは、次のようにまとめられます。

生活習慣病対策の数値目標を設定

平成27年度には平成20年度に比較して、糖尿病などの生活習慣病有病者・予備群を25％削減することを目標にしています。

効果的かつ効率的に保健指導を行うために、健診・保健指導にメタボリックシンドロームの概念を導入、階層化による適切な保健指導

メタボリックシンドロームの診断基準を基に対象者を階層化し、保健

指導の優先順位を設定します。メタボリックシンドロームに該当する者に対しては「積極的支援」、その予備群（腹囲＋危険因子1つ）に対しては「動機付け支援」、それ以下には「情報提供」の3段階に分けて、生活習慣改善による減量を支援します。

検査方法及び判定基準の標準化、保険事業の評価システムを導入

どの検査機関を利用しても同じ結果が得られるように検査方法を標準化し、さらに標準様式で電子化した健診データは保険者（健康保険組合）を通して国に報告され、保険事業評価の目的で分析されます。

保険者に健診・保健指導を義務化

保険者に健診・保健指導を義務化することにより、保険事業対象者を確実に把握でき、受診率の正確な算定が可能となります。また、健診データと医療費（レセプト）との突合せを行うことにより「要医療」と判定された者の受診状況や治療中断者の把握が可能となります。さらに、保険事業の効果を医療費適正化効果という指標で評価することができるようになります。

このように、今後の健診は、健康状態に関する情報を受診者に提供し、疾病の早期発見にとどまらず、疾病が疑われる、あるいはその予備群を受診者から選定し、その後の生活習慣改善への行動変容を促す保健指導が重要視されています。また腹囲測定、メタボリックシンドロームの判定項目が導入され、内臓脂肪型肥満と関連性の高い肝機能や高尿酸血症も重視されています。

最近の日本は健康ブームです。健康や疾病に関する多くのマスコミ報道・番組が企画されています。また、健康補助食品（種々のサプリメントを含む）に国民は高い関心を示しています。これは、健診は受けるもののその後の保健指導が不十分で国民が混乱している状況を表しているとも考えられます。国は、健診や医療だけでなく、教育、社会基盤の整備を含めた広い視野に立ち、国民をより効率的な方策で健康が維持できるようシステムを構築していく必要があります。

● コラム 4

特定健診・特定保健指導とメタボリックシンドローム

三浦　克之

　人口の高齢化やこれに伴う生活習慣病の増加により、わが国の生活習慣病関連医療費は増加の一途をたどっており、平成20年度からの医療制度改革では、健診および保健指導については生活習慣病予防に重点を置いたものとして大きく変えてゆくことになりました。その際、メタボリックシンドロームの概念を導入したのは大きな特徴です。具体的には次のような点での制度変更があります。

　1）健診は健診後の保健指導のためのものであり、保健指導の充実が実施されます。保健指導は、行動変容と検査データの改善を目的として、結果を出す保健指導が求められます。

新たな健診・保健指導の方向性

（標準的な健診・保健指導プログラム［暫定版］より改変）

　人口の高齢化やこれに伴う生活習慣病の増加により、わが国の生活習慣病関連医療費は増加の一途をたどっており、平成20年度からの医療制度改革では、健診および保健指導を生活習慣病予防に重点を置いたものとして大きく変えてゆくことになりました。メタボリックシンドロームの概念を導入した対策が進められています。

	これまでの健診・保健指導	これからの健診・保健指導
健診・保健指導の関係	健診に付加した保健指導	内臓脂肪型肥満に着目した生活習慣病予防のための保健指導を必要とする者を抽出するための健診
特徴	プロセス重視の保健指導	結果を出す保健指導
目的	個別疾患の早期発見・早期治療	内臓脂肪型肥満に着目した早期介入・行動変容 リスクの重複がある対象者に対し、医師、保健師、管理栄養士等が早期に介入し、行動変容につながる保健指導を行う
内容	健診結果の伝達、理想的な生活習慣に係る一般的な情報提供	自己選択と行動変容 対象者が代謝等の身体のメカニズムと生活習慣との関係を理解し、生活習慣の改善を自らが選択し、行動変容につなげる
保健指導の対象者	健診結果で「要指導」と指摘され、健康教育等の保健事業に参加した者	健診受診者全員に対し、必要度に応じ、階層化された保健指導を提供 リスクに基づく優先順位をつけ、保健指導の必要性に応じて「情報提供」「動機付け支援」「積極的支援」を行う
方法	一時点の健診結果のみに基づく保健指導 画一的な保健指導	健診結果の経年変化および将来予測を踏まえた保健指導 データ分析等を通じて集団としての健康課題を設定し、目標に沿った保健指導を計画的に実施 個々人の健診結果を読み解くとともに、ライフスタイルを考慮した保健指導
評価	実施回数や参加人数（アウトプット評価）	糖尿病等の患者・予備群の25％減少（アウトカム評価）
実施主体	市町村	医療保険者

（最新の科学的知識と、課題抽出のための分析　→　行動変容を促す手法）

第4章　メタボリックシンドロームの診断

2）健診結果をもとに受診者のリスクが層別化され、これに合わせた保健指導（情報提供、動機づけ支援、積極的支援の3段階）を実施します。リスクの層別化の際、メタボリックシンドロームの概念を利用した区分が行われます。積極的支援は個別面接による健康支援が基本となり、行動科学の技法を利用しながら、教材を活用した支援が行われます。

3）健診は医療保険者（健保組合や国保）が実施主体となります。医療保険者は加入者が健診を受けることに責任を負うことになり、その後の保健指導の効果を評価し、さらには医療費への効果があったかを評価する必要があります。成果が上がっていない医療保険者には、国への拠出金においてペナルティがかけられることになっています。

健診から保健指導への流れ（イメージ図）

（厚生労働省による）

健診結果をもとに受診者のリスクが層別化され、これに合わせた保健指導（情報提供、動機づけ支援、積極的支援の3段階）を実施します。リスクの層別化の際、メタボリックシンドロームの概念を利用した区分が行われます。積極的支援は個別面接による健康支援が基本となり、行動科学の技法を利用しながら教材を活用した支援が行われます。

[図：健診から保健指導への流れ]

メタボリックシンドロームの概念を導入

- 基本的な健診（問診＋基本的な検査）
  - 健診機会の段階化
  - 健診項目の重点化
  - ＋詳細な健診
  - → 効果的・効率的な対象者の抽出

結果に基づき…
- 対象者の階層化
  - 生活習慣の改善支援の必要性が低い者
  - 生活習慣の改善支援の必要性が中程度の者
  - 生活習慣の改善支援の必要性が高い者
  - 要治療 → 受診勧奨
  - → リスク、必要度に応じた対象者の階層化

- 情報提供（パンフレットなど）
- プログラムの標準化
  - ＋動機付けの支援（食事教室、携帯メールでの支援など）
  - ＋積極的な支援（医師、保健師、管理栄養士等による面接など）
  - → 生活習慣の改善（→内臓脂肪型肥満の解消）を積極的に支援

- 効果の評価→サービスの改善
- 効果の評価

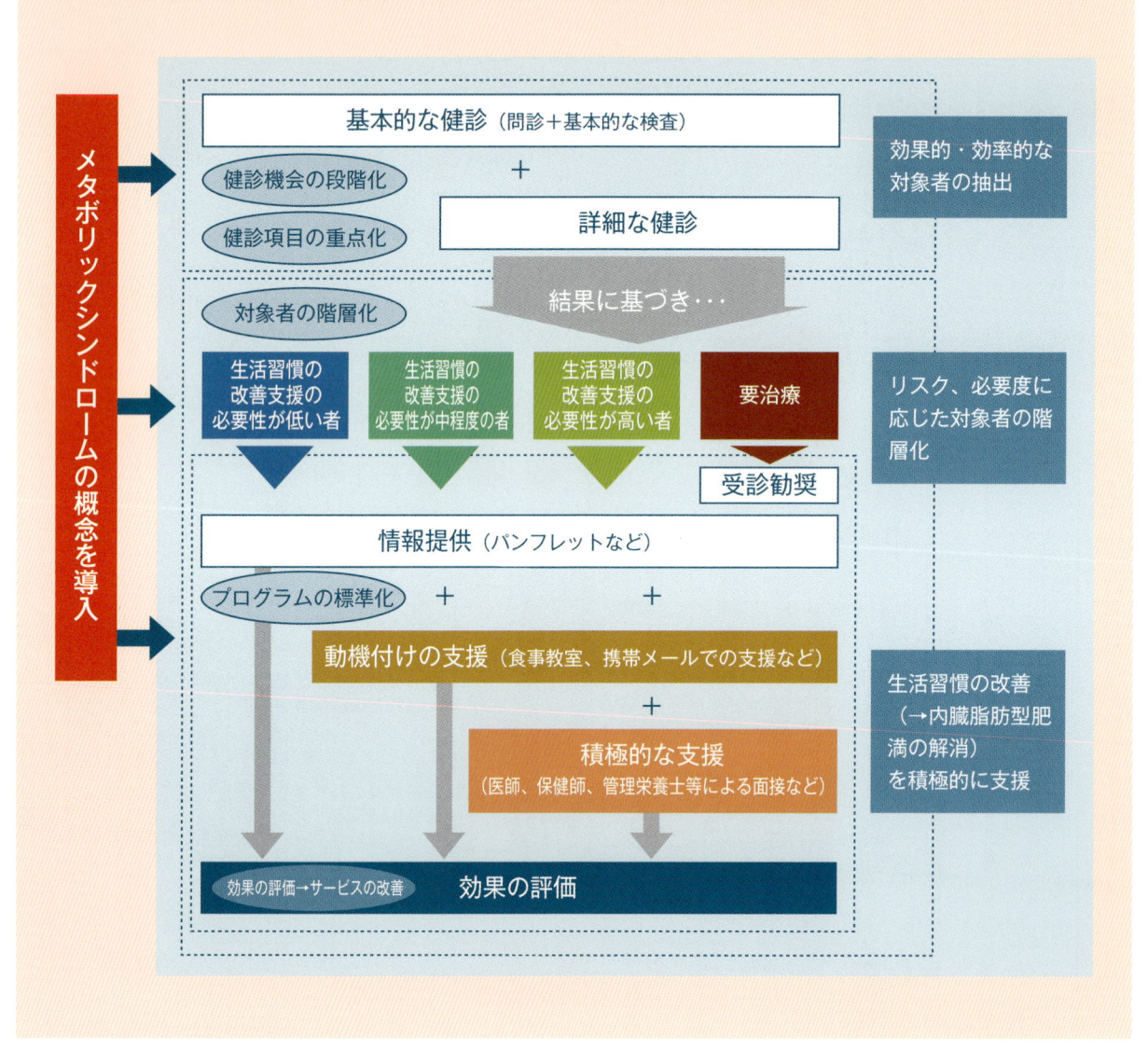

第5章

メタボリックシンドロームの早期治療

オーダーメード治療

1- 金沢医科大学病院における生活習慣改善プログラム （北田 宗弘）… 86
2- 食事療法 （山本 香代）……………………………………………… 87
 Q&A・1日のカロリー内であれば、朝・昼食を少なくし、夕食にその分を
  とっておいてもよいのですか？…94
 ・よく○○ダイエットというのがありますが本当に効くのですか？…94
 ・お腹がすいて我慢できないときは何を食べたらよいのですか？…94

3- 運動療法 （田村 暢熙）……………………………………………… 95
 Q&A・運動によるエネルギー消費量の求め方は？…101
 ・運動時間は長ければ長いほど効果がありますか？…102
 ・「ゆっくり」と運動することが重要な理由は？…102

4- 包括的生活指導 （福武 広美）……………………………………… 103

集団指導

1- 職場における取り組み －肥満症の減量スクール－ （三浦 克之） 106
 Q&A・グループワークのメリットはなんですか？…108

2- 地域における取り組み （武田 友香）……………………………… 109
 Q&A・健康支援教室に参加したい場合は、どこへ問い合わせたら
  よいでしょうか？…111

薬物療法

メタボリックシンドロームの薬物療法 （木越 俊和）………………112
 Q&A・いわゆる"やせ薬"にはどのようなものがありますか？…115

メタボリックシンドロームを伴った疾患の治療

1- 狭心症・心筋梗塞 （北山 道彦）……………………………………116
2- 脳血管障害（脳梗塞） （堀 有行）………………………………… 124
3- 閉塞性動脈硬化症 （松原 純一）…………………………………… 125
 Q&A・タバコはどうして血流に悪いのですか？…128

4- 腎臓病 （古家 大祐）………………………………………………… 129
5- 肝臓病（脂肪肝） （川原 弘）……………………………………… 133
6- 閉塞性睡眠時無呼吸症候群の手術的治療 （高島 雅之）………… 138
 Q&A・手術適応の判断は何が重要ですか？…140
 ・誰でも手術は受けられるのでしょうか？…140

第5章　メタボリックシンドロームの早期治療

オーダーメード治療1

金沢医科大学病院における生活習慣改善プログラム

北田　宗弘

　金沢医科大学病院生活習慣病センターでは、6ヶ月間の生活習慣改善プログラムを作成し、医師、看護師、栄養士、運動療法士、禁煙指導医によるチーム医療により、各個人のライフスタイルに応じた、オーダーメード医療を提供しております。

生活習慣改善プログラム

　プログラムは、6ヶ月をひとつの区切りとしておりますが、必要に応じて期間の延長や、その後の定期的受診をお奨めしております。

治療の目標

　プログラムに従い、個人に差はありますが、6ヶ月間の目標を以下のように設定しております。
　①食事・運動療法の継続
　②体重 5%の減少
　③腹囲 3cmの減少
　④内臓脂肪面積の10%の減少
　⑤血圧、血糖値、中性脂肪、HDLコレステロールなどの検査値の改善
　⑥禁煙（希望により、禁煙外来へ）

治療の方法

　治療は原則として、食事・運動療法を中心としておりますが、血液・尿検査、或いは、動脈硬化関連検査の結果によっては、早期より、薬物療法を併用しております。

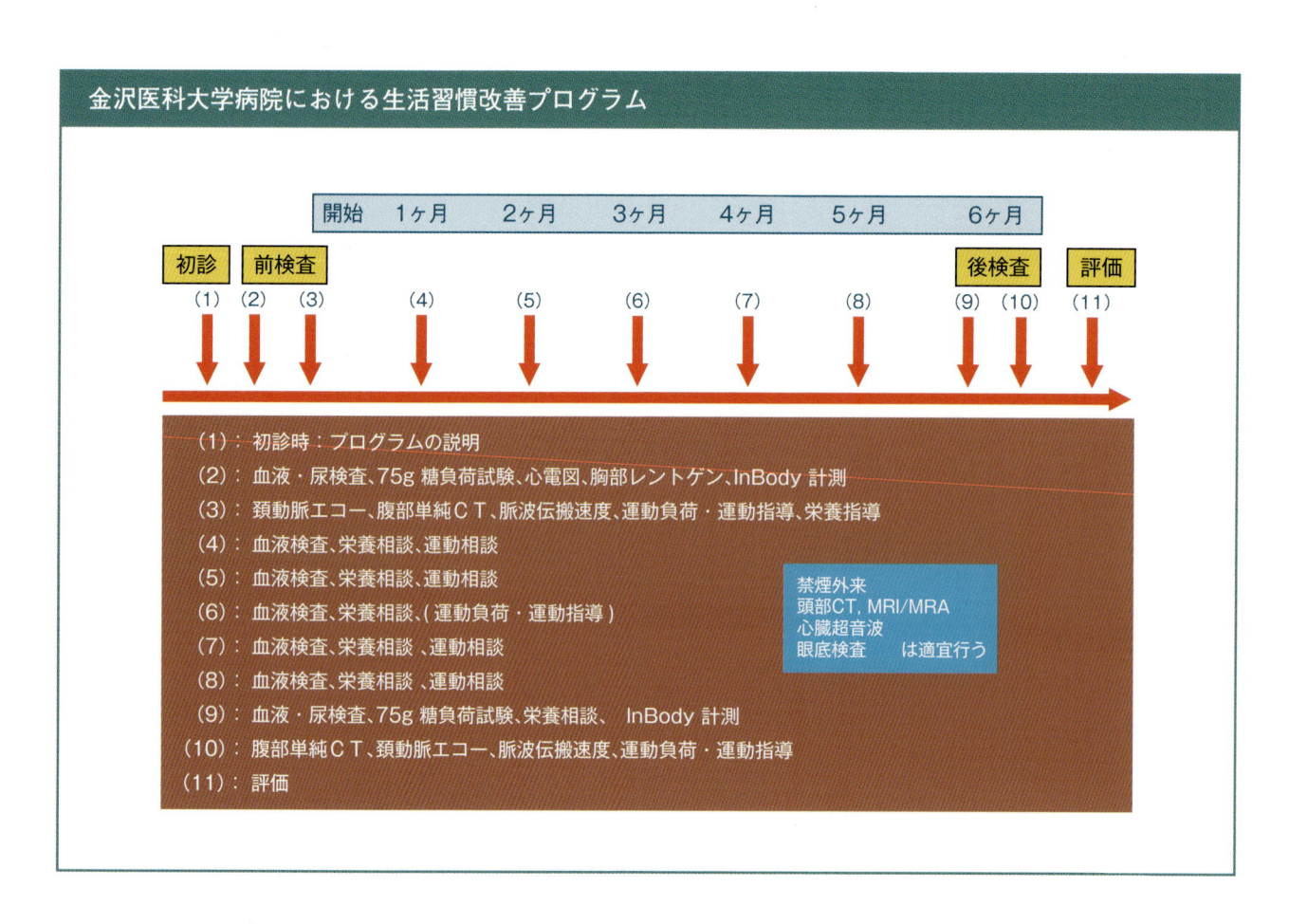

金沢医科大学病院における生活習慣改善プログラム

開始　1ヶ月　2ヶ月　3ヶ月　4ヶ月　5ヶ月　6ヶ月

初診　前検査　　　　　　　　　　　　　　　　　　　後検査　評価
(1)　(2)　(3)　(4)　(5)　(6)　(7)　(8)　(9)　(10)　(11)

- (1)：初診時：プログラムの説明
- (2)：血液・尿検査、75g 糖負荷試験、心電図、胸部レントゲン、InBody 計測
- (3)：頸動脈エコー、腹部単純CT、脈波伝搬速度、運動負荷・運動指導、栄養指導
- (4)：血液検査、栄養相談、運動相談
- (5)：血液検査、栄養相談、運動相談
- (6)：血液検査、栄養相談、(運動負荷・運動指導)
- (7)：血液検査、栄養相談、運動相談
- (8)：血液検査、栄養相談、運動相談
- (9)：血液・尿検査、75g 糖負荷試験、栄養相談、InBody 計測
- (10)：腹部単純CT、頸動脈エコー、脈波伝搬速度、運動負荷・運動指導
- (11)：評価

禁煙外来
頭部CT, MRI/MRA
心臓超音波
眼底検査　は適宜行う

第5章 メタボリックシンドロームの早期治療

オーダーメード治療2
食事療法

山本 香代

現代人の食生活

人間は昔から飢餓状態でも生命を維持できるようにと、エネルギーを蓄える機能を備えています。言い換えれば、食べ過ぎると消費しきれない余分なエネルギーが脂肪となって蓄えられ、これが過剰になると高血糖、高脂血症、高血圧、肥満などの症状があらわれメタボリックシンドロームとなります。

人間の体は適正な炭水化物、たんぱく質、脂質、微量栄養素、食物繊維、水分などをもとにつくられています。また、体は約60兆個の細胞から成り立っており、その細胞を正常に機能させるためには酵素が大きな役割を担っています。酵素とは植物でも動物でも生命を維持していくために物質の合成や分解、輸送、排出、解毒、エネルギー供給などすべてに関与しており、その酵素の働きを助けるのが補酵素であるビタミン、ミネラルなのです。

ビタミン、ミネラルは食物繊維とともに野菜や果物に多く含まれています。また野菜や果物の色素にはカロテノイド、フラボノイド、ビタミンE、ビタミンC、β-カロテン、コエンザイムQなどいろいろな抗酸化物質が含まれています。これらには活性酸素を除去する働きがあります。動脈硬化の予防、老化防止のためには、野菜は1食に200g以上（漬物は含めない）とることが望ましいといえます。日常的に不足が考えら

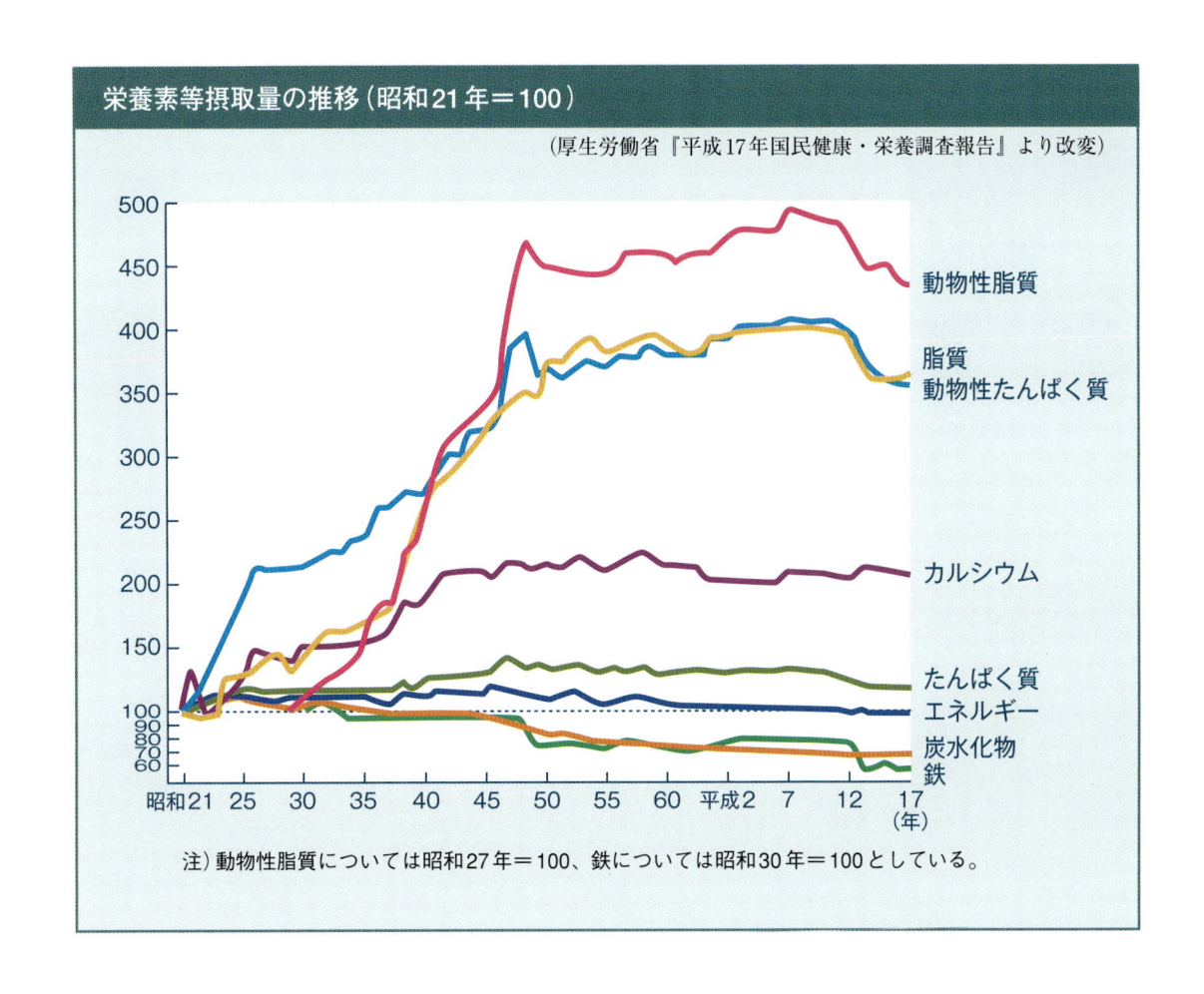

栄養素等摂取量の推移（昭和21年＝100）

（厚生労働省『平成17年国民健康・栄養調査報告』より改変）

注）動物性脂質については昭和27年＝100、鉄については昭和30年＝100としている。

れる場合は栄養補助食品の利用が必要となります。

この酵素、ビタミン、ミネラルを意識し、私たちが健康に過ごしていくためには体に何が必要なのかを認識し、正しい食生活を理解した上で実行していくことが大切です。

では日本人の食生活はどのように変わってきているのでしょうか。

厚生労働省国民健康・栄養調査報告での栄養素等摂取量の推移によると、国民1人1日あたりの摂取エネルギー量とたんぱく質は、ほぼ横ばい状態であるが、内訳をみてみるとたんぱく質、特に動物性たんぱく質が増加し、それに伴い動物性脂質が増加しています。また、カルシウムの摂取量の増加は、乳製品摂取の増加とほぼ比例しています。

食品群別摂取量の推移では、野菜摂取量は昭和21年は357.0gであったのに対し、平成17年は279.8gと低下しており、また野菜そのものに含まれる栄養成分の低下から、現代人は食物繊維や微量栄養素が不足気味となっている人が多いといえます。動物性脂質の摂取量の増加、野菜不足が内臓脂肪蓄積の主な原因と考えられます。

メタボリックシンドロームの食事療法

メタボリックシンドロームを川の流れに例えると、最上流には内臓脂肪の蓄積があります。運動による消費カロリーと食事摂取カロリーとのバランスが崩れることにより肥満、内臓脂肪の増加につながり、それが引き金となって高中性脂肪血症、低HDLコレステロール血症、インスリン抵抗性、食後高血糖、高血圧など複数のリスクファクターが重なり動脈硬化、心血管疾患へと流れていくことになります。運動不足や運動

自分に合った摂取カロリーの求め方

1）エネルギー必要量を求めましょう。

① 標準体重を求めましょう。

標準体重（kg）＝身長（m）×身長（m）×22

② 基礎代謝を求めましょう。

1日の基礎代謝量（kcal）＝基礎代謝基準値（kcal）×標準体重（kg）または目標体重（kg）

※基礎代謝基準値は基礎代謝基準表から求めましょう。

③ エネルギー必要量を求めましょう。

1日のエネルギー必要量（kcal）＝基礎代謝量（kcal）×身体活動係数

※身体活動係数は活動レベル別にみた活動内容と活動時間から求めましょう。

2）減量のために減らすエネルギーを求めましょう。

① 1日に減量する体重を求めましょう。

1日に減量する体重（g）＝現在の体重（kg）×0.05÷期間（日）×1000　（gに換算）

② 1日に減らす摂取エネルギーを求めましょう。

1日に減らす摂取エネルギー（kcal）＝減量する体重（g）×7kcal

3）自分にあった摂取エネルギーを求めましょう。

1日の摂取エネルギー（kcal）＝1日の必要エネルギー必要量（kcal）－1日に減らす摂取エネルギー（kcal）

基礎代謝基準表

(厚生労働省策定『日本人の食事摂取基準 2005年版』)

年齢(歳)	男性 基礎代謝基準値 (kcal／kg体重／日)	男性 基準体重 (kg)	男性 基礎代謝量 (kcal／日)	女性 基礎代謝基準値 (kcal／kg体重／日)	女性 基準体重 (kg)	女性 基礎代謝量 (kcal／日)
1～2	61.0	11.9	730	59.7	11.0	660
3～5	54.8	16.7	920	52.2	16.0	840
6～7	44.3	23.0	1,020	41.9	21.6	910
8～9	40.8	28.0	1,140	38.3	27.2	1,040
10～11	37.4	35.5	1,330	34.8	35.7	1,240
12～14	31.0	50.0	1,550	29.6	45.6	1,350
15～17	27.0	58.3	1,570	25.3	50.0	1,270
18～29	24.0	63.5	1,520	23.6	50.0	1,180
30～49	22.3	68.0	1,520	21.7	52.7	1,140
50～69	21.5	64.0	1,380	20.7	53.2	1,100
70以上	21.5	57.2	1,230	20.7	49.7	1,030

身体活動係数(15～69歳)[1]

(厚生労働省策定『日本人の食事摂取基準 2005年版』)

身体活動レベル[2]	低い(Ⅰ) 1.50(1.40～1.60)	ふつう(Ⅱ) 1.75(1.60～1.90)	高い(Ⅲ) 2.00(1.90～2.20)
日常生活の内容	生活の大部分が座位で、静的な活動が中心の場合	座位中心の仕事だが、職場内での移動や立位での作業・接客等、あるいは通勤・買物・家事、軽いスポーツ等のいずれかを含む場合	移動や立位の多い仕事への従事者。あるいは、スポーツなど余暇における活発な運動習慣をもっている場合
睡眠(1.0)	8	7～8	7
座位または立位の静的な活動(1.5：1.1～1.9)	13～14	11～12	10
ゆっくりした歩行や家事など低強度の活動(2.5：2.0～2.9)	1～2	3	3～4
長時間持続可能な運動・労働など中強度の活動(普通歩行を含む)(4.5：3.0～5.9)	1	2	3
頻繁に休みが必要な運動・労働など高強度の活動(7.0：6.0以上)	0	0	0～1

注)[1] Blackを参考に、特に身体活動レベル(PAL)に及ぼす職業の影響が大きいことを考慮して作成。
　[2] 代表値。( )内はおよその範囲。
　[3] ( )内は、activity factor(Af：各身体活動における単位時間当たりの強度を示す値。基礎代謝の倍数で表す)(代表値：下限～上限)。

第5章　メタボリックシンドロームの早期治療

量に見合わない必要以上の過栄養、アルコールの過剰摂取などが原因となります。

これを改善するためには、就寝前に食べ過ぎない、ゆっくりよく噛む（20分以上かけて食べる）、野菜を多めに食べる、腹八分目に慣れる、空腹感を感じるなどの食行動も関係してきます。

適度な運動と、「いつ」「だれが（自分が、家族が）」「どこで」「何を」「どれだけ」食べるのかを常に意識することが大切なポイントとなります。

自分に合った摂取カロリーを求めましょう

まず標準体重（身長(m)²×22）を求め、それに基礎代謝基準値（基礎代謝基準表参照）をかけると1日の基礎代謝量(kcal)となります。基礎代謝量とは安静に横になっているときでも使われる最低必要な1日のエネルギー量のことです。それに身体活動係数をかけることで1日の必要なエネルギー量を算出することができます。急激なダイエットでは筋肉量や基礎代謝量が低下し、そのためリバウンドする恐れがあります。無理なく減量するには目標体重を現在の体重の5%とし期間は6ヶ月と考えるのがよいでしょう。つまり、現在の体重の5%を求め、それを180日で割ると1日に減らすカロリーが算出されます。

メタボリックシンドロームの原因ともなる糖質、脂質、コレステロール、アルコール、塩分

①糖質

糖質の最も重要な働きは、エネルギー源（1gで4kcal）になることです。ごはん、麺、パンなどの炭水化物は「ブドウ糖」に分解されます。

過剰なブドウ糖は脂肪に合成され脂肪組織に運ばれ体脂肪となります。また砂糖や、果物に含まれる果糖は大量にとると肝臓に蓄積され、高中性脂肪血症、高尿酸血症になりやすくなります。また食後高血糖となる恐れがあります。

上手なとり方としては、毎食穀類を適量にとって、糖質からのエネル

〈食事療法の実際〉

事例1　肥満、高血圧、高脂血症（高TG）

	体重 (kg)	ウエスト 周囲径 (cm)	内蔵脂肪 (cm²)	血清TG値 (mg/dl)	血圧 (mmHg)
初回	64.8	96.0	146.0	302	162/90
食事療法後	58.0	84.0	96.0	107	132/84

- ■男性　　　　　55才
- ■計測値　　　身長　162cm　体重　64.8kg　ウエスト周囲径　96cm
- ■職業　　　　デスクワーク
- ■家族構成　　妻と2人暮らし
- ■調理担当　　妻
- ■運動　　　　なし
- ■食事内容　　炭水化物、揚げ物の摂取量が多く、野菜、果物の摂取量が少ない
  　　　　　　晩酌あり　ビール大瓶1本
- ■期間　　　　13ヶ月間
- ■栄養相談回数　7回
- 【問題点】　1　運動量が少ない。
  　　　　　2　帰宅時間が遅く、夕食が21時以降になることが多い。
  　　　　　3　揚げ物が好きでよく食べる。
  　　　　　4　間食に菓子パンを食べる。
  　　　　　5　野菜の摂取量が少ない。

- 【改善点】　1　運動のため、通勤にバスを利用するようにした。
  　　　　　2　夕食時間が遅いので、夕方におにぎりを1ケ食べ、帰宅後はおかずのみ食べるようにした。
  　　　　　3　野菜不足を補うために栄養補助食品をとるようになった。
  　　　　　4　ビールを350mlに減らした。
  　　　　　5　奥様に協力してもらい揚げ物を減らした。
  　　　　　6　間食の菓子パンをせんべい、野菜ジュースに変えた。

〈改善のポイント〉
- ・生活に運動をとりいれることで、無理なく継続。
- ・夕食にカロリーが偏らないように配慮。
- ・アルコールは適量を守り、休肝日を設けた。

ギー摂取を適正に保ちましょう。特にお菓子や果物の過剰摂取に気を付けましょう。

②脂質

脂質は細胞膜や核酸、神経組織などの構成成分として重要です。また必要に応じてエネルギー源（1gで9kcal）として利用されます。化学構造の特徴から「単純脂質（中性脂肪、ろう）」「複合脂質（リン脂質、糖脂質）」「誘導脂質（ステロール）」の3つに分けられます。

単純脂質はエネルギー源として生体の脂肪組織中に存在し、食品中の脂肪の大部分を占めています。中性脂肪の構成成分である脂肪酸は大きく分けて「飽和脂肪酸」と「不飽和脂肪酸」に分けられます。

脂質の量と脂肪酸のバランスはとても重要といえます。とり過ぎると健康上の問題を招く飽和脂肪酸やリノール酸を多く含む食品をできるだけ控え、一価不飽和脂肪酸やω3系の多価不飽和脂肪酸を多く含む食品を積極的にとることが望ましいとされています。

飽和脂肪酸を多く含む食品には牛乳やバター、肉の脂があり、中性脂肪やコレステロールなど血液中の脂質の濃度などに関与しています。高脂血症や動脈硬化の関連が高い脂肪酸です（注意：マーガリンは植物性ですが飽和脂肪酸を多く含みます）。

一価不飽和脂肪酸の食品には、オリーブ油があり、オレイン酸を多く含みます。「善玉」とよばれるHDLコレステールを増加させ総コレステロールを下げる働きがあります。

「多価不飽和脂肪酸」にはn-6系やω3系があり、体内で合成することができない必須脂肪酸が含まれています。心疾患やアレルギーへの関与は系列によって相反します。

ω6系のリノール酸やアラキドン酸を多く含む食品には、紅花油やコーン油、ごま油、レバー、甲殻類があり、過剰に摂取するとHDLコレステロールが低下して動脈硬化につながりやすく、またアレルギー性疾患を悪化させることがわかっています。

ω3系のドコサヘキサエン酸（DHA: docosahexaenoic acid）やエイコサペンタエン酸（EPA:

〈食事療法の実際〉

事例2　高度肥満　高血圧　食後高血糖

	体重 (kg)	ウエスト 周囲径 (cm)	内蔵脂肪 (cm²)	血清 TG値 (mg/dl)	血圧 (mmHg)	グリコ ヘモグロビン (%)
初回	63.2	98.2	140.7	149	162/106	5.7
食事療法後	58.7	90.0	129.9	105	132/88	5.4

■女性　　　　　58才
■計測値　　　　身長　145.7cm　体重　65.3kg　ウエスト周囲径　98.2cm
■職業　　　　　サービス業　立ち仕事
■家族構成　　　夫　長男　嫁　孫2人
■調理担当　　　本人　嫁
■運動　　　　　なし
■食事内容　　　お惣菜の揚げ物の摂取量が多く、昼食は配達弁当を食べる。
　　　　　　　　漬物、佃煮好む、洋菓子を好む
■期間　　　　　12ヶ月間
■栄養指導回数　8回

【問題点】1　運動量が少ない。
　　　　　2　野菜の摂取量が少ない。
　　　　　3　加工品、漬物、佃煮など塩分が多い。
　　　　　4　揚げ物の摂取頻度が多い。
　　　　　5　夕食後に果物を食べることが多い。
　　　　　6　乳製品、菓子類が多い。

【改善点】1　万歩計で計測し、犬の散歩を含め1万歩歩くようにした。
　　　　　2　お弁当の漬物、佃煮を食べないようにした。
　　　　　3　夕食後の果物は朝食べるようにした。
　　　　　4　お惣菜の揚げ物を買わないようになった。
　　　　　5　炒めものに使う油を変え、ドレッシングはノンオイルを使うようになった。

＜改善のポイント＞

・漬物や佃煮など味付けの濃いものを控えることで、塩分とともにごはんの食べ過ぎを防ぐ。
・夕食後はカロリーのあるものは絶対に食べない。
・揚げ物や洋菓子は少量でも高カロリーだと知る。

第5章　メタボリックシンドロームの早期治療

eicosapentaenoic acid）、αリノレン酸を多く含む食品には、しそ油、えごま油、青身魚があり、心疾患やアレルギーを予防する働きがあります。

「複合脂質」は細胞膜を構成し、物質の透過を調節し、脳、神経組織に広く分布しています。

「ステロール」はコレステロール、胆汁酸、性ホルモン、細胞膜の構成成分などとして体内に広く分布しています。

脂質の上手なとり方としては、肉は脂身の少ないものにし、牛乳、バター、チーズ、マーガリンなどのとりすぎに注意しましょう。揚げ物ならば1日1回1人前まで、または、炒め物、サラダにかけるマヨネーズ、ドレッシングならば1日2皿までが目安となります。サラダを多く食べる場合は、ノンオイルドレッシングを使いましょう。調理の際はできるだけ、オリーブ油やしそ油を用い、魚料理、大豆製品を積極的にとるように心がけましょう。

③コレステロール

脂質の一種であるコレステロールは、脳や神経組織、肝臓などに広く存在しており細胞膜の成分、ホルモン、胆汁酸、ビタミンD前駆体の原料として重要な物質です。コレステロールはリン脂質やタンパク質とともに「リポタンパク質」を構成し、血液中にも存在しています。LDLはコレステロールを肝臓から体の各組織に運び、HDLは組織中のコレステロールを肝臓に戻す働きをしています。また体に必要なコレステロールの約80％は肝臓で合成されています。

食事からの摂取量が多いと、体内での合成量が減るようにうまく調節されています。血液中のコレステロールが過剰になると、高コレステロール血症を招きます。なかでもLDLが増えすぎると、血管壁に入り込んで酸化され、酸化型のLDLに変わります。この酸化型LDLが血管壁にどんどん溜まると動脈硬化が進行し、更に動脈が狭まるため、心筋梗塞や狭心症などの心、脳血管疾患の可能性が高まります。

コレステロールは食物繊維が多い野菜、海藻、きのこなどを十分にとると吸収が抑制されます。血液中のコレステロール値が気になる方は、LDLを上昇させる動物性脂肪（牛乳、バター、肉の脂など）は控えめにするとともに、肝臓での合成を促進するエネルギー過剰状態に気をつけることが大切です。また青身魚に含まれるDHAやEPAの摂取や、適度な運動にはHDLを上昇させる作用があります。

④アルコール

アルコールは糖質、脂質、タンパク質と同様に代謝過程においてエネルギーを発生します（1gにつき7kcal）。アルコールは消化を必要とせず、水にも脂肪にも溶けやすいことから、すぐに胃や小腸で吸収され、肝臓に運ばれます。肝臓では酵素の働きでアセトアルデヒド、酢酸へと分解され、最終的にはTCA回路（エネルギー産生回路）を経てエネルギーを発生し、水と二酸化炭素になります。アルコールの代謝は肝臓が担っており、飲みすぎの習慣は肝臓に障害を引き起こします。最初に起こるのは、肝細胞内に中性脂肪が蓄積し、肝細胞が腫大して肝臓全体が腫れあがった状態です。これを続けると肝炎、肝硬変へと移行していきます。またアルコールは体内で尿酸をつくり、尿酸の排泄を滞らせます。特にビールにはプリン体が多く含まれています。また肥満でも尿酸を代謝する機能が衰えて高尿酸血症を起こします。適量のアルコール（日本酒で1日1合以下）はHDLを上げる効果がありますが、多量の飲酒は逆にLDLを上昇させます。現在治療中の方は、主治医の指示に従いましょう。

⑤塩分

食塩とは、ナトリウムイオンと塩素イオンが結合した「塩化ナトリウム（NaCl）」のことをいいます。ナトリウムは、食塩のかたちで体内に摂取されることがほとんどです。

ナトリウムの体内存在量は体重の約0.15％で、日本人の食生活では通常不足することはなく、むしろ過剰の方が問題となっています。高血圧を予防するためには食塩相当量で1日10g未満（健康日本21より）を目標とし、高血圧症で治療を目的とする場合は1日6g以下（日本高血圧学会ガイドラインより）を推奨しています。

一般的な塩分量を示すと、味噌汁1杯1.5g、漬物2g、魚や肉などの主菜料理1.5g、煮物1.5g、お浸し、酢の物、サラダ1gが目安となります。

「薄味にしているつもり…」ではなく、意識して摂取塩分を減らすことが大切です。

【減塩方法】

・味噌汁は具沢山にし、汁物、漬物、佃煮類、練り製品、麺類、パン、菓子類、調理済食品をとりすぎない。

・下味に塩や醤油は使わず酒や香辛料を使う。

・酸味（酢、柑橘類の果汁など）、旨み（昆布、しいたけ、鰹節など）、

食事療法

辛味（生姜、わさび、胡椒、カレー粉など）を使う。
・減塩しょうゆ、減塩塩、減塩味噌など「減塩表示」のある食品を利用する。

主食、副菜、主菜、牛乳・乳製品、果物の5グループの食品を組み合わせてバランスよくとれるよう、コマに例えてそれぞれの適量をイラストで分かりやすく示しています。

食事バランスガイド

厚生労働省と農林水産省が策定した、1日に「何を」「どれだけ」食べたらよいかが一目でわかる食事の目安です。

「食事バランスガイド」とは？

「食事バランスガイド」とは、1日に「何を」「どれだけ」食べたらよいかが一目でわかる食事の目安です。

食事と運動のバランスはコマで表現
食事のバランスが悪くなると倒れてしまうことと、規則正しくコマが回転することは、継続的な運動の重要性を表現しています。

水分は軸
水やお茶はコマの軸とし、食事の中で欠かせない存在であることを示しています。

「主食」「副菜」「主菜」「牛乳・乳製品」「果物」の5つの料理区分で表現
上部から、十分な摂取が望まれる主食、副菜、主菜の順に並べ、牛乳・乳製品と果物については、同程度と考え、並列に表しています。

料理区分ごとに「何を」「どれだけ」食べるかは具体的な料理で表現
コマのイラストでは、1日にとる量の目安の数値（つ（SV））と対応させて、ほぼ同じ数の料理・食品を示しています。自分が1日に実際にとっている料理の数を確認する場合には、右側の「料理例」を参考に、1つ、2つと数えることができます。

菓子・嗜好飲料はヒモ
菓子・嗜好飲料は「楽しみながら適度に」というメッセージを示しています。

1日分	
5-7つ(SV)	主食（ごはん、パン、麺）ごはん（中盛り）だったら4杯程度
5-6つ(SV)	副菜（野菜、きのこ、いも、海藻料理）野菜料理5皿程度
3-5つ(SV)	主菜（肉、魚、卵、大豆料理）肉・魚・卵・大豆料理から3皿程度
2つ(SV)	牛乳・乳製品 牛乳だったら1本程度
2つ(SV)	果物 みかんだったら2個程度

※SVとはサービング（食事の提供量の単位）の略

厚生労働省・農林水産省決定

詳しい内容については、厚生労働省のホームページをご覧ください。
http://www.mhlw.go.jp/bunya/kenkou/eiyou-syokuji.html

Q&A

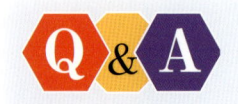

問：1日のカロリー内であれば、朝・昼食を少なくし、夕食にその分をとっておいてもよいのですか？

答：まとめ食いは吸収率がアップし、結果として太りやすくなりますから、1日に3回、栄養バランスのよい食事でとったほうが太りにくいでしょう。また、夕食後すぐに寝ないようにしましょう。特に、夕食の過剰なエネルギーは体脂肪、内臓脂肪の増加につながります。

問：よく○○ダイエットというのがありますが本当に効くのですか？

答：一時的には痩せることも可能です。しかしそれと同時に正しい食習慣を身につけておかなければリバウンドの恐れがあります。筋肉を落とさずに脂肪を燃焼させることが理想的な体型つくりのポイントです。

問：お腹がすいて我慢できないときは何を食べたらよいのですか？

答：まずは食べたいという気持ちを抑える訓練をしましょう。空腹感があるときにこそ脂肪が燃えていることをイメージしましょう。「食べない、食べたくない…」と声に出して自分に言い聞かせましょう。それでも抑えられない場合は、ノンシュガーのガムや飴、カロリー表示のあるクラッカーなどで100kcal以内で抑えるようにしましょう。きゅうりやにんじんなどの野菜スティック、温かいコンソメスープなどでもよいでしょう。

第5章　メタボリックシンドロームの早期治療

オーダーメード治療 3
運動療法

田村　暢熙

人間は動物である。「動物」とは？

「動物」とは、からだを動かさなければ生きていけないものであるといえます。人間はこの地球上に生まれて以来、生きるために活発に動いてきました。それが、ルネッサンス以降、文明の発達により、徐々に動かなくてもよくなってきたのです。特に、日本においては、1950年以降急速な復興と発展をなし、高速化・機械化に伴い洗濯機・掃除機・自家用車の無い家庭がなくなったその結果、人は動くことを忘れ、肉体労働を要した家事のほとんどが自動化され、コンビニへの買い物、子供達の送り迎えすら自動車を使ようになりました。

動くことを忘れた人間はどうなるのでしょう？

からだを動かさなくなると、①スタミナがなくなり、少し動いただけで動悸息切れし易くなります。②抵抗力が弱くなり、病気になり易く治りにくくなります。③どんどんからだに脂肪がたまり、筋肉量が減り、からだを動かすことがつらくなります。④姿勢を保つ筋肉量も減り、円背となりスタイルが悪くなります。⑤活動量が減るため、からだを動かすことが刺激となって分泌されるホルモンの分泌量が低下し、肌の弾力性が失われる等により、実年齢より老けて見えるようになります。

我々のからだは神経系とホルモン系によって支配されています

人のからだは約60兆個の細胞でつくられています。これらの細胞が正常に働くように、神経系とホルモン系とによって調整されています。この働きが乱れるといろいろな症状が現れてきます。

からだを「こう動かそう」と意識して動かせば、神経系は賦活されます。しかしホルモン系は、「ホルモンよ、出ろ」と頭で考えても分泌されません。運動や喜怒哀楽などの外からの刺激によって分泌が盛んになります。例えば糖尿病の患者は血液中の糖を細胞内に取り込むのに必要なインスリン（ホルモンの一種）の作用が低下しています。運動が刺激となって、糖を細胞内に取り込む働きが活発になり、血糖値を下げることができるのです。この運動による効果は数時間続き、継続して運動することによって、この効果時間を延長することができます。

運動の効果とは？

では、運動をすればどうなるのでしょう。各個人に合った適切な運動をすることによって、からだに次のような効果が現れてきます。

食事によって体内へ取り込まれた糖質と脂質の代謝が良くなり、糖尿病や高脂血症・動脈硬化・肥満などが改善されます。

からだを動かすことにより心臓の動く回数が増え、呼吸数も増え、肺から取り込んだ酸素をからだの隅々まで行き渡らせます。からだを動かすために働く筋肉まで運ばれてきた酸素は、ここで利用されてエネルギーをつくり出す機能（酸素摂取能）が向上することになり、その結果、全身持久性が向上します。

「今、からだのこの部分を動かしている」と意識しながらからだを動かすことにより、神経系が活発に働き、その結果脳の機能が改善され認知症の予防になります。

からだを動かすということは、骨と骨とのつなぎ目である関節をまたいで2つ以上の骨に付いている筋肉（骨格筋）が収縮を繰り返すことです。筋肉が収縮を繰り返すことが刺激となって筋肉を太くさせる遺伝子が働き、筋力が増強されます。神経系を賦活し筋力を増強することによって転倒を防止することもできます。

以上は直接的にもたらされる効果でありますが、間接的にもたらされる効果もあります。

第5章　メタボリックシンドロームの早期治療

からだを動かすことによって爽快感が得られ、特に精神的なストレスからの解放が期待されます。

定期的にからだを動かすことによってライフスタイルが改善され、生活の質の向上に役立ちます。

精神的な疲労感が強い時には、からだを積極的に動かすことによって、ぐっすりと眠ることができ疲労回復が図られ、明日の活力を増強させることが可能です。

運動しているのになぜやせない？

休み毎にゴルフをしているのに、暇を見つけてはプールへ行っているのに、朝夕グループでウォーキングしているのに、なかなかやせない。それは何故？どうすればいいの？

それは個々人によって、脂肪の燃焼する運動強度が異なるからです。運動するにあたっては、一番脂肪が燃える運動強度を知る必要があります。そのためには、運動負荷試験を行い、脂質と糖質が燃焼する状態を検査しなければなりません。これには高価な検査機器が必要です。最近では、これらの検査機器や運動療法の知識と技術を持った指導者を備えたジムも設立され、個人に合った適切な運動処方が作成され、実践されています。金沢医科大学病院生活習慣病センターにおいてもこれらの条件を完備しています。

私どもが多くの人たちを対象に行った運動負荷試験から、『脂肪は軽い運動でエネルギーとして使われる』という結果を得ました。汗が流れ落ちるような強さでの運動では脂肪はほとんどエネルギーとして使われてはいないのです。まずは、「ゆっくり」と体を動かすことから始めましょう。

メタボリックシンドロームの運動療法の実際

心肺運動負荷試験（CPX: cardio-pulmonary exercise test）では自転車エルゴメーターを用いて、①心電図 ②血圧 ③呼気ガス分析 ④血中（血清）成分：乳酸、中性脂肪、遊離脂肪酸、糖などを測定します（④はオプション）。

これらを測定することにより、脂肪や糖の燃焼状態を知ることができます。

効果的な運動とは？

効果的な運動とは、①何時 ②どのような運動を ③どれくらいの強さで ④どれだけ行えば良いのかが明確になっていなければなりません。

例えば、体脂肪を減少させたい人は「少しお腹が空いたかな」と感じた頃に、糖尿病の人は糖負荷試験の結果「血糖値が一番高くなる」少し前から、運動を行えばより高い効果を上げることができます。しかし、これまで全く運動経験のない人や10年以上からだを動かしていない人は、先ず「5分でも」からだを動かすことから始めてください。1ケ月続けることによりからだを動かすことが億劫でなくなれば、目的に応じた運動を開始してください。

どれくらいの強さで行えば良いのでしょう？

運動する上で一番重要なのは、運動強度です。目的に適さない運動強度では、どれだけ熱心に運動を続

心肺運動負荷試験（CPX）

心肺運動負荷試験（CPX）では自転車エルゴメーターを用いて、①心電図 ②血圧 ③呼気ガス分析 ④血中（血清）成分：乳酸、中性脂肪、遊離脂肪酸、糖などを測定します（④はオプション）。

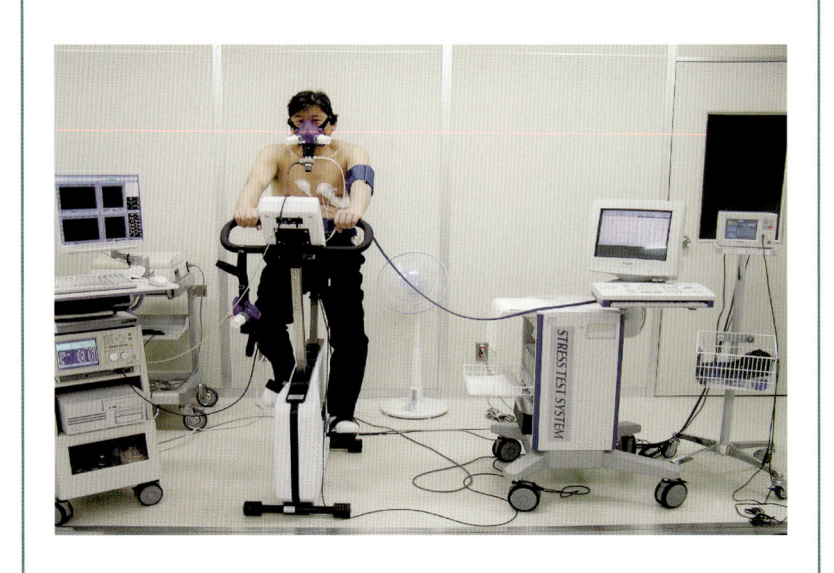

心肺運動負荷試験（CPX）による運動処方・指導とその評価

　黄色の点グラフが脂肪の燃焼量を示しています。この患者の場合には、ウォーミングアップの時にしか脂肪は燃焼しないことがわかります。やせるためには脂肪燃焼度が高い運動強度で運動を行えば良いので、軽い運動で体脂肪を消費することができます。この患者は、まず散歩することから始めました。「お腹が空いたな」と感じた頃に、お茶（コーヒ、紅茶、ウーロン茶、ほうじ茶など）を1杯飲み（カフェインによる体脂肪分解効果）、周りの景色を楽しみながら、「ゆっくり」と20〜30分（5分以上）、週に3〜5回、散歩しました。近所の温水プールで水中ウォーキングも行ってもらいました。

　4ヶ月後（下図）、脂肪の燃焼量が増加するとともに、「かなりきつい強度」でも脂肪が燃焼するようになりました。

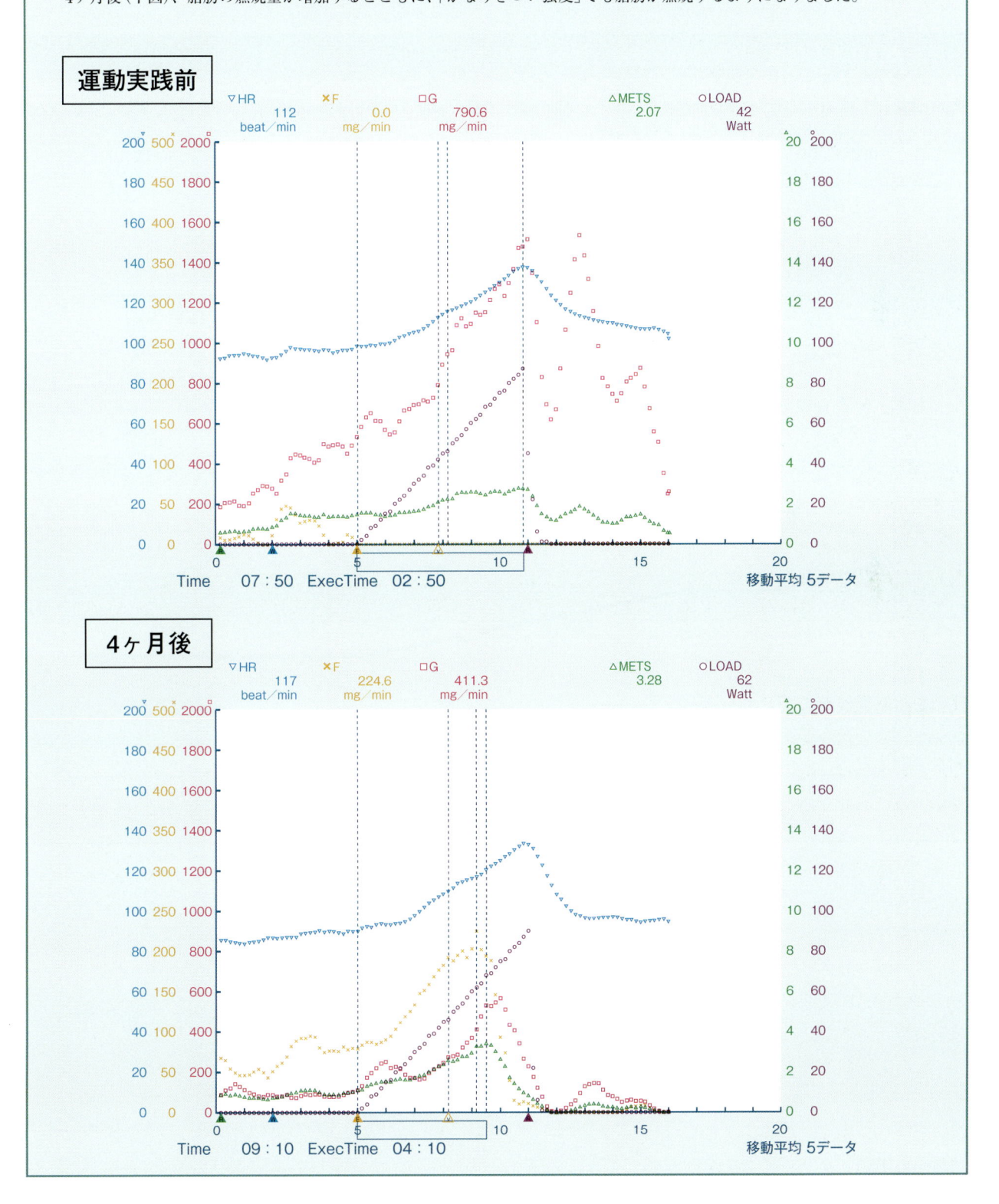

第5章　メタボリックシンドロームの早期治療

けても効果を上げることはできません。そのためには、運動負荷試験を受ける必要があるのです。運動負荷試験の結果から、①肥満解消のためには体脂肪の燃焼度が高い強度を ②高脂血症改善のためには中性脂肪の燃焼度が高い強度を ③高血圧の改善のためには血圧が急上昇しない強度を ④糖尿病改善のためには食後血糖値がピークになる前に糖質をエネルギー源とする強さ(『ややきつい』と感ずる強さ)で5～10分間運動したのち脂肪燃焼量が高い強度(『楽だ』と感ずる強さ)で運動すれば効果を上げることができます。

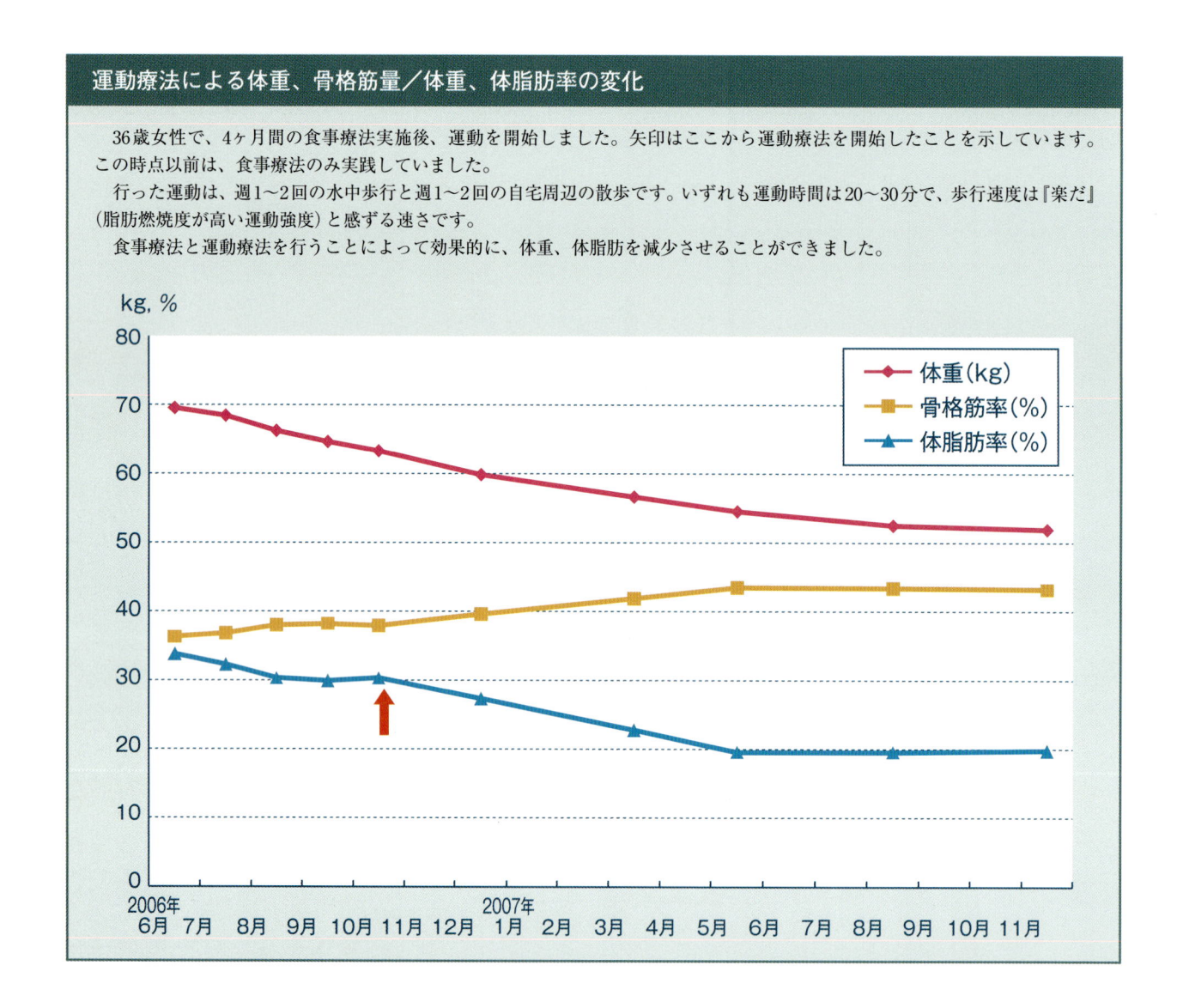

運動療法による体重、骨格筋量／体重、体脂肪率の変化

36歳女性で、4ヶ月間の食事療法実施後、運動を開始しました。矢印はここから運動療法を開始したことを示しています。この時点以前は、食事療法のみ実践していました。

行った運動は、週1～2回の水中歩行と週1～2回の自宅周辺の散歩です。いずれも運動時間は20～30分で、歩行速度は『楽だ』(脂肪燃焼度が高い運動強度)と感ずる速さです。

食事療法と運動療法を行うことによって効果的に、体重、体脂肪を減少させることができました。

運動療法

手軽に行える運動

一番手軽で、お金もかからず、効果があるのは"ウォーキング（散歩）"です。自宅の周りにウォーキングコースがあれば是非利用してください（石川県内には10の散歩道があります）。

また、畳一畳のスペースがあれば簡単に運動は行えます。①継ぎ足歩行 ②クロス歩行 ③四足歩行（犬歩き、熊歩き、同則歩き、仰臥歩きなど） ④ペットボトル運動 ⑤タオル運動 ⑥種々の姿勢での腹筋運動などがあります。その日の気分に応じた、自分が興味を持てる運動を選んでください。これらの運動は"ゆっくり"行わなければ効果はありません。

手軽に行える運動：畳一畳の場所で行える運動

①〜⑤の運動は畳一畳分の距離を"ゆっくり"と1〜3往復行う。
⑥〜⑨の運動は"ゆっくり"と5〜10回行う。

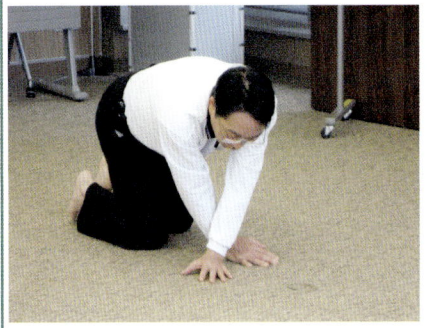

①手をクロスさせながら前後左右へ移動する

②足をクロスさせながら前進する

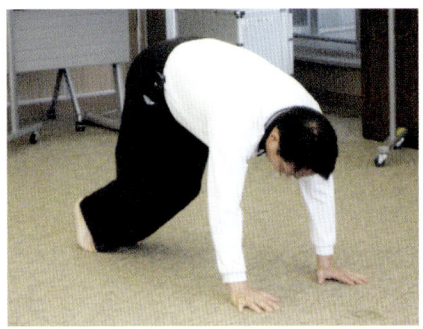

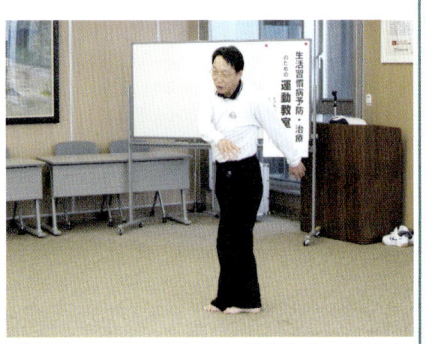

③足をクロスさせながら前後左右へ移動する。両手も使いからだを捻れば効果大

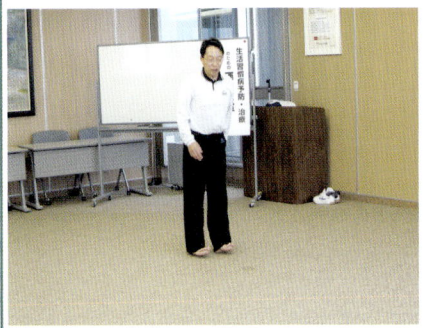

④踵歩きで前後左右へ移動する

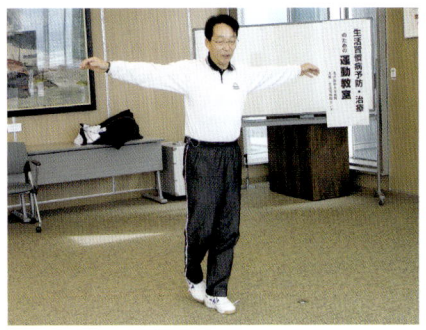

⑤右（左）のつま先に左（右）の踵をくっつけながら前後へ移動

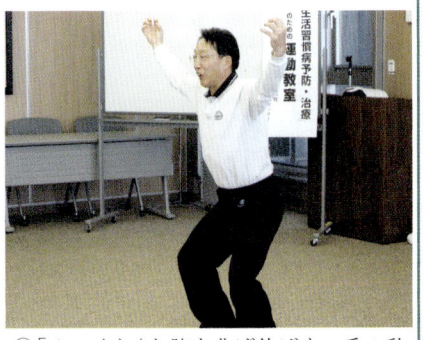

⑥「ゆっくり」と膝を曲げ伸ばす。手の動作も一緒に行えばより効果大

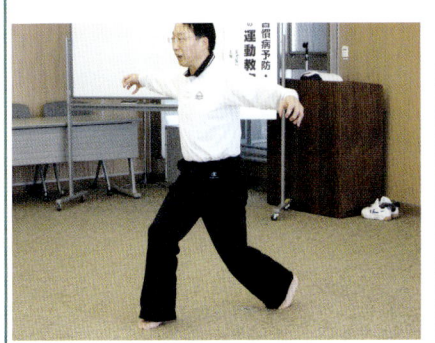

⑦脚を一歩前へ踏み出しゆっくりと後ろ足を曲げ伸ばす。手の動作も一緒に行えばより効果大

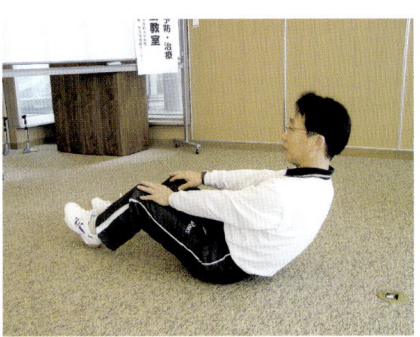

⑧膝を曲げた姿勢で、上体をゆっくりと手が膝にタッチするまで倒し、再び、ゆっくりと上体を起こす

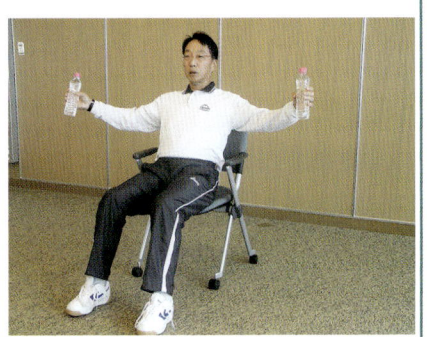

⑨椅子に浅く腰掛け、ゆっくりと上体を倒し、背もたれに着きそうになったら再びゆっくりと上体を起こす

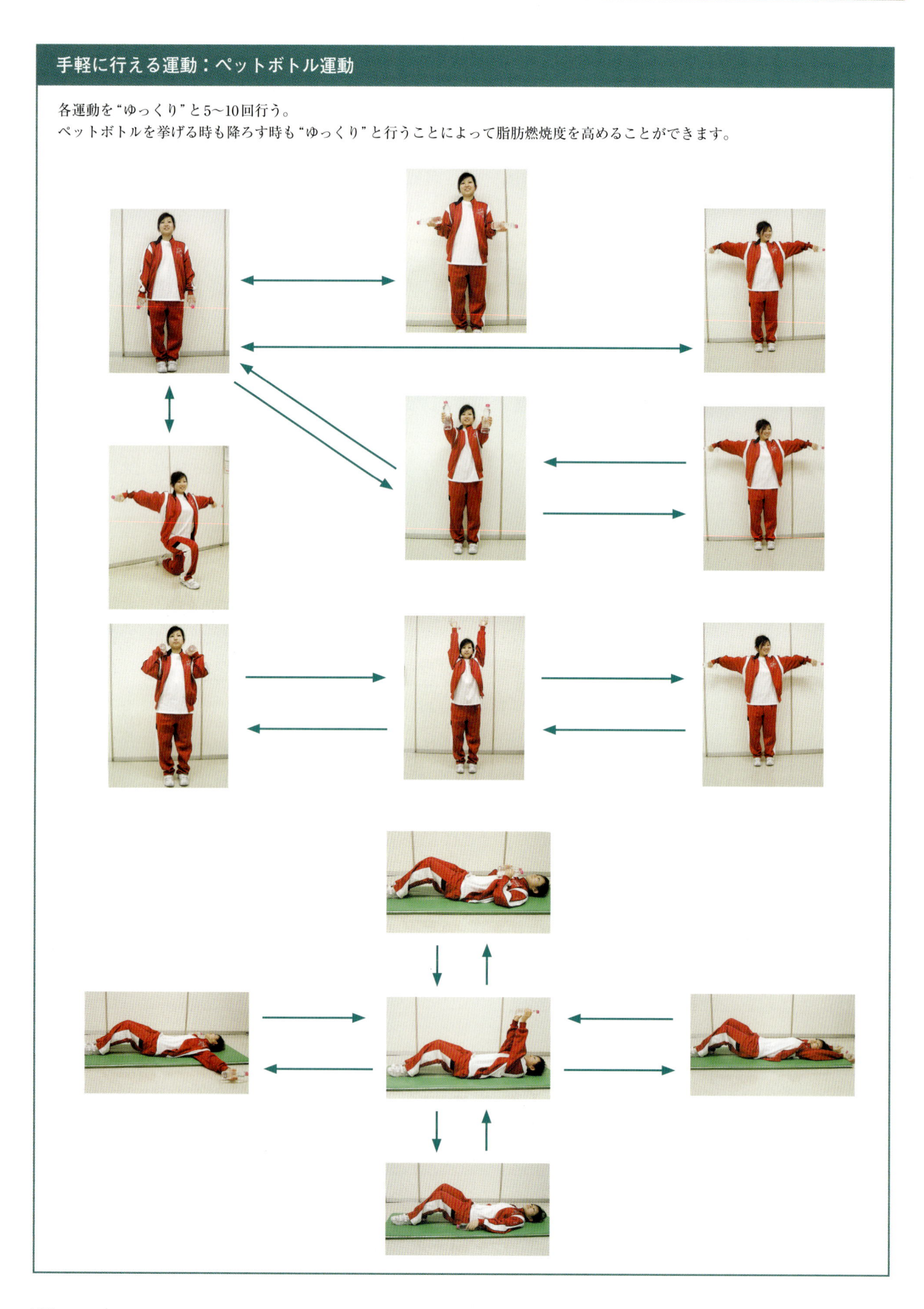

第5章　メタボリックシンドロームの早期治療

手軽に行える運動：ペットボトル運動

各運動を"ゆっくり"と5～10回行う。
ペットボトルを挙げる時も降ろす時も"ゆっくり"と行うことによって脂肪燃焼度を高めることができます。

100

Q&A

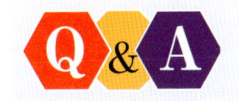

問：運動によるエネルギー消費量の求め方は？

答：運動によるエネルギー消費量は性差、年齢、体重によって異なりますが、簡単に求める方法としては、歩行時運動量（kcal）＝歩行距離（km）×体重（kg）×1/2、走行時運動量（kcal）＝歩行距離（km）×体重（kg）より求めることができます。もう少し詳しく求めたいならば、男性の場合には歩行時運動量（kcal）＝0.000375×体重（kg）×歩数、女性の場合には歩行時運動量（kcal）＝0.000325×体重（kg）×歩数より求めることができます。走行時の場合にはこれらの式を2倍してください。その他の運動を行った場合には、エネルギー消費量（kcal/kg/min）に体重、運動時間（分）を掛けて求めることができます。

各種動作のエネルギー消費量

（日本体育協会スポーツ委員会）

運動による消費エネルギー量は重要な要素の一つではありますが、生活習慣病においては、そのエネルギー源が一番重要であると言えます。脂質がエネルギー源になるような強さで運動しなければ生活習慣病に対する運動療法とはなりません。

項　目	エネルギー消費量 （kcal/kg/min）	項　目	エネルギー消費量 （kcal/kg/min）
散歩	0.0464	歩行　60m/min	0.0534
階段（のぼる）	0.1349	歩行　70m/min	0.0623
階段（おりる）	0.0658	歩行　80m/min	0.0747
自動車運転	0.0287	歩行　90m/min	0.0906
炊事（準備、片付け）	0.0481	歩行　100m/min	0.1083
掃除（電気掃除機）	0.0499	ジョギング（軽め）	0.1384
掃除（掃く、拭く）	0.0676	ジョギング（強め）	0.1561
洗濯（電気洗濯機）	0.0410	体操（軽め）	0.0552
洗濯（手洗い）	0.0587	体操（強め）	0.0906
洗濯（干す、取り込む）	0.0587	サイクリング	0.0658
洗濯（アイロンかけ）	0.0464	水泳（クロール）	0.3738
布団上げ下ろし	0.0818	水泳（平泳ぎ）	0.1968
買い物	0.0481	卓球	0.1490
草むしり	0.0552	テニス	0.1508
入浴	0.0606	バドミントン	0.1437
読書	0.0287	ゴルフ	0.0835
乗り物（バス、電車立位）	0.0375	バレーボール	0.1968
机上事務	0.0304	サッカー	0.1136

第5章　メタボリックシンドロームの早期治療

問：運動時間は長ければ長いほど効果がありますか？

答： その通りです。しかし、60分間以上運動を続ければ、弱い強度の運動といえどもからだのどこかに障害が生じます。子供の頃の遠足を思い出してください、ゆっくりと歩いていたのに翌日には筋肉痛が出て、学校へ行くのがつらかった思い出がありませんか？　同じことがからだの中で起こっているのです。20～40分が最適運動時間といえましょう。

問：「ゆっくり」と運動することが重要な理由は？

答： 我々のからだは神経系とホルモン系で調節されています。筋肉を収縮させる（運動する）ことにより、筋肉内やその周辺の血管群（特に静脈）が圧迫され、血流がゆっくりになります。血管中の血流量が減少すると、大脳にある視床下部が血流量の減少を感知し、脳下垂体を介して種々のホルモンの分泌を促します。例えば、成長ホルモンは中性脂肪を脂肪酸とグリセライドに分解し、前者は骨格筋や心臓で、後者は脳でエネルギー源として使います。しかし、激しい運動は、そのエネルギー源を糖にしか求めません。激しい運動をどれだけ一生懸命行ってもなかなか体脂肪が減少してくれないのです。脂肪をエネルギー源としてたくさん使うには、「ゆっくり」と運動することが重要なのです。また、運動している時には、動かしている筋肉が本当に働いているかどうかを意識することも重要です。ただ動かしているだけでは効果を上げることはできません。

第5章 メタボリックシンドロームの早期治療

オーダーメード治療4
包括的生活指導

福武 広美

包括的生活指導

　メタボリックシンドロームは、健康維持にとって好ましくない生活習慣、例えば、喫煙や過食、運動不足、ストレスなどが原因となっておこる疾患です。したがって、簡単にいえば、悪い生活習慣を変えれば問題解決になります。しかしながら、生活を変えるのは難しいのが現状です。メタボリックシンドロームの発症が一番多いのは、30～50代のいわゆる働き盛りと言われる年代です。仕事や家族が中心で自分のことは後、と考える人が大半で、自分の今の生活スタイルを変えてまで病気に立ち向かう人は、ほとんどといっていいほどいません。このことが、メタボリックシンドロームの治療の妨げとなり、大きな影響を与えています。

　そこで、このような人たちに対して、生活スタイルを変えずにメタボリックシンドロームの治療を進めていくための生活習慣が必要となってきます。専門医師・管理栄養士・運動療法士が、それぞれ個別の診断と治療・栄養指導・運動指導を行います。それに加えて、患者個々の生活スタイルを把握し、それぞれの指導が効果的に進められていけるように、各スタッフが連携をとりながら、包括的に生活指導をしていくことが重要になります。

　長年培われてきた生活習慣は、行動の連続によって形づくられ、行動は思考によってコントロールされていると言われています。そのため、日常生活には個々のスタイル・く

包括的指導

　患者に対して、医師を中心にコメディカルが連携して包括的に指導をしていることを表しています。
　医師を中心に運動療法士・管理栄養士・看護師がそれぞれの立場で指導・評価し、お互いの指導のなかで問題点を出しながら、患者と相談しながらよりよい指導をすすめていきます。治療を継続していく上で医師・コメディカルの連携・サポートは欠かせないものです。

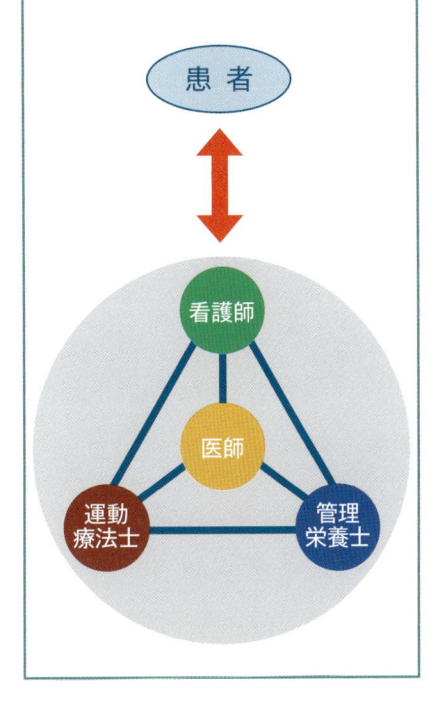

せ・むらがあり、介入が困難になるケースも多くみられます。したがってここでは、生活習慣を大きく変えるのではなく、個々の生活スタイルを把握し、その人の現状への思いや、考え方にアプローチして一つ一つ確認しながら指導を進めていきます。

生活指導の方法

　具体的には、メタボリックシンドロームと診断を受けた日から治療・指導が開始されます。専門医による診断治療、管理栄養士による栄養指導、運動療法士による運動指導がなされます。指導後3ヶ月は患者個人で実行していただきます。その後、患者個々の経過を評価します。評価は、血液データ、体液量測定値（InBody）、腹囲などから実施します。結果の思わしくない患者に対して、食事療法・運動療法の実施状況の確認を行い、生活スタイルから考えられる現時点での問題点を明らかにします。問題点に対して、医師、管理栄養士、運動療法士に看護師を加えて指導計画の立て直しをします。再指導内容に基づき、現生活スタイルを変えずに実行できる生活改善項目を出します。

　患者個々の経過の観察から、疾患や治療・指導に対する認識の度合いの再確認を行い、考えられた生活改善項目とあわせて、今後の計画実行

第5章 メタボリックシンドロームの早期治療

に向けての相談をします。

何が問題であるか、その原因は何かを患者自身に考えていただきます。患者自身が問題と考えることと、こちら側が問題としていることをあわせ、改善していくにはどうすればいいのかを共に考えていきます。問題解決には、患者自身に自己目標を立ててもらい実行していただくことが大切になります。目標設定にはアドバイスはしますが、決定は患者が行います。目標は、大きく理想的なものではなく、身近で実行可能なものになるよう相談します。目標達成度は次回の診察時に面談で確認しながら、達成の有無を確認します。達成できなかった時は、患者と原因について考え、目標設定の的確さ、継続の有無などを決定します。次回の診察が負担にならないように指導・アドバイスを行い、医師・管理栄養士・運動療法士と常に連絡を取り合いながら、患者にとって何が一番大事なのかを考えていきます。

一方的な指導ではなく、患者を中心に各スタッフが連携し、包括的に指導を進め、よりよい治療・指導効果をあげていくことが大切です。そのためには、患者自身の意識の改革と実行能力、さらに定期受診の継続・現時点での問題点の把握・スタッフ間の連携が重要になります。

指導のポイント

- 患者自身が生活習慣の改善が必要であると認識し、実行できるように指導します。
- 患者自身が生活改善に向けて自己目標を立て、実行できるようにアドバイスします。
- 患者自身の思いや考え方を理解し、尊重しながら指導します。
- スタッフ間で連携をとりながら問題を解決し指導します。
- 指導・面談に際して常に患者側に立って考えていることを伝え、「こうすればいい」とか「こうしましょう」などとこちら側の考えをおしつけるのではなく、患者自身の思いや考えを表出できるように導き出していきます。

指導を実施する上で、患者を知ることが重要となります。考え方・思い、生活スタイル、現時点での問題点、問題がなぜ改善できないのかを患者と共に考えます。そして患者自身が問題の改善の必要性を認識し、実行していこうと意識できるように、各スタッフ間の連携をとりながらサポートしていくことが、包括的生活指導にとって重要なポイントとなります。

生活習慣病指導の実際

自己管理可能な患者については、定期的に受診していただき経過をみます。3ヶ月経過して自己管理が難しいと評価された患者に対しては、医師・運動療法士・管理栄養士に看護師が加わり生活指導をすすめていきます。

現状の把握と問題点を分析・評価し、患者とともに目標設定しながら定期的に指導・評価をしていきます。指導・評価で出された内容について各スタッフがカンファレンスで調整しながら、目標達成に向けてサポートしていきます。

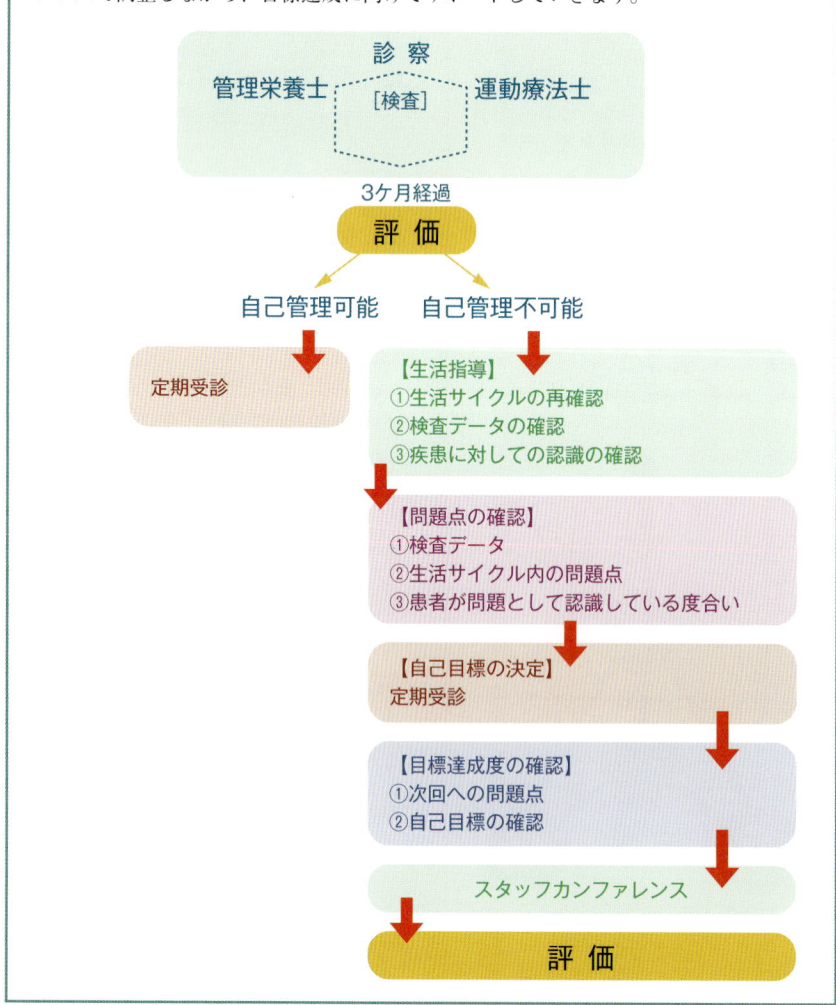

```
        診 察
管理栄養士 [検査] 運動療法士
        
        3ヶ月経過
         評 価
       ↙      ↘
  自己管理可能   自己管理不可能
       ↓            ↓
    定期受診     【生活指導】
                ①生活サイクルの再確認
                ②検査データの確認
                ③疾患に対しての認識の確認
                     ↓
                【問題点の確認】
                ①検査データ
                ②生活サイクル内の問題点
                ③患者が問題として認識している度合い
                     ↓
                【自己目標の決定】
                定期受診
                     ↓
                【目標達成度の確認】
                ①次回への問題点
                ②自己目標の確認
                     ↓
                スタッフカンファレンス
                     ↓
                   評 価
```

指導の実際

自己管理可能症例と自己管理が難しく包括的生活指導を取り入れた症例について、受診時の体重・内臓脂肪量・体脂肪量・骨格筋量の変遷を紹介します。

自己管理不可能であったが包括的生活指導により自己管理可能になった例

K氏：53歳男性、ホテル営業マン、妻と息子との3人暮らし

メタボリックシンドローム・糖尿病で定期受診はしていたが、仕事が不規則で生活リズムを変えることができず、体重・内臓脂肪などが増加したため、受診7回目に生活指導を加えながら継続指導したところ、緩やかではあるが体重・内臓脂肪が減少しました。生活のなかで、「朝食を食べる」、「昼の食事をご飯＋天ぷらそばを、山菜そばとサラダに変える」、「夕食は揚げ物中心から煮物・サラダに切り替え、晩酌を3～4合を2合に減らす」などの目標を患者自身が立て、実行できるものから実施した結果、効果が現れました。患者自身が今できることを考えて設定した目標だから実行につながったのだと考えます。

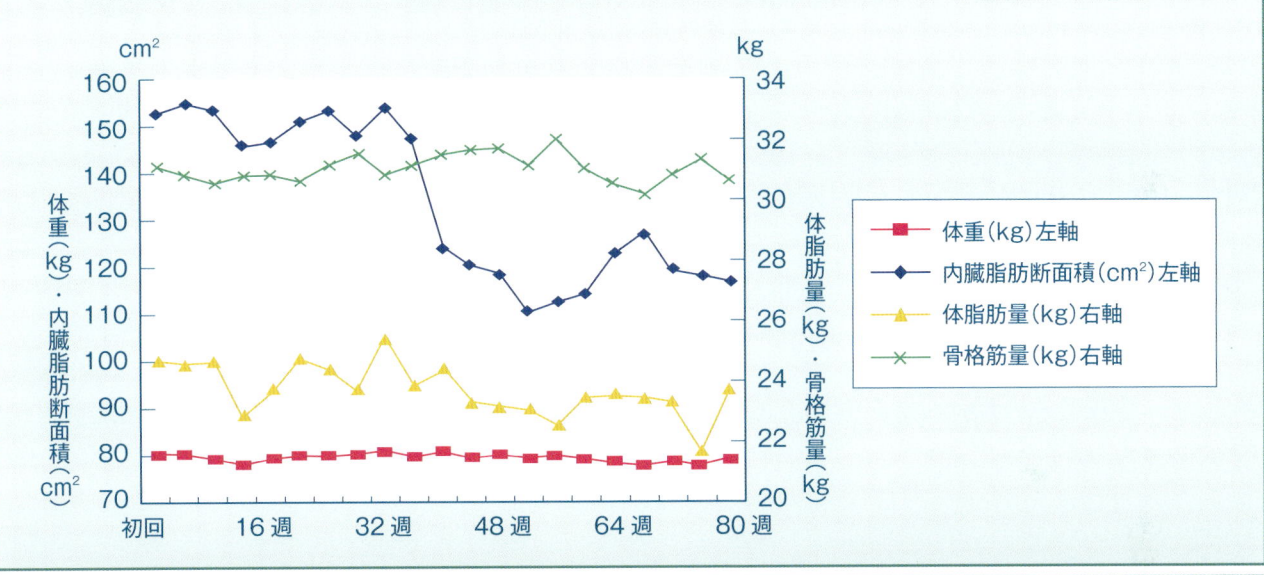

自己管理ができている症例

I氏：59歳　男性　農業（以前はタイヤ販売員）　妻と2人暮らし

妻と二人で受診。共に栄養指導・運動指導を受けた以後、食事は妻の管理のもと・運動は仕事以外に軽い散歩などを自主的に継続している。自己の生活のなかで自己管理できている症例です。受診の度に内臓脂肪体重が減少しているのがわかります。

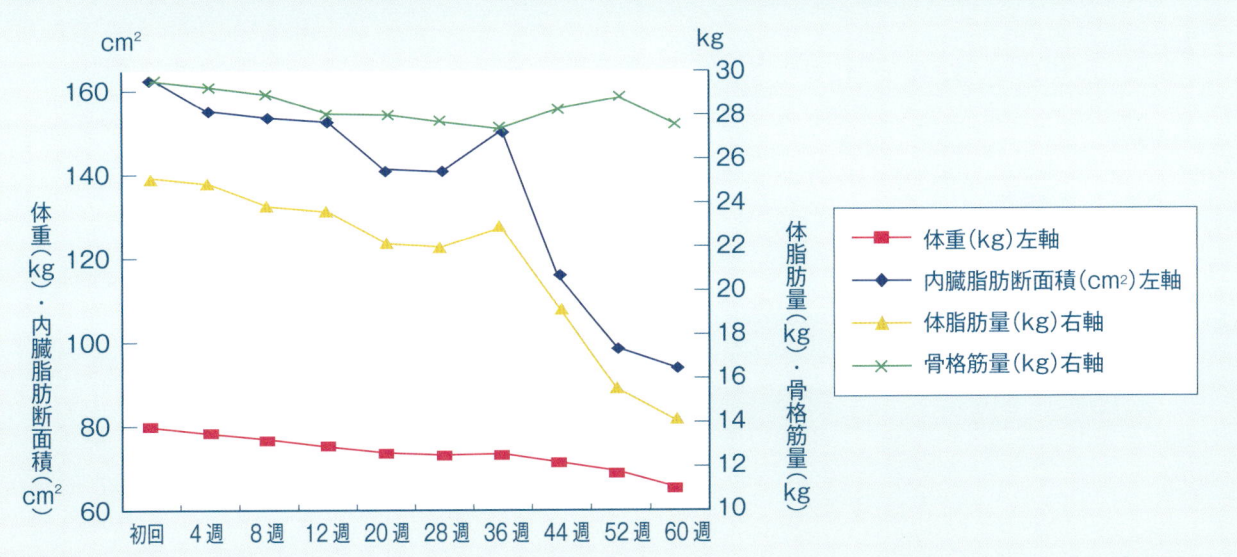

第5章　メタボリックシンドロームの早期治療

集団指導1

職場における取り組み —肥満症の減量スクール—

三浦　克之

　ここでは北陸地方の某製造業事業所で私たちが行った肥満者対象の減量スクールについて紹介します。BMI（body mass index：体格指数）27以上の肥満者を対象とし、講義とグループワークに個別指導を組み合わせて、行動科学の手法と教材を用いた6ヶ月間の体重減量スクールを開催しました。

　開講式では参加者全員に肥満のリスクと体重減量方法の原則について講義を行い、次に産業看護スタッフとのグループワークにて各自の6ヶ月間での減量目標を決定します。さらにグループワークを通して、最初の1ヶ月間の具体的行動変容目標である3項目を自己決定してもらいます。以後は月1回産業看護スタッフとの個別面談を行い（1回30分程度）、毎月3つの行動変容目標の見直しと再設定を行いました。3日間の食事内容を記入し、産業看護スタッフとともに問題点と今後の方針を相談します。参加者には毎日の行動目標達成状況と歩数及び体重を記録する記録表を配布し、毎日記録してもらいました。2ヶ月目に中間イベントとして「年末年始の乗り切り方」を開催し、グループワークによるブレイン・ストーミングにてカロリー減、身体活動のアイデアを出し合いました。

　スクールに参加した29名において、6ヶ月間で平均体重が78.5kgから73.7kgとなり、平均4.8kgの減量が達成されました。BMIの平均は28.8から27.1に減少しました。体重について男女別に見ると、男性では平均5.6kg、女性では平均3.8kg減少しました。また、スクール終了後3ヶ月後に、29人において体重測定を再度行ったところ、スクール開始時に

体重減量スクールのスケジュール

　某企業で実施した肥満者対象の体重減量スクールの6ヶ月間のスケジュールです。講義とグループワーク、個別指導の組み合わせとなっています。

2003年 9月 — 10月 — 11月 — 12月 — 2004年 1月 — 2月 — 3月

開講式　　　　　　中間イベント　　　　　　　　　閉講式
体重測定・血液検査　　　　　　　　　　　　　　体重測定・血液検査
▲　　　　　　　　▲　　　　　　　　　　　　　▲
開始　　　　　　　2ヶ月　　　　　　　　　　　　6ヶ月

個別指導・食事記録　毎月1回（30分）

自己記録（毎日）、運動指導（参加自由）

設定した行動変容目標の例

　行動変容の目標は、「できたか」「できなかったか」分かりやすい具体的なものとします。目標は自分の生活を見直した上で、自分で決定することが重要です。指導者はその手助けをします。

① 毎日歩数を記録する。
② 1日1万歩を目標にする。
③ 食後のウォーキングをする。
④ 毎食腹八分目にする。
⑤ 甘いジュースを飲まないようにする。
⑥ 間食を1回減らす。
⑦ フライ、カツなどの揚げ物を減らす。
⑧ 炒め物を減らす。
⑨ ラーメンにライスを付けない。
⑩ 毎日体重計で体重をチェックする。

職場における取り組み

比べ平均4.9kgの減量を維持しており、減量効果が長期にわたり維持されていることが示されました。

このスクールでは目標設定、自己監視法、オペラント強化法、行動形成などの行動科学的手法が取り入れられ、指導スタッフのトレーニングがされています。行動変容の目標を自分自身で決定したことが目標の達成につながったと考えられます。また、グループワークの併用によって、参加者間に連帯感が生まれ、楽しい雰囲気が作れたことも効果を挙げる要因になったと考えられます。また年末に中間イベントを開催することで、年末年始のリバウンドを抑えることが出来たと考えています。

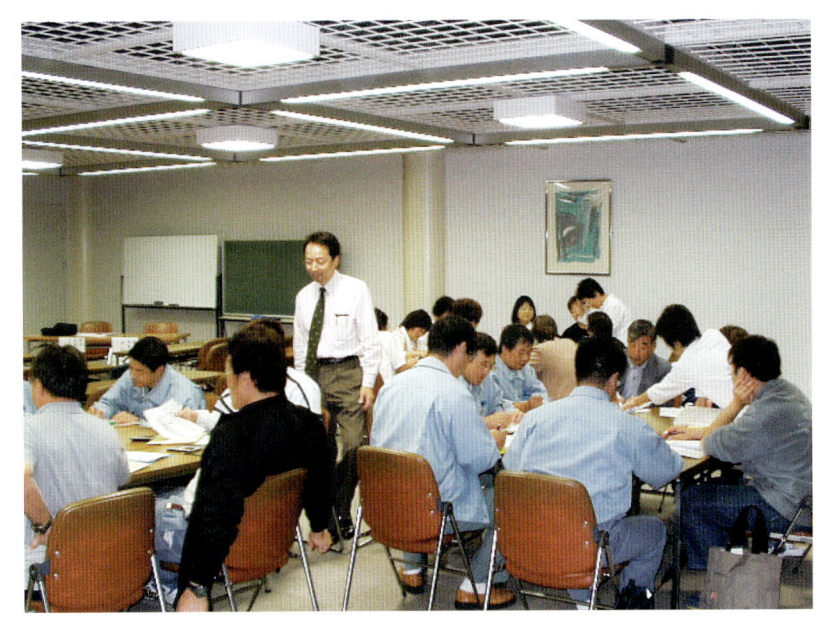

グループワークによる目標設定風景
スクール開講式のときグループワークを行い、スタッフが手助けをして目標を自己決定します。決めた目標はグループ内で各自発表します。

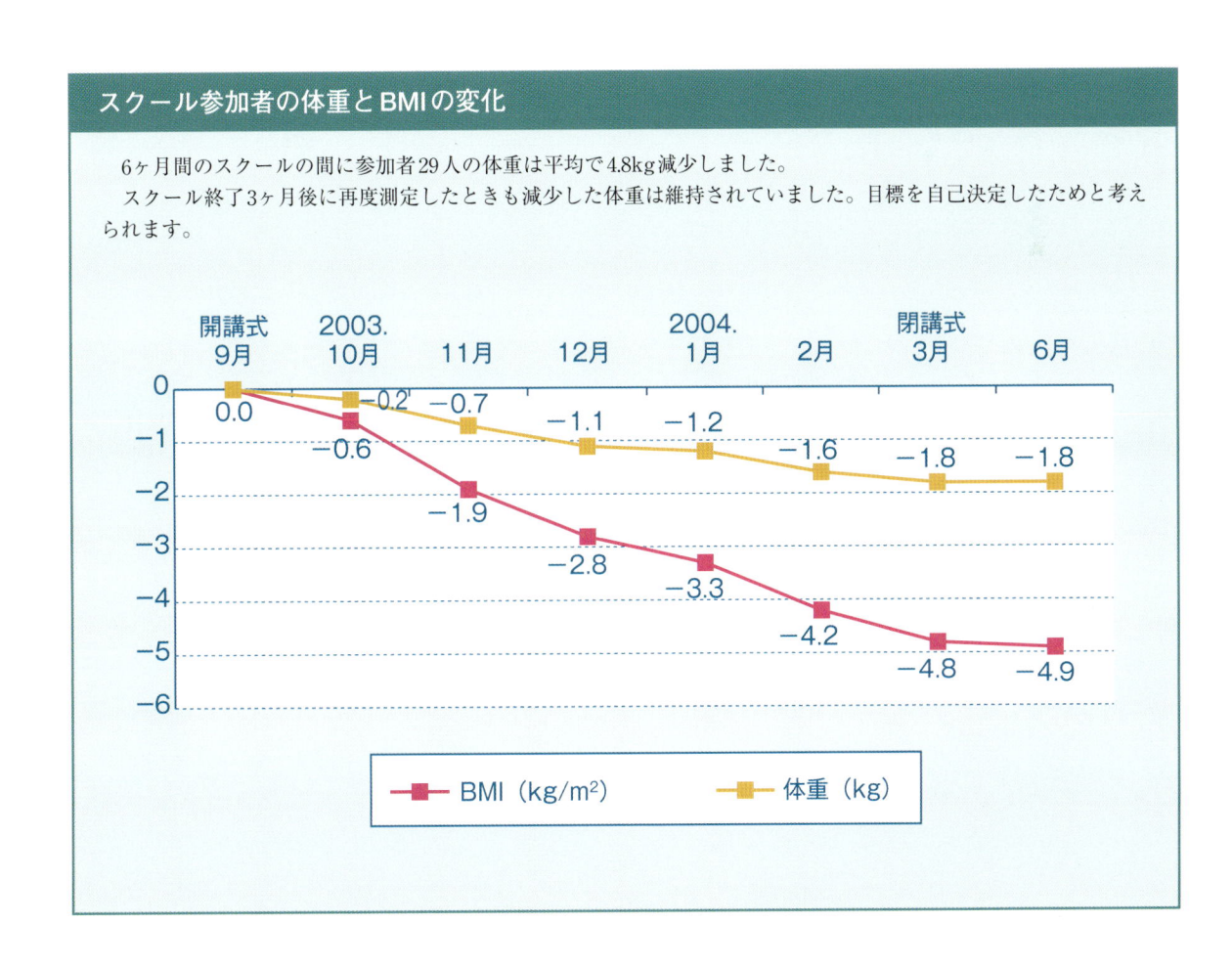

スクール参加者の体重とBMIの変化

6ヶ月間のスクールの間に参加者29人の体重は平均で4.8kg減少しました。
スクール終了3ヶ月後に再度測定したときも減少した体重は維持されていました。目標を自己決定したためと考えられます。

	開講式 2003.9月	10月	11月	12月	2004.1月	2月	閉講式 3月	6月
BMI (kg/m²)	0.0	-0.6	-1.9	-2.8	-3.3	-4.2	-4.8	-4.9
体重 (kg)	0.0	-0.2	-0.7	-1.1	-1.2	-1.6	-1.8	-1.8

第5章　メタボリックシンドロームの早期治療

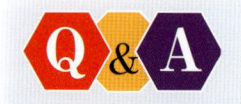

Q&A

問：グループワークのメリットはなんですか？

答： グループは大き過ぎず小さ過ぎず、6～8人が適当だと言われています。ほかのメンバーから上手に生活習慣を変えたアイデアを聞いたり、自分で自信がついたことを人に話したりすることにより、生活習慣の変更（行動変容）を身につけていくことができます。この作用を「グループ・ダイナミクス」と呼んでいます。司会を務める指導スタッフには若干の技術が求められます。

第5章 メタボリックシンドロームの早期治療

集団指導2

地域における取り組み

武田 友香

　生活習慣病を伴うメタボリックシンドロームに着目した地域の保健事業の事例として、石川県羽咋郡宝達志水町が取り組んだ方法と結果を概説します。

宝達志水町の概要

　平成17年4月現在の人口は16,010人、40～64歳は、5,459人（34.1%）、65歳以上は3,995人（25.0%）です。

　老人保健法に基づく40～64歳の健康診査の受診率は、男性は47%（平成16年度県平均37.3%）で、女性が51%（平成16年度県平均44.1%）です。

健診受診者におけるメタボリックシンドローム該当者（平成17年度）

　男性の40～64歳における該当者の割合は19.5%です。女性の40～64歳における該当者の割合は8.6%です。

健康支援の流れ

　メタボリックシンドローム該当者を選定し（7～10月）、当町の健康支援教室（アステラスカレッジ）への参加を呼びかける案内を出しました（11月）。その呼びかけに同意して集

健康支援教室（アステラスカレッジ）のプログラム

全カリキュラム（20単位）
■ 必須単位

1	2	3	4	5	6	7	8	9	10
はじめの健康チェック	初回面接 医師・栄養士・保健師	ウォーキング写真撮影結果発表	ウォーキング12月中	栄養講座 油・脂・果物・おやつ・ジュース	ヘルシーバイキング	栄養講座 野菜・酒	保健師と面接（2回目）	新春シェイプボクシング	犬（年）にあやかるお年玉

11	12	13	14	15	16	17	18	19	20
新春60分ウォーキング	ウォーキング1月中	ウォーキング1月中	栄養講座 塩分・外食	冬のリラックスストレッチ	アロマティータイム	保健師と面接（3回目）	たばことアスベスト	終わりの健康チェック	ラスト面接 医師・栄養士・保健師

おすすめの10単位 → これを参考に、都合のよい曜日と時間帯のプログラムを選んでいただきました。

1	2	3	4	5	6	7	8	9	10
はじめの健康チェック	初回面接 医師・栄養士・保健師	ウォーキング写真撮影結果発表	栄養講座 油・脂・果物・おやつ・ジュース	ヘルシーバイキング	保健師と面接	栄養講座 塩分・外食	たばことアスベスト	終わりの健康チェック	ラスト面接 医師・栄養士・保健師

プログラム1「単位取得型」：都合のつく曜日や時間帯でのプログラム参加による、基本的な内容10単位を取得するコース
プログラム2「毎週教室型」：毎週水曜の日中でのプログラム参加による12回コース
プログラム3「携帯メール型」：携帯メールやFAX、郵送による健康支援を受けるコース
　※各プログラムとも初回と3カ月後に、腹囲・血液検査等と医師指導があります。

第5章　メタボリックシンドロームの早期治療

まった方々に対して、健康支援教室（アステラスカレッジ）のプログラムに参加していただきました（12〜2月）。

健康支援の内容

医師が参加者に対して、健診等データから生活習慣改善の必要性について、町オリジナルのパンフレットを使って説明します。そして参加者は、保健師と相談しながら自分の生活習慣改善目標を決め、その実践状況をアステラスカレッジ日誌という書式に記録しました。

管理栄養士のバイキング方式による栄養指導ではまず、参加者が普段どおりに皿に取った後に、管理栄養士によって適量に指導を受けるという体験が組み込まれました。さらには、参加者がよく食べる食品のカロリー等について学びました。

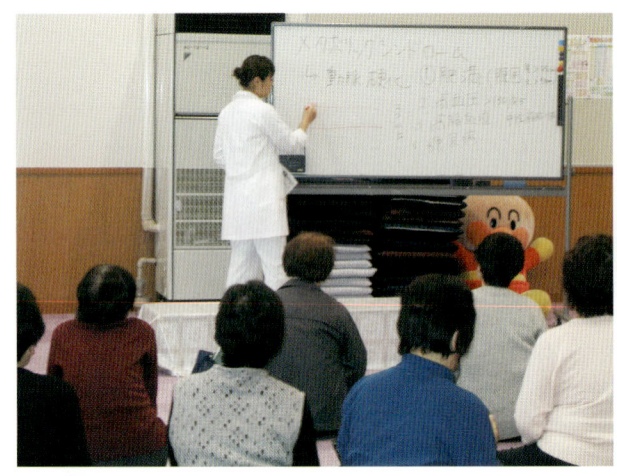

健康支援教室の様子

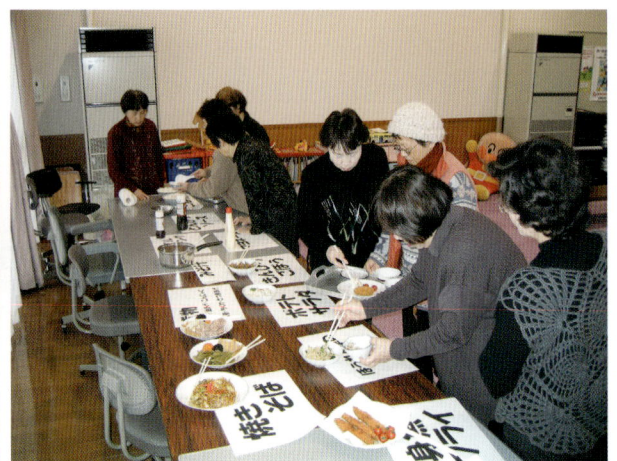

管理栄養士のバイキング方式による栄養指導

メタボリックシンドローム該当者のアステラスカレッジ終了後の変化

メタボリックシンドローム該当者10名全員が改善しました。

基本健診時点：メタボリックシンドローム該当者 10人

	内臓脂肪型肥満	高脂血症	血圧高値	耐糖能異常
a	○	○	○	○
b	○	—	○	○
c	○	○	○	—
d	○	○	○	○
e	○	○	○	○
f	○	—	○	○
g	○	—	○	○
h	○	—	○	○
i	○	○	○	○
j	○	○	○	○

教室終了時点：メタボリックシンドローム該当者 0人

	内臓脂肪型肥満	高脂血症	血圧高値	耐糖能異常
a	—	—	—	○
b	○	—	—	○
c	—	—	—	○
d	—	—	—	○
e	—	○	—	—
f	—	—	—	○
g	—	—	—	—
h	○	—	—	○
i	○	—	—	○
j	○	—	—	○

凡例　異常値：○　正常値：—

運動指導士は手軽にできる歩行について、正しい歩き方や靴の選び方なども説明しながら、実際に歩いてみる時間を必ず交えながら指導を行いました。また、30分ウォーキングした後の茶話会では、そのウォーキングと同じカロリーである「お団子」を食べるなど、運動と食品のカロリーを結びつける場も持ちました。

教室に参加できなかった人や教室修了者には、「健康お便り」や生活習慣改善の記録用の日誌を送付したり、携帯電話やパソコンメールを活用した案内や連絡なども行いました。

健康支援の結果

健康支援教室のプログラムにもとづく3ケ月間の健康支援の結果、メタボリックシンドローム該当者であった10名全員が改善しました。

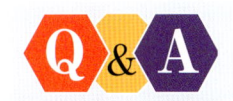

Q&A

問：健康支援教室に参加したい場合は、どこへ問い合わせたらよいでしょうか？

答：全市区町村にて実施しているわけではありませんので、お住まいの市区町村の保健担当課の窓口に問い合わせてみてください。

第5章 メタボリックシンドロームの早期治療

薬物療法

メタボリックシンドロームの薬物療法

木越 俊和

薬物療法の基本的な考え方

メタボリックシンドロームの背景には「内臓脂肪蓄積」および「インスリン抵抗性」が存在します。どちらが、病因（上流因子）として位置付けられるかはまだ議論の余地があります。わが国では、メタボリックシンドロームの病態に関して以下の立場をとって、診断基準を設定しています。それは、「内臓脂肪蓄積」によって「インスリン抵抗性」の状態が引き起こされ、この「インスリン抵抗性」状態が動脈硬化を促進するという立場です。すなわち、メタボリックシンドロームは過食および運動不足の生活習慣の結果として引き起こされる内臓脂肪蓄積を上流因子として高血圧、脂質異常、糖代謝異常を伴い、動脈硬化を促進する病態であると考えます。

メタボリックシンドロームの最終管理目標は、心血管疾患の予防です。その目標達成のためには越えるべき数々のステップがあります。メタボリックシンドロームの病態の上流因子である内臓脂肪蓄積を減少させるために、現在の生活習慣のうち、どこを改善すべきであるかを認識することが第一ステップです。しかし、

メタボリックシンドロームの病態を考慮した場合の上流因子（原因となる因子）についての考え方

「内臓脂肪蓄積」および「インスリン抵抗性」が存在しますが、わが国では、「内臓脂肪蓄積」によって「インスリン抵抗性」の状態が引き起こされ、この「インスリン抵抗性」状態が動脈硬化を促進すると考えられています。つまり、メタボリックシンドロームは過食および運動不足の生活習慣の結果として引き起こされる内臓脂肪蓄積を上流因子として高血圧、脂質異常、糖代謝異常を伴い、動脈硬化が促進する病態であると考えます。

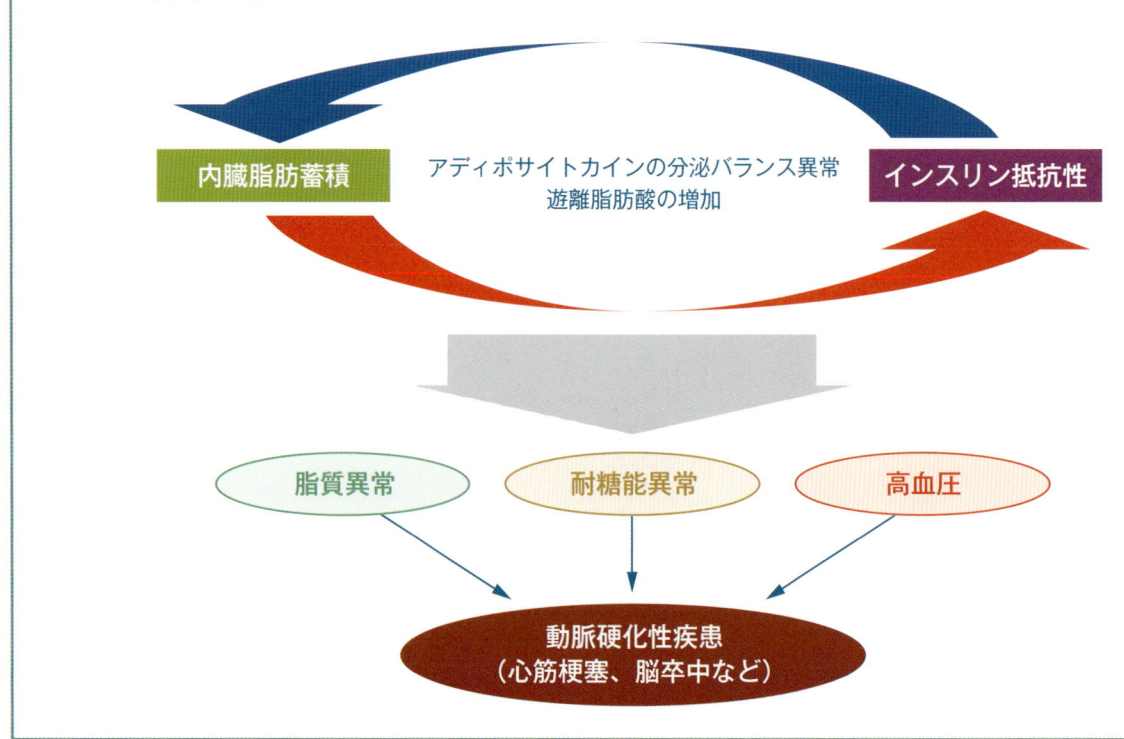

内臓脂肪蓄積 ⇄ インスリン抵抗性
（アディポサイトカインの分泌バランス異常、遊離脂肪酸の増加）

↓

脂質異常　耐糖能異常　高血圧

↓

動脈硬化性疾患（心筋梗塞、脳卒中など）

薬物療法

かりに改善すべき点を認識できたとしても、実際に生活習慣を改善するのは容易なことではありません。数ヶ月経っても生活習慣の改善がみられない場合に、薬物療法が考慮されます。

薬物療法の際に医師が考慮すべき事項

薬物療法の際に、医師が考慮すべき事項を簡単にまとめてみました。まずは、各患者のリスクを評価し、エビデンスに基づいて適切な薬剤を選択する（EBM：evidence based medicine）必要があります。すなわち、メタボリックシンドロームの診断の根拠となる内臓脂肪蓄積に加えて、糖代謝異常、高血圧、脂質代謝異常のうちいずれの組み合わせの病態を有するかによって、患者ごとに用いる薬剤の種類や数が異なります。さらに重要なことは、メタボリックシンドロームの管理目標が心血管疾患の予防であることを考慮しますと、心血管病の予防に関するエビデンスが明確にされている薬剤を優先的に選択するべきです。また、メタボリックシンドロームの薬物療法においては、長期間の継続的服用による治療効果を期待するために、薬剤の選択の際、「より少量でより少ない種類」を念頭におく必要があります。さらに、薬剤そのものが適応する疾患以外に、個々の薬剤が有する「多面的作用（pleiotropic effect）」および副作用を踏まえて、病態に対して常に総合的に配慮する必要があります。

高血圧の観点に立った薬物療法

メタボリックシンドロームの診断基準に含まれている血圧、脂質、血糖に関する検査項目の中で、異常を示す人の割合が最も高いのが血圧です。従って、メタボリックシンドロームに該当するすべての人にとって、血圧のチェックとコントロールは、動脈硬化の予防には欠かせない大切なことです。降圧薬に関してはこれまでに多くの大規模臨床試験の成績が発表されてきました。これらのエビデンスを基にして薬剤の選択がなされることになります。メタボリックシンドロームに該当する患者に対する降圧薬には少なくとも、脂質代謝および糖代謝（特にインスリン抵抗性）に関して悪影響を及ぼさないことが要求されます。

過去に行われた大規模介入試験の成績より、メタボリックシンドロームに伴う高血圧の治療薬としては、$\alpha 1$ 遮断薬、アンジオテンシン変換酵素（ACE）阻害薬、アンジオテン

各種降圧薬の糖代謝および脂質代謝に及ぼす影響

(Clinical Hypertension (7th ed.), pp247, 1998, 日本臨床, 62巻: 1164-1167, 2004より改変)

これらの薬剤の中でも特に注目されているのがACE阻害薬およびARBです。生活習慣病などの合併症を有する高血圧患者を含む大規模臨床試験において、ACE阻害薬およびARBは糖尿病の新規発症を抑制する成績が得られており、さらに、心血管疾患および糖尿病性腎症に対しても従来の薬に勝る成績が出されています。メタボリックシンドロームは経過中に糖尿病を発症しやすい病態ですので、少なくとも糖代謝に悪影響を及ぼさない降圧薬が選択対象となるわけです。

降圧薬	糖代謝（インスリン抵抗性）	脂質代謝改善		
		総コレステロール	HDL-コレステロール	中性脂肪
$\alpha 1$ 遮断薬	改善	低下	上昇	低下
ARB	改善	低下あるいは不変	不変	不変
ACE 阻害薬	改善	不変	不変	不変
Ca 拮抗薬（長時間作用型）	改善	不変	不変	不変
β 遮断薬	悪化	不変	低下	上昇
利尿薬	悪化	上昇	不変	上昇

シンⅡ受容体拮抗薬（ARB）、長時間作用型のカルシウム（Ca）拮抗薬の選択が適切だと考えられます。

これらの薬剤の中でも特に注目されているのが、ACE阻害薬およびARBです。特に注目されているのは以下の理由によるものです。生活習慣病などの合併症を有する高血圧患者を含む大規模臨床試験において、ACE阻害薬およびARBは糖尿病の新規発症を抑制する成績が得られています。これらの薬剤ではさらに、心血管疾患および糖尿病性腎症に対しても従来の薬に勝る成績が出されています。メタボリックシンドロームは経過中に糖尿病を発症しやすい病態ですので、少なくとも糖代謝に悪影響を及ぼさない降圧薬が選択対象となるわけです。

糖尿病の観点に立った薬物療法

メタボリックシンドロームの病態にはインスリン抵抗性が強く関与しています。従って、メタボリックシンドロームの病態を有する糖尿病患者における薬物療法としては、このインスリン抵抗性を改善する薬剤の使用を考慮する必要があります。

このような効用を持つ糖尿病治療薬のなかで、「チアゾリジン系薬剤」という名前で分類されているものがあります。この薬剤は直接的作用のほかに、内臓脂肪蓄積に際してみられる脂肪組織由来生理活性物質（アディポサイトカイン；アディポネクチン、TNF-αなど）の分泌異常を是正することにより、肝臓および骨格筋でのインスリン抵抗性を改善することが知られています。現在わが国で使用が許可されているものとしてピオグリタゾンがあります。これとは別に、古くからある経口血糖降下薬であるメトホルミン（ビグアナイド薬として分類される）は、膵臓に直接作用することなく血糖を降下する働き（膵外作用）があることで、近年見直されています。

脂質代謝異常の観点に立った薬物療法

メタボリックシンドロームにおける脂質異常では、高中性脂肪（高TG）血症あるいは低HDLコレステロール血症が特徴です。臨床的には一般に、高TG血症が主体となる脂質代謝異常に対してはフィブラート系薬剤が用いられ、高コレステロール血症に対してはスタチン系薬剤が選択されます。従って、糖代謝異常あるいは高血圧などを有するメタボリックシンドローム患者にとっては、使われるフィブラート系薬剤およびスタチン系薬剤が少なくとも糖代謝や血圧に悪影響を及ぼさないことを確認することが重要です。

フィブラート系薬剤は、主に血清TGを低下させ、HDLコレステロールを上昇させ、インスリン抵抗性改善作用、抗動脈硬化および心血管系イベントの抑制効果を有することが報告されています。また、血圧を低下させるとの報告もあります。近年、フィブラート系薬剤はメタボリックシンドロームの治療薬として期待されています。

一方、スタチン系薬剤は主にLDLコレステロール低下作用が著明ですが、このほかに、HDLコレステロールを上昇させる作用やTGを低下させる作用を有し、インスリン抵抗性を改善するとの報告もあります。スタチン系薬剤の動脈硬化疾患に対する有用性は数々の大規模臨床試験の成績から明らかですが、近年、スタチン系薬剤には上記の作用以外の作用、いわゆる多面的有効作用が認められることが分かってきました。これらのなかにはたとえば、抗酸化作用、糖尿病発症抑制、血管内皮機能改善などがあります。

メタボリックシンドロームの患者では、その臨床検査値の異常が、主に各患者自身の生活習慣に基づいているといえます。従って、メタボリックシンドロームの管理および治療においては、個々の患者の生活習慣を改善するような指導が必須です。しかし、生活習慣を改善するのは容易なことではありません。個々の患者の絶え間ない努力・忍耐と、これを応援する強力なサポートとしての正確な指導がかみ合った時に、客観的な成果がでるものです。このような基本的な管理・治療において、薬物療法は患者の生活の質（QOL：quality of life）をあげるのに役立つものです。すなわち、ともすればストレスにもなりかねない「継続的な生活習慣の改善」に対して、薬物療法の導入は補助的な役割を担うものといえます。今後は、メタボリックシンドロームにかかわる病態を同時に、改善できる治療薬のさらなる開発が期待されます。

Q&A

問：いわゆる"やせ薬"にはどのようなものがありますか？

答：代謝促進薬として以前には甲状腺ホルモンがいわゆる「やせ薬」として利用された時期がありました。しかし、甲状腺ホルモンは体内の脂肪組織のみならず生命の維持に必要な臓器の異化をも促進することから、現在わが国では、抗肥満薬としての使用は禁忌です。1992年秋から食欲抑制薬としてマジンドールという薬が医薬品として使用できるようになっています。しかし、適応となる対象患者は肥満度が＋70％以上あるいはBMI（body mass index：体格指数）35以上の高度肥満症に限られています。減量のための補助的な薬として漢方薬（防風通聖散）もありますが、いずれも食事療法と運動療法の併用療法に対して補助的な役割を持つものであり、「飲めば痩せる」といった安易な考えで薬を求めるのは勧められません。

第5章 メタボリックシンドロームの早期治療

メタボリックシンドロームを伴った疾患の治療 1

狭心症・心筋梗塞

北山　道彦

狭心症・心筋梗塞の発症メカニズム

心臓は、諸臓器が必要とする血液を1分間に約5L、体全体に送り出すポンプの働きをしています。また自分の意思とは関係なく、一日に約10万回、収縮と拡張を繰り返す非常に働き者の臓器です。心臓もその活動のために、心筋に網の目のように張り巡らされた冠状動脈と呼ばれる血管から血液が供給されています。

冠状動脈は大きく右冠状動脈、左前下行枝、左回旋枝の3本に分かれています。冠状動脈に動脈硬化が起こり、冠状動脈粥腫（プラーク）を生じ、心筋への血液の流れが悪くなります。さらに心筋酸素の需要と供給のバランスが崩れたときに、心筋虚血という状態になり、狭心症や心筋梗塞に進展します。したがって狭心症・心筋梗塞はまとめて虚血性心疾患とも呼ばれています。近年、狭心症・心筋梗塞などを含む心疾患の死亡率は年々増加しており、悪性新生物に引き続いて第二位となっています。平成15年度の心疾患による死亡者数は、16万3千人と報告されています。これはライフスタイルの欧米化によるものと考えられています。動脈硬化は狭心症、心筋梗塞の最大の原因ですが、動脈硬化の原因には様々なものがあります。その中でも高コレステロール血症、高血圧、喫煙、糖尿病が、生活習慣に関わる4大危険因子と考えられています。これらの原因が複雑にからみあって動脈硬化が形成されます。重要な点は、これらの危険因子が増えると虚血性心疾患の危険が相加・相乗的に増えることです。最近では、過食と運動不足の結果として起こる内臓脂肪の過剰がもたらす危険因子の複数集積が、メタボリックシンドロームと総称され注目されています。

血管は内膜、中膜、外膜の三層構造で構成されています。内膜は血管内皮と呼ばれる、血管の防御壁の役割を果たす一層の細胞で覆われています。血圧や喫煙などの動脈硬化促進因子で血管内皮細胞が障害されると、血液中を循環している単球と呼ばれる血球の成分が、内皮に接着して血管内にもぐりこみます。やがてこの単球は、マクロファージとよばれる貪食細胞に変身します。一方、これまで述べた動脈硬化促進因子によって血液中のLDLと呼ばれる悪

プラークによる冠状動脈血流障害

心筋梗塞は脆弱なプラークが血圧などの物理的な刺激で破綻し、プラークの内容物が血中にもれ出て、血栓という血の塊によって冠状動脈が閉塞するために起こります。さらに閉塞した冠状動脈が栄養している心筋が壊死に陥り、様々な障害を引き起こすのが、心筋梗塞です。また狭心症はプラークによる冠状動脈血流障害のために、典型的には活動時に心筋酸素需要が消費量を上回るために起こる一過性の心筋虚血と定義されています。

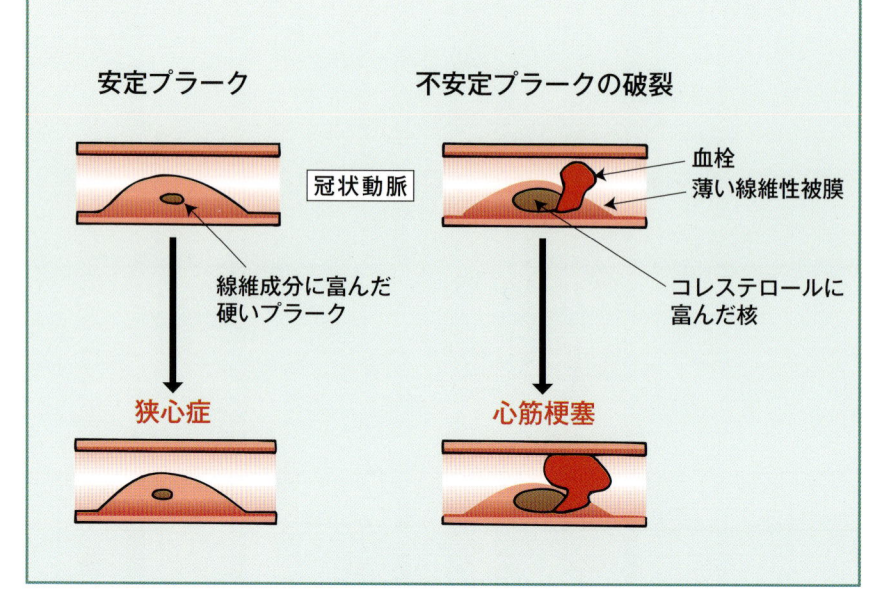

安定プラーク → 狭心症（線維成分に富んだ硬いプラーク）

不安定プラークの破裂 → 心筋梗塞（血栓、薄い線維性被膜、コレステロールに富んだ核）

狭心症・心筋梗塞

玉コレステロールが酸化され酸化LDLに変わり、マクロファージはこの酸化LDLを取り込み、細胞内にコレステロールをいっぱいためた泡沫細胞になります。これとともに、いろいろな細胞増殖因子がいくつかの細胞から放出され、中膜に存在した血管平滑筋細胞が増殖をはじめ、内膜が増殖したプラークと呼ばれる動脈硬化巣が形成されます。

最近の研究では、プラークがどんどん大きくなっていく過程で狭心症、心筋梗塞という順に進展していくのではなく、狭心症と心筋梗塞を発症するプラークは性質が異なることがわかってきました。心筋梗塞に進展するプラークは脆弱なプラークと呼ばれ、薄い被膜に覆われており、細胞成分に乏しい、コレステロールに富んだ核を持つことが特徴です。心筋梗塞はこの脆弱なプラークが血圧などの物理的な刺激で破綻し、プラークの内容物が血中にもれ出て、血栓という血の塊によって冠状動脈が閉塞するために起こります。さらに閉塞した冠状動脈が栄養している心筋が壊死に陥り、様々な障害を引き起こすのが心筋梗塞です。一方、狭心症の原因となるプラークはむしろ線維成分に富んだ硬いプラークです。狭心症は典型的には、プラークによる冠状動脈血流障害のために、活動時に心筋酸素需要が消費量を上回るために起こる一過性の心筋虚血と定義されています。

狭心症・心筋梗塞の症状

急性心筋梗塞や心筋梗塞に移行しやすいと考えられている不安定狭心症の原因は、心筋梗塞と同様に、不安定プラークの破裂によります。心筋梗塞はそれにより冠状動脈内に形成された血栓が完全に内腔を閉塞してしまう状態で、心筋の壊死を伴うもの、不安定狭心症は内腔を完全に閉塞しないため、血流はあるが、心筋梗塞に移行しやすい状態のことを言います。どちらも病因が同じなため、最近では両方を合わせて急性冠症候群（ACS：acute coronary syndrome）と呼ばれています。不安定狭心症は、適切な治療をしなければ死亡率が高く、予後不良の疾患です。したがって、予後を改善するには早期発見、早期治療が重要であり、早期発見における一番重要な点は、狭心症や心筋梗塞の症状を理解することです。

狭心症の主症状である狭心痛は典型的には「胸が締め付けられる」、「胸が圧迫される」などの症状として表現されます。通常、労作時に出現することが多く、また5～10分程度の安静で症状が消失することがほとんどです。注意すべきことは、痛みが必ずしも胸部だけで起こるのではなく、胸から背部、左肩に放散する場合や顔面下部、歯痛、また腹痛として自覚する場合もあります。

日本人に多いといわれているのが、冠攣縮性狭心症で、動脈硬化性プラークによるものではなく、血管が痙攣して虚血が起こる狭心症の一つです。多くは夜間・早朝の安静時に起こることが特徴です。

心筋梗塞は狭心痛の前駆症状を伴うこともありますが、これまで一度も自覚症状がなくても突然、狭心症と同様かさらに激しい胸痛を自覚することがあります。通常はこの胸痛

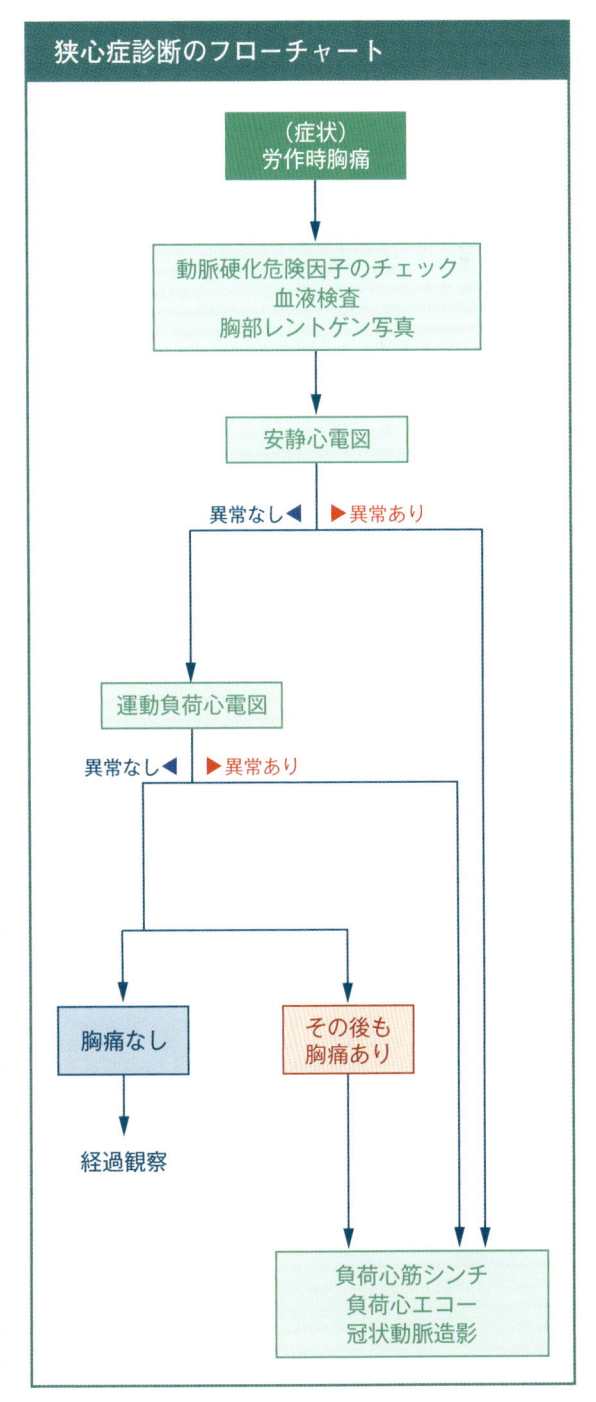

狭心症診断のフローチャート

```
（症状）
労作時胸痛
    ↓
動脈硬化危険因子のチェック
血液検査
胸部レントゲン写真
    ↓
安静心電図
    ↓
異常なし ◀ ▶異常あり
    ↓
運動負荷心電図
    ↓
異常なし ◀ ▶異常あり
    ↓
胸痛なし    その後も胸痛あり
    ↓
経過観察
            ↓
        負荷心筋シンチ
        負荷心エコー
        冠状動脈造影
```

117

第5章　メタボリックシンドロームの早期治療

が15～20分以上持続し、狭心症はニトログリセリンで胸痛が数分で消失するのに対し、心筋梗塞はニトログリセリンの効果がほとんどありません。胸痛以外には呼吸困難、冷汗、嘔吐などの症状を伴う場合もあります。しかし、典型的な症状を呈さない心筋梗塞患者も認められます。およそ4分の1は無症状で、後々心電図や超音波検査などで発見されることもあり、とくに糖尿病患者や高齢者の方では、この無症候性心筋梗塞の注意が必要です。

早期診断に必要な検査法

狭心症

①心電図

狭心症の場合は、胸痛がなければ、心電図は正常と同じです。したがって診断するために階段を昇り降りしたり、自転車をこいだりして行う運動負荷心電図が有効です。ただし、診断できる確率は6～7割程度です。

24時間ホルター心電図は携行できる心電図で、狭心症で起こる心電図変化や特に夜間や早朝に起こる冠攣縮性狭心症の診断に威力を発揮します。

②血液検査

現在、狭心症を診断できる血液マーカーはありません。

③核医学検査

タリウムやテクネシウムなどの心筋に取り込まれる放射性物質を注射し、運動を行い、薬物負荷後と数時間後にガンマカメラで撮影し、比較することによって虚血心筋を検出しようとする検査です。診断できる確率は、冠状動脈の狭さにもよりますが、7～9割程度と考えられています。

④薬物負荷心臓超音波検査

安静時では心臓超音波検査で異常を認めることは少ないが、強心薬を点滴することで一部が狭くなった冠状動脈が栄養している心筋の動きが悪くなります。このことを利用して狭心症の診断を行うことができます。これで診断できる確率は8～9割程度と報告されています。

⑤MDCT（multi-row detector CT）

最近、X線検出装置を多数配置し、優れた解像度を有するCTが開発さ

胸痛発作時の心電図（狭心症）

運動負荷後に胸痛を自覚した患者の心電図です。心電図のV5、V6誘導で矢印に示したように基線より低下している部分があり、これをST低下といいます。この所見が心電図にあると狭心症が疑われます。この変化は一時的で発作が改善すると、基線にもどり正常の心電図になります。

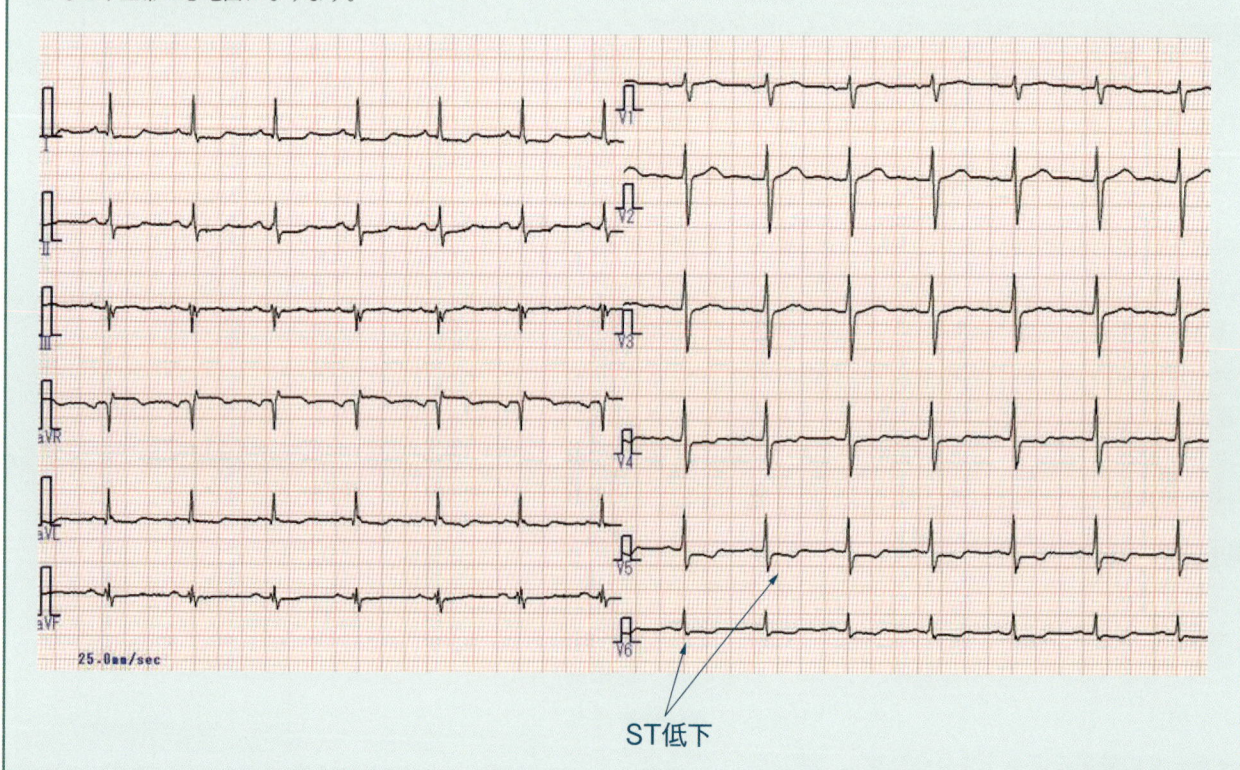

ST低下

狭心症・心筋梗塞

れました。造影剤を使用しますが、非侵襲的に冠状動脈をコンピューターで三次元的に構築することが可能となりました。ただし、高度石灰化が存在すると不鮮明な画像になり、診断できる確率は8～9割程度と言われています。

⑥冠状動脈造影

カテーテルと呼ばれる細い管を、手首や足の付け根の血管から冠状動脈の入り口まで挿入し、造影剤を注射して冠状動脈を影絵のようにしてモニターで見る検査です。冠状動脈の全体像や狭窄病変の有無、部位、程度やその性質を診断できる最も有効な検査方法です。ただし造影剤にアレルギーがある患者や腎臓の機能が悪い患者に対しては、注意して行う必要があります。薬物を負荷すれば冠攣縮性狭心症の診断も可能です。

急性心筋梗塞

①心電図

急性期にはST上昇という、特徴的な変化を呈します。また経時的に心電図が変化し、おおよそどの冠状動脈が閉塞しているか推定することもできます。本症の最も簡便で有力な検査です。しかし、急性期にもかかわらず心電図に変化が認められない心筋梗塞や、逆にSTが上昇しているからといって心筋梗塞ではない疾患（心膜・心筋炎、たこつぼ型心筋症、くも膜下出血など）も存在するため注意が必要です。

②血液検査

心電図の次に簡便に行える検査方法です。従来はクレアチンホスホキナーゼ（CK）や乳酸デヒドロゲナーゼ（LDH）といった酵素が用いられてきましたが、必ずしも診断効率がいいとはいえませんでした。最近では、心筋梗塞発症早期の血液中に特異的に出現するトロポニンTと心臓由来遊離脂肪酸結合タンパク（H-FABP）と呼ばれる心筋特異タンパクが用いられています。15分以内で診断できるキットも開発され、実際の臨床の場で用いられています。

③胸部レントゲン写真

急性心筋梗塞に合併する心不全の診断や心筋梗塞との鑑別が必要な肺疾患（肺炎、気胸など）、大動脈解離の診断に有効です。

④心臓超音波検査

心筋梗塞で認められる左心室の壁

負荷タリウム心筋シンチおよび冠状動脈造影
（左前下行枝 高度狭窄例）

右の冠状動脈造影で矢印に示すように、左前下行枝の近位部に高度狭窄病変を認めます。その左前下行枝が栄養している心臓の部分（心尖部）に一致して、左の像ではタリウムの取り込み低下が見られます。すなわちこの負荷タリウム心筋シンチによって冠状動脈のどの部分に狭い部分があるのか判定できるのです。

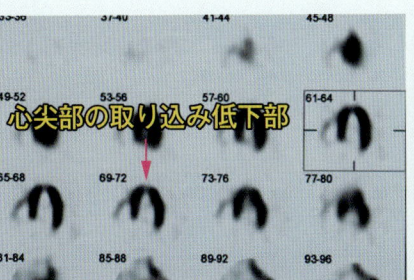

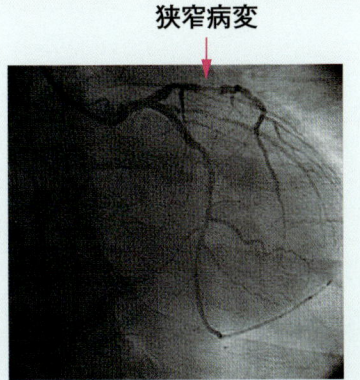

MDCT（Multi-row Detector CT）および冠状動脈造影
（右冠状動脈完全閉塞　心筋梗塞例）

MDCTによって冠状動脈造影で認められる像と同様に、しかも立体的に冠状動脈の閉塞部（左図では緑色の部分）あるいは狭窄部を検出することができます。

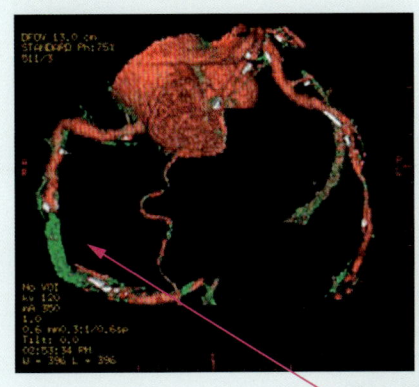

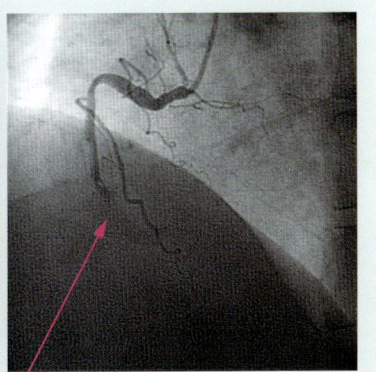

第5章 メタボリックシンドロームの早期治療

運動異常を可視的に検査できる有効な非観血的検査であり、心臓のポンプ機能や心筋梗塞の合併症を検出できます。血液検査とともに簡便で重要な検査です。

⑤冠状動脈造影

早期治療は心筋梗塞患者の予後を左右します。冠状動脈造影は治療に直結するので、可能な施設であれば、必須の検査となっています。また冠状動脈造影装置を持たない医院や病院は、速やかに造影可能な施設に患者を搬送することが望まれます。

治療

狭心症の主な治療方法は、薬物治療と非薬物治療、入院治療と外来治療に大別されます。薬物治療には、経口・経皮治療薬と不安定狭心症に適応される点滴治療薬があります。非薬物治療は、主に経皮的冠状動脈インターベンション（PCI: percutaneous coronary intervention）と冠状動脈バイパス手術（CABG: coronary artery bypass grafting）という冠血行再建術及び、大動脈内バルーンパンピング（IABP: intra-aortic balloon pumping）や経皮的心肺補助装置（PCPS: percutaneous cardio pulmonary support）という補助循環も含まれます。非薬物治療の多くは、薬物治療との併用で行われます。

安定狭心症の治療
①薬物治療

主な抗狭心症薬は、冠状動脈拡張薬である硝酸薬、Ca（カルシウム）

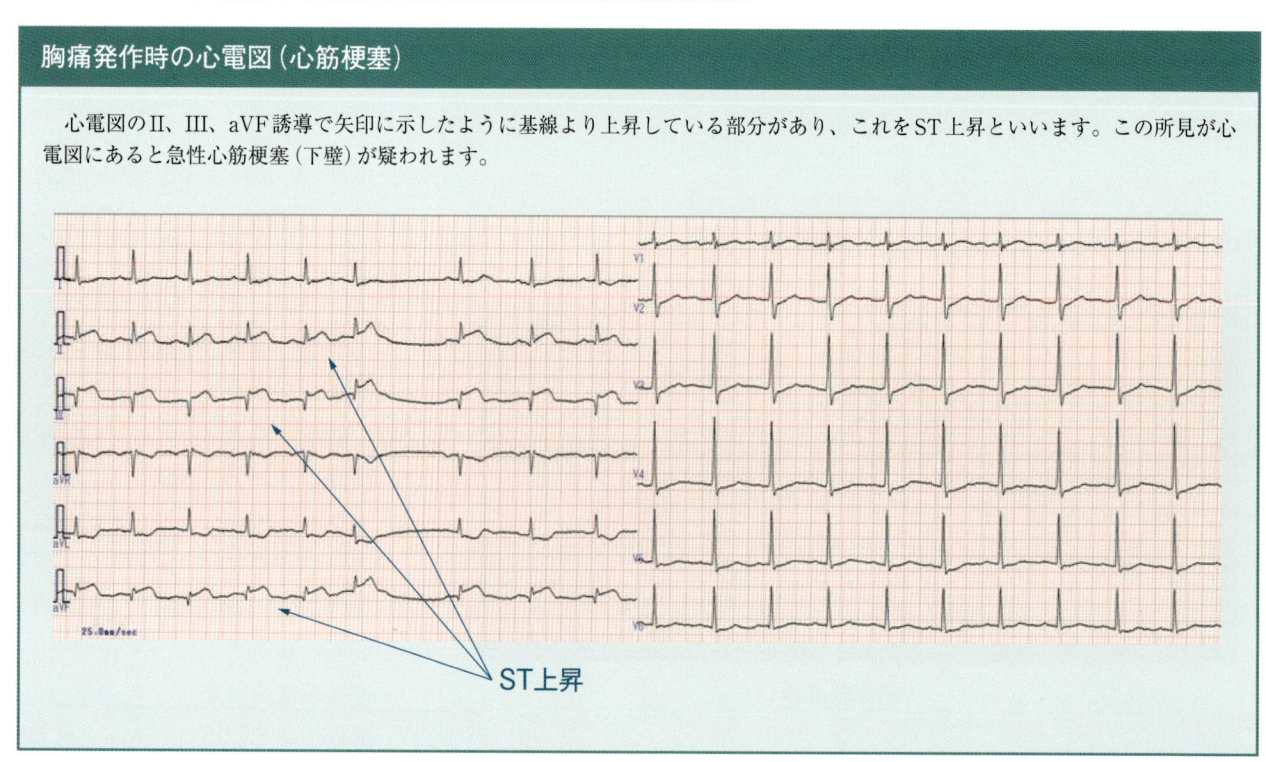

急性心筋梗塞診断のフローチャート

＜症状＞
激しい胸痛が20分以上持続
ニトログリセリン無効
↓
心電図
血液検査
胸部レントゲン写真
心臓超音波検査
↓
冠状動脈造影 → 確定診断

胸痛発作時の心電図（心筋梗塞）

心電図のⅡ、Ⅲ、aVF誘導で矢印に示したように基線より上昇している部分があり、これをST上昇といいます。この所見が心電図にあると急性心筋梗塞（下壁）が疑われます。

ST上昇

狭心症・心筋梗塞

拮抗薬、K（カリウム）チャネル開口薬（ニコランジル）と、心筋酸素消費量を減少させるβ（ベータ）遮断薬があります。Ca拮抗薬とβ遮断薬は多種類があり、その作用機序もやや異なりますが、ほぼすべてが抗狭心症薬として有用です。

労作性狭心症では、経口・経皮硝酸薬やニコランジルとCa拮抗薬、β遮断薬を併用します。わが国ではβ遮断薬が使用禁忌である冠攣縮性狭心症や慢性閉塞性肺疾患を併存する場合があり、β遮断薬の使用率は低い傾向にあります。しかし、β遮断薬は難治性の高血圧が併存、冠血行再建が不適応、不完全冠血行再建後の残存虚血などの症例に対しては適しています。冠攣縮性狭心症では、Ca拮抗薬が第1選択です。

遠隔期の心事故の予防薬は、アスピリンとコレステロール降下薬（スタチン系高脂血症薬）です。アスピリンは不安定狭心症と同様に、安定狭心症にも有効と評価され、今日では禁忌がないかぎりは終生使用する傾向にあります。

②冠血行再建

血行再建法には、PCIとCABGがあります。PCIにはバルーン形成術、バルーン形成術後高率に発生する再狭窄を予防する目的で開発されたステント留置、動脈硬化部の粥腫（アテローム）を切除する方向性アテレクトミー（DCA）、石灰化病変を切除する回転性アテレクトミー（ロータブレータ）、レーザー形成術があります。

方向性アテレクトミーは、プラークを切除・回収してその容積を減少（デバルキング）させ、血管内腔を拡大する手技です。

回転性アテレクトミー（ロータブ

冠状動脈血行再建術　左回旋技完全閉塞

63歳、男性
主訴：胸痛　冠危険因子：高血圧、糖尿病

糖尿病性腎症のために他院で透析中に胸痛発作が出現。不安定狭心症の診断で紹介入院となる。

治療前

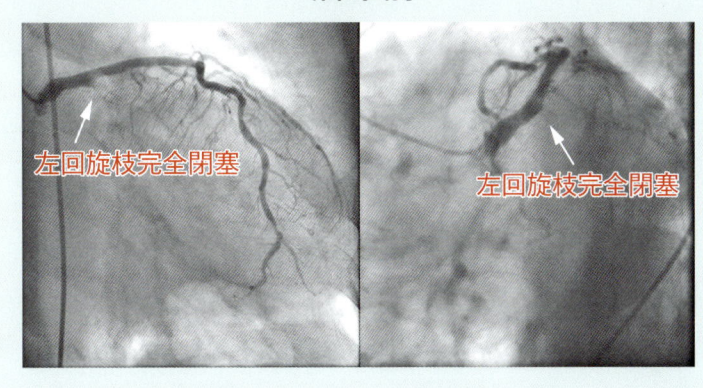

左回旋枝完全閉塞　　左回旋枝完全閉塞

治療中

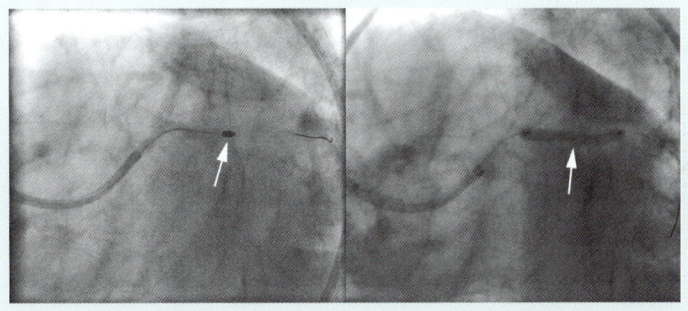

ロータブレータ　　バルーン

治療後

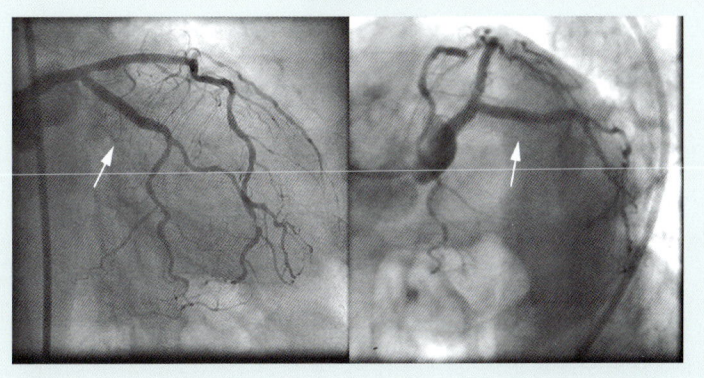

レータ）は、先端に微細な工業用ダイヤモンドを付着した鉄球（burr）を高速回転させて石灰化したプラークを切削し、赤血球大まで粉砕する手技です。最近は、糖尿病性腎症に基づく慢性腎不全（血液透析）を併存する狭心症例が増加し、このような例では冠状動脈の石灰化が高度で、バルーン形成術では狭窄病変を開大できず、回転性アテレクトミーがその初期拡張に有用であります。

現在のPCIの主流はステント留置で、その70～80％を占めています。ステントには陰性リモデリング（遠隔期の血管収縮）を予防して再狭窄を減少させるほかに、急性血栓性閉塞や弾性リコイルという周術期の合併症を予防する効果があります。2004年8月に薬物溶出性ステント（DES: drug eluting stent: ）が市販化されて、PCIのあり方は大きく変遷しました。DESはステント表面に免疫抑制薬または抗癌薬が被覆されており、薬剤が緩徐にプラークに浸潤して再狭窄の主な機序である新生内膜の増殖を抑制します。再狭窄率は、標準金属ステントの20～30％から5％程度に減少させることが可能となりました。

CABGは、内胸動脈、橈骨動脈、胃体網動脈、大伏在静脈をバイパスグラフトして使用します。CABGの手技として、肋間を小切開し内胸動脈を胸腔鏡下に剥離し、人工心肺装置を用いずに心拍動のまま病変血管にグラフト吻合する低侵襲手術（MIDCAB: minimally invasive direct coronary artery bypass surgery）、または胸骨正中切開以外はMIDCABと同様の手技（OPCAB: off-pump coronary artery bypass surgery）が普及しています。

不安定狭心症・心筋梗塞の治療

本症は、入院治療が原則です。発作の閾値が一定した労作によって起こる初発型発作は、外来治療でも安定しますが、本型の多くは日常生活範囲内の軽労作が発作の誘因であり、入院治療が安全です。

①薬物治療

胸痛発作の寛解法は安定狭心症と同様ですが、不安定狭心症では、硝酸薬や麻薬を含む鎮痛薬の静注を要する例があります。

胸痛発作の予防には、入院直後から静注抗狭心症薬の持続点滴を開始します。静注薬はニトログリセリン、硝酸イソソルビド、ニコランジル、ジルチアゼムのいずれを用いても効果はほぼ同様でありますが、それでも効果が得られない場合は、β遮断薬の静注を併用することもあります。持続点滴中に安静時の虚血発作が発生した場合は、薬物治療抵抗性と判断し、緊急冠状動脈造影の適応となります。

また、血栓の関与が重要な病態であり、アスピリンに加えてヘパリン1万～2万単位／日の持続点滴が必須です。

②血栓溶解療法

不安定狭心症、心筋梗塞の発症には、冠血栓が重要な役割を果たしていることが判明し、冠注血栓溶解療法後に安静時の胸痛発作が消失する例を経験する場合もあります。造影上、明瞭な血栓像が認められる例には血栓溶解療法が施行される場合もありますが、ステント留置の普及によって、本症に対する血栓溶解療法は現在ほとんど行われなくなってきました。

③冠血行再建

本症における冠血行再建の適応は、基本的には安定狭心症の場合と同様であります。ただし血栓の関与が強いと推測される例には回転性アテレクトミーは禁忌であり、多量の血栓を認める場合は、血栓吸引を行うこともあります。

④補助循環法

本症では、高度虚血時に血圧低下や僧帽弁逆流が発生するとともに心不全、心原性ショックを合併することがあります。これらの病態が薬物治療抵抗性の場合、補助循環法を行います。補助循環法には、大動脈内バルーンパンピング（IABP）と経皮的心肺補助装置（PCPS）があります。

IABPは、胸部下行大動脈に30～40cc容量のバルーンカテーテルを留置し、心電図同期下に収縮期に弛緩、拡張期に膨張させて冠血流量を増加させ、心筋酸素供給量を増します。

PCPSは脱血管を右心房に、送血管を大腿動脈に経皮的に挿入し、静脈血を体外で人工心肺装置に還流して酸素化する装置です。補助循環法は、基本的には血行再建までの補助的治療手段とも言えます。

長期予後

狭心症

狭心症の予後を大きく規定する因子は、冠状動脈病変の罹患枝数と左室機能です。多枝病変であればあるほど、また左心機能が低下していればしているほど予後が悪く、左主幹部病変は特に予後不良です。また急性冠症候群の発症が予後に関連しています。

心筋梗塞の既往の無い例では、薬物療法と冠血管形成術を適切に選択すれば、経過、予後ともに良好であ

ることが多いです。

器質性狭心症（冠状動脈の狭窄による虚血）の予後は、1枝病変例、心機能正常例は良好であるのに対し、多枝病変例、左冠状動脈主幹部病変例、心機能低下例は不良です。内科的治療と外科的治療を比較した多くの臨床試験の結果によると、重症例ほど外科的治療がまさるとされています。

冠攣縮性狭心症の予後に関連する因子としては、器質的狭窄の重症度、多枝冠攣縮、Ca拮抗薬の使用の有無があげられます。

不安定狭心症では、冠血行再建術を含めた適切な治療が行われれば、経過、予後ともに不良ではありません。最近の早期侵襲的治療と非侵襲的治療を比較した臨床試験の結果では、侵襲的治療が心事故抑制に有効であることが示されています。

心筋梗塞

急性心筋梗塞から回復して生存退院できた例の予後を低下させる主なものは、心不全、再梗塞、不整脈死です。梗塞巣が極めて大きい例では、残存心機能が低下し、ポンプ失調による心不全を生じやすく、不整脈死も多く認められます。しかしほとんどの例では、新たな心筋梗塞の発症、あるいは高度の心筋虚血発作（狭心症）を生じなければ、心機能が退院時より低下して心不全を発症することなく、社会復帰が可能です。

急性心筋梗塞から退院できた例の5年累積心臓死発生率は10〜20％とされ、心臓死発生に影響する因子は高齢（70歳以上）、多枝病変、心機能低下（左室駆出率40％以下）であり、心臓死の大部分は急性心筋梗塞の再発であります。突然死も、多くは急性心筋梗塞によるものであります。その意味で、冠危険因子の管理を中心とした冠状動脈硬化症対策が重要といえます。

メタボリックシンドロームを合併した狭心症と心筋梗塞症の対策

メタボリックシンドロームを合併した狭心症や心筋梗塞患者の対策としては、狭心症患者であればその悪化、心筋梗塞患者であれば再梗塞を予防することが重要です。そのために生活習慣の改善と適切な薬物治療が必要です。

生活習慣の改善

具体的には禁煙、減塩と低脂肪・低カロリー食、適度な運動による肥満の是正、ストレス解消などがあげられます。

適切な薬物治療

上記生活習慣改善の試みに加えて、降圧剤による血圧正常化、高脂血症治療薬による血清脂質の低下、糖尿病専門医による血糖コントロールが狭心症や心筋梗塞の再発予防に重要です。

第5章 メタボリックシンドロームの早期治療

メタボリックシンドロームを伴った疾患の治療2
脳血管障害（脳梗塞）

堀　有行

脳血管障害には、脳への血液の流れが滞って生ずる虚血性脳血管障害と、血管が破れて生ずる出血性脳血管障害がありますが、ここでは、虚血性脳血管障害の代表である脳梗塞の治療について説明します。

脳梗塞には、大きく分けると3つのタイプがあります。脳内の穿通枝と呼ばれる細い動脈の閉塞により生ずるラクナ梗塞、太い動脈の閉塞をきたすアテローム血栓性梗塞、心臓の疾患が原因で心臓から流れ出た血液塊が脳の血管に詰まってしまう心原性塞栓症の3種類です。日本人はラクナ梗塞が多かったのですが、欧米化する食生活のためアテローム血栓性梗塞が増えています。特に大都市では、アテローム血栓性梗塞の方がラクナ梗塞よりも多くなっています。このように同じ虚血性脳血管障害でもタイプが異なると、治療や再発予防の方法が異なります。

脳梗塞の治療

脳梗塞発症3時間以内は、組織プラスミノーゲンアクチベーター（rt-PA：アルテプラーゼ）を用いた血栓溶解療法が、脳梗塞の超急性期の治療法として有効性が期待できます。ただし、発症3時間以内に治療の開始が可能であること、脳梗塞の診断に間違いがなく、頭部CTによる正確な判定がなされていること、rt-PA投与後に脳血管障害ケアユニット（SCU: stroke care unit）などの専門病棟で管理ができる施設で治療ができるなどの制約があります。

抗トロンビン薬であるアルガトロバンは、発症48時間以内の脳血栓症に有用とされています。発症5日以内の心原性脳塞栓症を除く脳梗塞の場合は、抗血小板療法としてオザクレルナトリウムが推奨されています。経口薬としては、発症48時間以内のアスピリンの投与も有効です。

その他、カテーテルを用いて直接脳動脈内に血栓溶解剤を注入する選択的局所血栓溶解療法や、同様にカテーテルを用いて血管を再開通させる経皮的血管形成術とステント留置術の研究開発も進められています。また、脳を保護する薬剤（フリーラジカルスカベンジャー）としては、エダラボンが用いられています。

脳梗塞の治療は、脳血管障害の急性期の治療から再発予防、リハビリテーション、そして社会復帰までをそれぞれの専門スタッフが担当することが望まれます。

脳梗塞の再発防止
　―危険因子への対策―

脳梗塞の再発防止のためには、危険因子の管理が重要であることはいうまでもありません。

高血圧は、脳梗塞発症に最も影響の大きい危険因子です。その他の危険因子である、糖尿病、脂質異常、喫煙、飲酒、肥満、心房細動なども、それを有する場合は対策が必要です。

睡眠中の呼吸障害も脳梗塞の危険因子です。慢性的な睡眠時無呼吸症候群は、高血圧、心筋梗塞、不整脈の原因となるだけでなく、耐糖能異常、血小板凝集亢進、線溶系低下をもきたすといわれています。睡眠時無呼吸症候群の早期発見と治療も忘れてはなりません。

再発予防のための薬物療法

ラクナ梗塞、アテローム血栓性梗塞ともに再発予防には、アスピリン、チクロピジン、シロスタゾールなどによる抗血小板療法が推奨されます。

心原性塞栓症予防には、ワーファリンによる抗凝固療法が有効ですが、ワーファリンが何らかの理由で使用できない場合は、アスピリンが用いられることもあります。ワーファリンの服用すべき量は、定期的な血液検査でINR（international normalized ratio）という数値を基に判断されますが、合併症の有無、年齢などによってもINR値の設定が異なります。

第5章 メタボリックシンドロームの早期治療

メタボリックシンドロームを伴った疾患の治療3

閉塞性動脈硬化症

松原 純一

閉塞性動脈硬化症の治療は、手術療法、カテーテルによる治療、薬による治療、運動療法、危険因子の排除とメタボリックシンドロームの治療に大別されます。

どの治療法を行うかは、下肢の状態と患者の希望によります。足先が既に壊死（真っ黒になっている）になっていて痛くて夜も眠れない、未だ壊死にはなっていないがじっとしていても下肢が痛くて我慢出来ない、歩ける距離が非常に短くて日常生活にとても不便といった場合には積極的に手術やカテーテル療法を行う必要があります。

また、閉塞性動脈硬化症そのものに対する治療と並行して、メタボリックシンドロームを含む危険因子すなわち糖尿病、脂質異常、高血圧に対する治療が重要です。さらに、閉塞性動脈硬化症の大きな危険因子である喫煙のチェック、すなわち禁煙が必要不可欠です。

手術療法

バイパス術

塞っている部分はそのままにして別の道を作る方法です。例えば、腹部から骨盤内にかけての動脈が塞っているときには、腹部の大動脈（腹部大動脈）から骨盤内の動脈（腸骨動脈）、あるいは足の付け根の動脈（大腿動脈）に人工血管でバイパスを作ります。大腿部の動脈が塞っている場合には、大腿動脈から膝上又

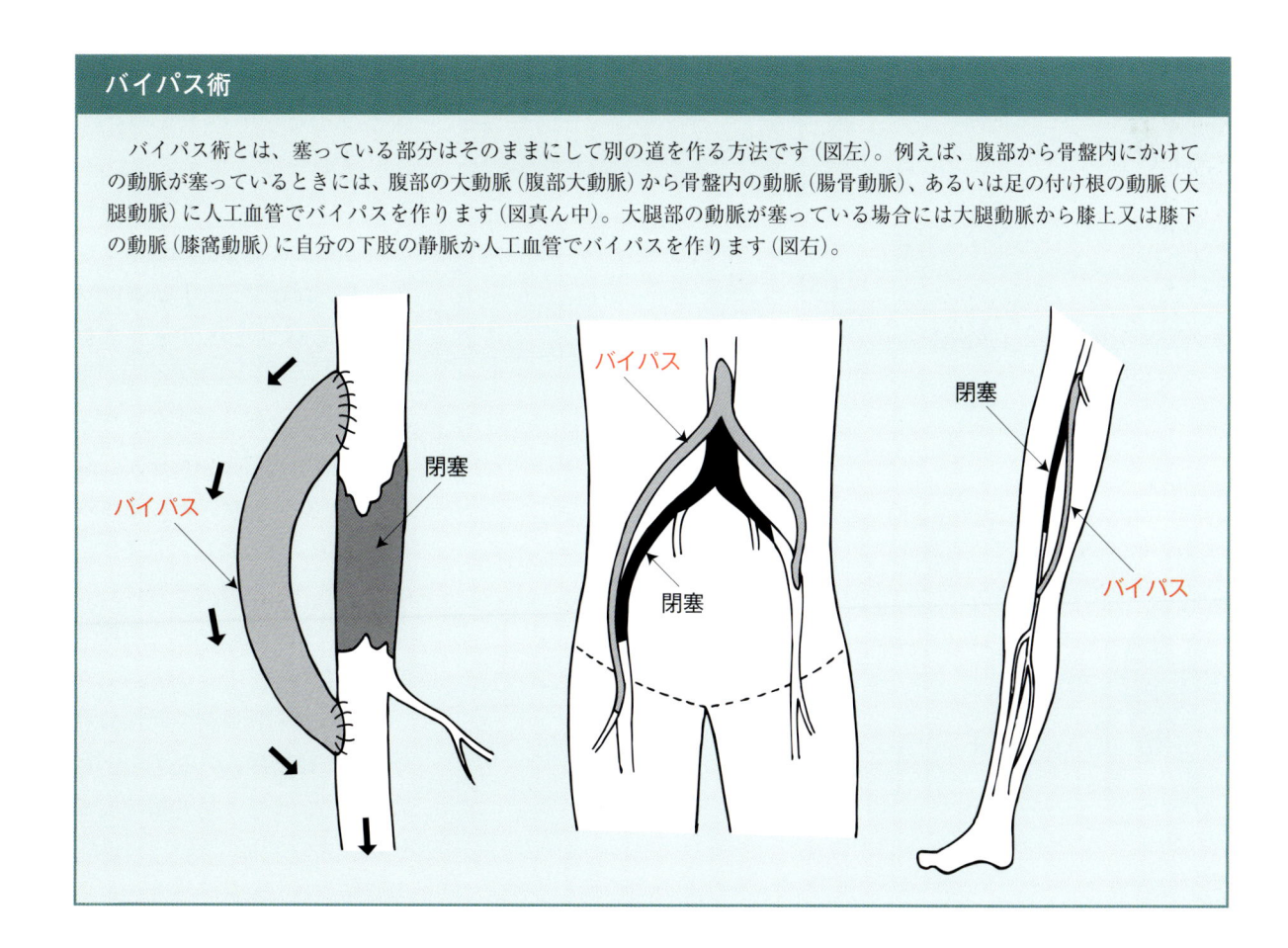

バイパス術

バイパス術とは、塞っている部分はそのままにして別の道を作る方法です（図左）。例えば、腹部から骨盤内にかけての動脈が塞っているときには、腹部の大動脈（腹部大動脈）から骨盤内の動脈（腸骨動脈）、あるいは足の付け根の動脈（大腿動脈）に人工血管でバイパスを作ります（図真ん中）。大腿部の動脈が塞っている場合には大腿動脈から膝上又は膝下の動脈（膝窩動脈）に自分の下肢の静脈か人工血管でバイパスを作ります（図右）。

は膝下の動脈（膝窩動脈）に自分の下肢の静脈か人工血管でバイパスを作ります。

ところで人工血管は人の身体にとっては異物ですから、手術してから年月が経つと閉塞することがあります。例えば、バイパス作成後1年では98.7％、5年後では94.1％、10年後では91％のバイパスが開存しています。したがってバイパス手術の後には、バイパスが塞らず長持ちするように、血液をサラサラに保つような薬をのみます。

血栓内膜切除術

動脈の塞がっている部分に直接アタックする方法です。すなわち、塞っている部分を開けて掃除をし、通りが良くなったら開けた部分を縫って閉じます。この方法は、以前にはよく行われましたが、手術後の開存率がバイパス手術に比べると悪いので、現在では行われることは殆んどありません。

交感神経切除術

上述したバイパス術や血栓内膜切除術で直接病変部にアタックできない場合は、交感神経の一部を手術的に切除する、あるいは電気ゴテで焼いてしまう方法があります。交感神経は、低温や寒さに出会ったときに血管をギューッと縮める働きをしています。

この手術を受けると、手や足がとても温かくなります。手の血管を支配している交感神経は胸椎にくっついて走っているので、胸の横に開けた直径1cmほどの穴から内視鏡（胸腔鏡）を入れて胸の中を見ながら交感神経を焼きます。下肢の場合には、臍の横を10cmほど縦に切って、やはり腰椎にくっついて走っている交感神経を切除します。交感神経を焼いたり取ってしまっても大丈夫か、支障はないかと心配されるでしょ

う。答えは、「大丈夫」です。但し、手や足に汗が出なくなり、その分、胸や背中の汗は多くなります。したがって手や足の皮膚は乾燥し、しかもポカポカと温かいという状態になります。手足の運動や感覚には全く影響はありません。

血管新生療法

最近行われるようになった新しい方法ですが、実験段階でその効果は未だはっきりしていません。自分自身の骨髄や血液の中にある血管の内膜の前駆細胞を直接血流の悪い筋肉内に注射したり、血管新生因子の遺伝子を注射する方法です。

カテーテル治療

これは、先端にバルーンがついているカテーテル（診断や治療の目的で血管の中に入れるプラスチック製の細い管）を、動脈硬化で動脈が細くなっている部分に導き入れ、風船を膨らませて広げる経皮的血管形成術（PTA: percutaneous transluminal angioplasty）です。風船で膨らませただけでは1年後、2年後に膨らませた部分がまた狭くなってくることがあるので、最近では膨らませた部分にステントとよばれる金属製の筒をいれます。骨盤内の動脈（腸骨動脈）や大腿部の動脈（大腿動脈）などに行われます。膝やふくらはぎの部分の動脈に行った場合には、動脈が細いので不成功になる割合も大きくなります。

通常は、局所麻酔で足の付け根の動脈（大腿動脈）からカテーテルを入れて行います。この治療を受けた日の晩だけ安静に寝ていればよく、患者にとって侵襲の大変少ない良い

血栓内膜切除術

閉塞部分を直接開けて血栓および血栓と癒合してしまっている内膜の内側1/3から2/3を切除する。径の細い動脈ではパッチを当てます。

胸部の交感神経を胸腔鏡で見ながら焼く方法

胸の横に1cmほど皮膚を切って行います。通常、一晩寝ているだけで退院できます。

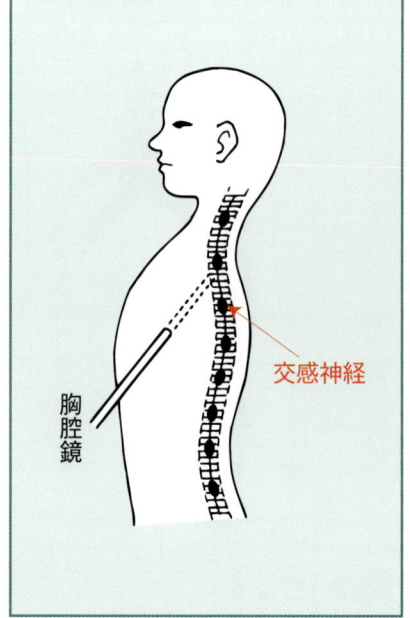

閉塞性動脈硬化症

カテーテルによりバルーンで動脈の狭い部分を広げる治療（PTA）

経皮的血管形成術（PTA）の機序。狭窄部にガイドワイヤーを通し、それにバルーン付のカテーテルをかぶせ、病変部を拡張します。

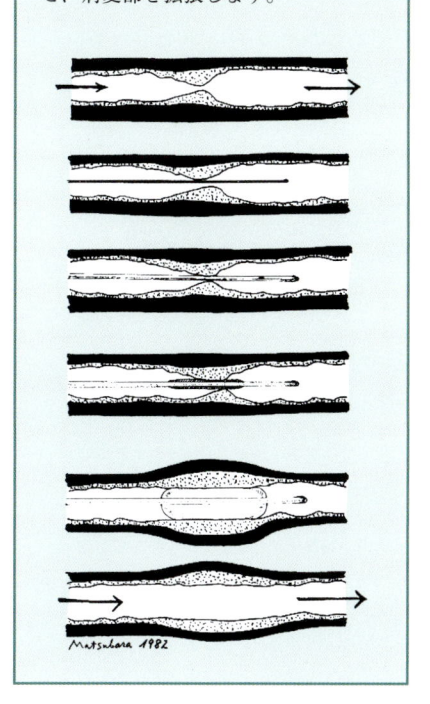

ステントの留置

68歳の男性。骨盤の中の動脈（腸骨動脈）の右が部分的に非常に狭くなっています。バルーンで膨らませてステントを留置しましたが、その結果見事に治っています。

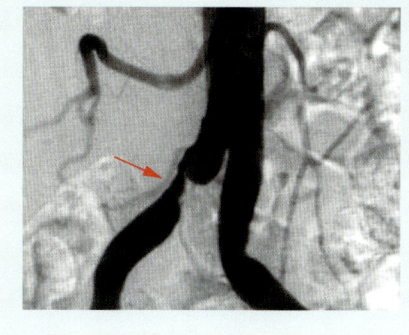

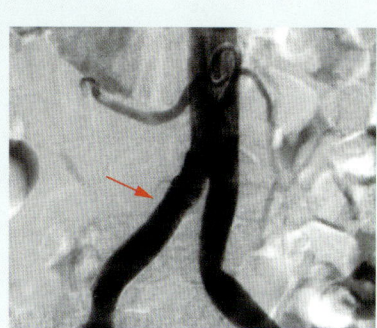

方法です。例えば腸骨動脈領域の場合、この方法でなければ、全身麻酔をかけて腹部を開けて手術しなければならず、患者の身体には大変な負担となります。現在、ほとんどの腸骨動脈の病変の治療は、この方法で行われています。

薬物療法による治療

代表的な薬を以下に挙げてみます。

①**抗凝固薬**（血液を固まりにくくする薬）：手術の時や急性に動脈が塞った時には「ヘパリン」という注射薬を用います。飲み薬は「ワーファリン」といいます。

②**抗血小板薬**（血小板の働きを押さえる薬）：「アスピリン」、「プロスタグランディン」をはじめ、種々あります。

③**繊維素溶解薬**（血液が固まる元になる繊維素を溶かす薬）：「ウロキナーゼ」があります。

④**血管拡張薬**：「プロスタグランディン」などいろいろあります。

切断

足先が死んで真っ黒になっていて痛みも非常に強いが、上に述べたような手術もカテーテル療法も血管新生療法も効き目がない、あるいは出来ない、注射や薬も効かないという場合には、下肢を切断せざるを得ません。どの部位で切断するかは駄目になっている範囲によります。

運動療法

歩くことが基本です。可能なら毎日、少なくとも1週間に3日は歩くと良いでしょう。一回の時間は1時間くらいで、うっすら汗ばむほどが適当です。

歩くと下肢が痛くなる人は、休みながら歩きましょう。すでに足に壊死や潰瘍のある人には、歩行は禁忌です。安静が一番です。何故なら、安静時に下肢の筋肉（ふくらはぎや大腿部）を流れている血流量を1とすると、歩いたり走ったりすることにより血流量は50倍にもふえます。しかし動脈が塞がったり狭くなっている人では、足先の血流量はすでに減っているので、運動すると筋肉に血液が吸い取られ、足先までますます血液が流れてこなくなり壊死部は決して治らないからです。

動脈硬化の危険因子のチェックおよび治療

動脈硬化の危険因子（リスクファクター）をチェックし、治療します。禁煙と糖尿病、高脂血症および高血圧のコントロール、すなわちメタボリックシンドロームの治療です。内科のそれぞれの専門の先生の指示に従ってください。自分自身のたったひとつしかない大切な身体です。やりたいことをやって医者任せ・人任せでは駄目です。遅くとも50歳を過ぎたら自己管理が必要です。

Q&A

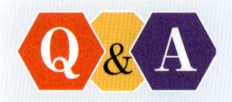

問：タバコはどうして血流に悪いのですか？

答：タバコの成分の一つであるニコチンが動脈を収縮させて血流を悪くするからです。タバコを吸い続けていると折角つないでもらったバイパスも早くに塞ってしまいます。どんな薬もタバコには負けます。「タバコ一本、足一本」と言われるくらい悪さをします。タバコは自分が吸わないことは勿論ですが、他人が吸って吐いた煙を吸うことも駄目です。

タバコの血流に対する悪影響の証明

タバコの血流に対する悪影響の証明：26歳の健康な男性。足の指の脈の大きさを器械で記録しつつ、3分30秒かけてタバコを1本吸った。左上の未だ吸っていない時の脈の大きさが、吸い始めて1分経つと半分に減っています。すなわち足の指の血の流れが半分に減ったのです。図の右列は吸い終わってからの脈の大きさの変化ですが、10分経っても脈は吸う前の大きさに戻っていません。もし動脈硬化ですでに血流の悪い人がタバコを吸い続けたら、どんなに悪くなるかが分かるでしょう。

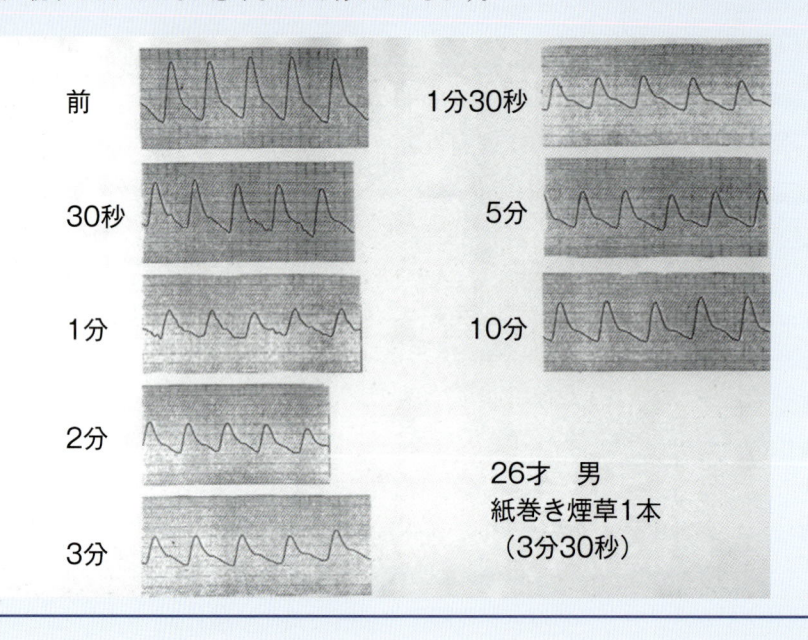

前　　　　　1分30秒
30秒　　　　5分
1分　　　　 10分
2分
3分　　　　26才　男
　　　　　 紙巻き煙草1本
　　　　　 （3分30秒）

第5章　メタボリックシンドロームの早期治療

メタボリックシンドロームを伴った疾患の治療 4

腎臓病

古家　大祐

腹部肥満を基盤としたメタボリックシンドロームは、腎障害を合併しやすく、その後進行して末期腎不全となり、透析療法や腎移植を余儀なくされることが少なくありません。したがって、適切な治療によって、①腎障害の発症を未然に防ぐこと②すでに生じている腎障害の進行を阻止することが、重要なポイントとなります。さらに、③すでに生じている腎障害の治癒を目指すことを忘れてはなりません。しかしながら、メタボリックシンドロームに起因する腎障害に対しては、科学的根拠となる対策や治療法が示されていないのが現状です。

腎障害発症の予防と進展の阻止

メタボリックシンドロームの根幹となる腹部肥満の解消を目指した食事および運動療法による減量が、もっとも望まれる予防策です。男性であればウエスト周囲径が85cm、女性では90cmに近い状況であれば、またそうでなくても自分の体型が気になりだしたら、自分の生活習慣である食事内容と日常活動度（運動）はどういう状況であるか考えてみることが重要です。その後、脂質を制限した適切な食事摂取エネルギー、塩分制限とともに運動を日々行うことが肝要です。

さて、すでにメタボリックシンドロームと診断された患者の基本は、やはり食事療法と運動療法です。適切な生活習慣の修正によって数ヶ月から半年以内に腹部肥満、血糖上昇、血圧上昇、脂質異常の改善が見られれば、それを継続することです。しかし改善が見られないときには、血糖上昇、血圧上昇、そして脂質異常に対する薬物療法が必要となってきます。

血糖上昇に対する薬物療法は、現行の保険診療では糖尿病と診断された患者にしか適応されません。しかし、メタボリックシンドロームの患者には、体重が増えることなく血糖が下がり、かつ血圧および脂質異常が改善される薬が理想的です。最近の糖尿病予備軍に対する治療として上述した作用を有するものには、チアゾリジン誘導体、αグルコシダーゼ阻害薬、ビグアナイド薬があります。日本では未承認ですが、すでに英国で承認されているカンナビノイドB1受容体拮抗薬（リモナバント）は、体重減少、血糖および血圧の改善とともに中性脂肪低下とHDL増加作用があり、夢のメタボリックシンドローム薬として注目されています。

血圧上昇に対する薬物療法は、現行の保険診療では140/90mmHg以上に適応となっていますが、それぞれの患者に対する至適血圧を目指すべきです。メタボリックシンドロームの基盤が腹部肥満によるインスリ

メタボリックシンドロームによる腎障害の予防と治療

すでにメタボリックシンドロームと診断された患者の基本は、やはり食事療法と運動療法です。適切な生活習慣の修正によって数ヶ月から半年以内に腹部肥満、血糖上昇、血圧上昇、脂質異常が改善されれば、それを継続することです。しかし改善が見られないときには、血糖上昇、血圧上昇、そして脂質異常に対する薬物療法が必要となってきます。

①生活習慣の修正
　　塩分制限、食事制限、運動
②抗糖尿病薬
　　チアゾリジン誘導体、αグルコシダーゼ阻害薬、ビグアナイド薬
③降圧薬
　　レニン−アンジオテンシン系阻害薬
④抗脂血症薬
　　フィブラート薬

ン抵抗性であることから、インスリン抵抗性を解除できる降圧薬が第一選択薬となります。つまり、レニン・アンジオテンシン系阻害薬であるアンジオテンシン変換酵素阻害薬、およびアンジオテンシンⅡ受容体拮抗薬です。わが国においては未発売ですが、すでにアメリカで承認されたレニン阻害薬もメタボリックシンドロームの血圧上昇に対して効果が期待できます。メタボリックシンドロームに関連する腎障害についての報告はありませんが、糖尿病による腎障害の発症は、Ca拮抗薬と比較してアンジオテンシン変換酵素阻害薬あるいはアンジオテンシンⅡ受容体拮抗薬によって有意に抑制されることが示されています。

脂質異常（高中性脂肪血症、低HDL血症）に対する薬物療法としては、フィブラート薬が望ましいでしょう。実際に2型糖尿病患者に対してフェノフィブレート投与が行われ、高中性脂肪血症の改善とともに、アルブミン尿にて評価した腎症の進行が抑制され、改善も多くみられることが示されています。

腎障害は、発症の有無を知ることが重要なポイントとなります。腎障害を知るマーカーは、①尿アルブミン排泄量の増加と②腎機能の低下です。もちろん、腎臓に異常が生じているか否かは、腎生検による腎組織で詳細に調べることができますが、腎生検は通常の診療所や病院への通院では不可能であり、入院を要します。

まずは、尿アルブミン排泄量の増加がないかを調べます。そのため、尿試験紙法による尿蛋白が陰性あるいは1+の患者を対象として、尿アルブミン／クレアチニン比定量の検査をうけてもらいます。30-299mg/gCrは微量アルブミン尿期であり、軽度の腎障害が生じていることを示しているといえます。300mg/gCr以上は顕性腎症期であり、腎障害はさらに進行していると判断できます。さらに、メタボリックシンドロームは高血圧、脂質異常を合併していることから動脈硬化病変が腎臓に起こりやすいこともあり、上述した尿アルブミン排泄量の増加がなく、腎機能が低下している症例が存在します。したがって、外来診療にて受ける採血検査の腎機能項目である血清クレアチニン（Cr）から、腎機能である糸球体濾過値（正常では、まず腎臓の糸球体において1日約150Lの原尿によって体の老廃物を排泄しており、その後、尿細管において必要な体液や成分が吸収され、最終的に1～1.5ℓの尿を排泄している）を知ることができます。

その他、最近になって保険収載され、測定が可能となった血清シ

腎障害を知るマーカー

腎障害を知るマーカーは、①尿アルブミン排泄量の増加と②腎機能の低下です。まずは、尿試験紙法による尿蛋白が陰性あるいは1+の患者を対象として、尿アルブミン排泄量の増加がないかを、尿アルブミン／クレアチニン比定量の検査を行います。30-299mg/gCrは微量アルブミン尿期であり、軽度の腎障害を生じていることを示します。300mg/gCr以上は顕性腎症期であり、腎障害はさらに進行していると判断できます。

メタボリックシンドロームでは、尿アルブミン排泄量の増加がなく、腎機能が低下している症例が存在します。したがって、外来診療にて受ける採血検査の腎機能項目である血清クレアチニン（Cr）から、腎機能である糸球体濾過値を知ることができます。その他、最近に保健収載され測定が可能となった血清シスタチンCは、腎機能を知る有用なマーカーとして注目されており、特に、軽度の腎機能低下を把握できます。正常の糸球体濾過値は 60ml/min/1.73m^2 以上ですが、それ未満の時には腎機能が低下していると判断できます。

1）尿アルブミン排泄量：なるべく早朝第一尿にて検査を受ける

尿アルブミン／クレアチニン比　　正常　　　　　30 mg/gCr 未満
　　　　　　　　　　　　　　　　微量アルブミン　30-299mg/gCr
　　　　　　　　　　　　　　　　顕性蛋白尿　　　300mg/gCr

2）腎機能（糸球体濾過値）

①血清クレアチニンからの糸球体濾過値／体表面積 1.73m^2 の推算式

日本人のGFR推算式

（男性）eGFR(ml/min/1.73m^2) = 194× sCr$^{-1.094}$ × age$^{-0.287}$
（女性）eGFR(ml/min/1.73m^2) = 194× sCr$^{-1.094}$ × age$^{-0.287}$ × 0.739

②血清シスタチンCからの糸球体濾過値／体表面積 1.73m^2 の推算式

eGFR(ml/min/1.73m^2) = 100/ 血清シスタチンC

スタチンCは、腎機能を知る有用なマーカーとして注目されており、特に、軽度の腎機能低下を把握できます。正常の糸球体濾過値は60ml/min/1.73m²以上ですが、それ未満の時には腎機能が低下していると判断できます。たとえば、徐々に機能が低下していき15ml/min/1.73m²未満となると、もはや体の恒常性は破綻することとなり、人工透析療法あるいは腎移植を受けることを余儀なくされます。

腎障害の治癒を目指すには？

上述した適切な診断と予防策、進行阻止の治療を講じることによって、メタボリックシンドロームに起因する腎障害を阻止することは可能になってきたといえます。しかし最近は、すでに生じている腎障害をいかに治癒するかが大きなトピックとなってきました。つまり、以前は不可逆的と考えられていた腎障害が、適切な早期診断と治療によって病期が改善する、いわゆる治癒することが見出されてきたのです。

筆者らが滋賀医科大において、早期の糖尿病腎症、いわゆる微量アルブミン尿期の患者を6年間前向きに検討した結果から、どのような対策や治療法が最善であるかを簡単に紹介します。そこでは、微量アルブミン尿から病期が進行して顕性腎症へと進行する患者よりも、正常アルブミン尿期へ、つまり治癒する患者の頻度が多くみられました。現行の治療を受けることによって腎障害が進行するよりも、治癒する頻度が多いことが判明しました。このことから、どのような要因がこの治癒に影響を

微量アルブミン尿期の2型糖尿病患者216名の6年間にわたる腎障害の進行と治癒の頻度（％）

（Araki S, Haneda M, Sugimoto T, Isono M, Isshiki K, Kashiwagi A, Koya D. Factors associated with frequent remission of microalbuminuria in patients with type 2 diabetes. Diabetes. 2005 Oct; 54 (10): 2983-7）

現行の治療を受けることによって、微量アルブミン尿から病期が進行して顕性腎症へと進行する患者よりも、正常アルブミン尿期へ、つまり治癒する患者の頻度が多くみられました。性別、もともとの微量アルブミン量、コレステロール値、塩分摂取量、蛋白摂取量の補正後の解析において、①血糖および血圧値が良好に管理されている ②レニン－アンジオテンシン系阻害薬が投与されている ③つい最近に早期腎症と診断されていると治癒しやすいことが判明しました。

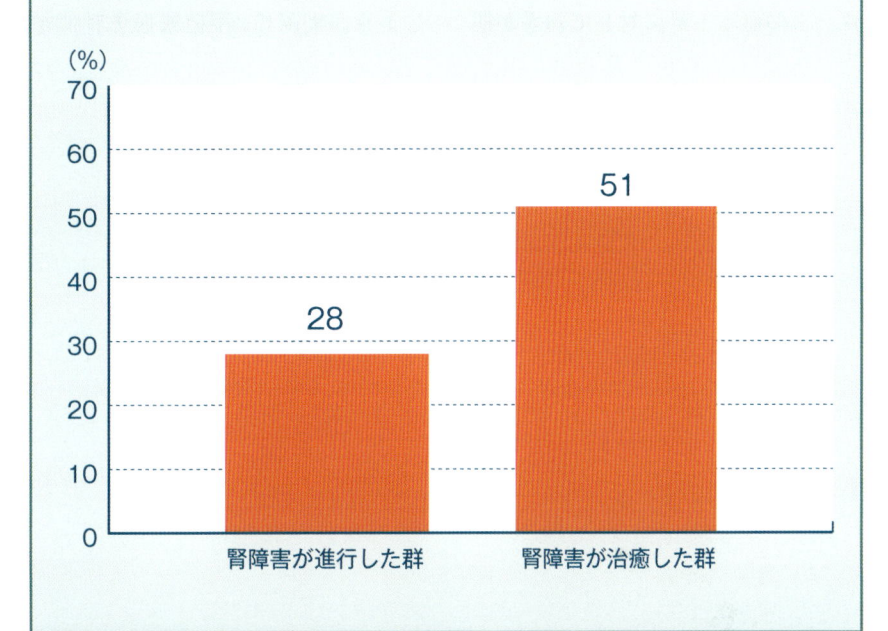

	腎障害が進行した群	腎障害が治癒した群
（％）	28	51

メタボリックシンドロームによる腎障害の発症予防・進行阻止、そして治癒を目指すポイント

メタボリックシンドロームによる腎障害が、どのように発症し進行していくのか、また、腎障害が進行したり治癒したりする要因がどのようなものであるのかは、未だ解決されているとはいえません。しかし、筆者らの糖尿病腎障害の経年的な研究結果から、以上のポイントを実践するとともに、目標値を達成することによって、メタボリックシンドロームに関連する腎障害は克服できると確信しています。

・自覚症状がなくても定期的に受診し、腎障害に関する検査を受ける
・腎障害がありと診断されたら、速やかに治療を受ける
・体重の適切な管理：食事・運動療法にて－5から－8％の減量を目指す
・血糖の管理：HbA1c　5.8％未満を目指す
・血圧の管理：レニン-アンジオテンシン系阻害薬にて130/80mmHg未満を目指す

及ぼしていたのかを知ることができ、これからの新たな治療戦略がみえてきました。かくして、性別、もともとの微量アルブミン量、コレステロール値、塩分摂取量、蛋白摂取量の補正後の解析において、①血糖および血圧値が良好に管理されている ②レニン・アンジオテンシン系阻害薬が投与されている ③つい最近に早期腎症と診断されていると治癒しやすいことが判明しました。

メタボリックシンドロームによる腎障害が、どのように発症し進行していくのか、また、腎障害が進行したり治癒したりする要因がどのようなものであるのかは、未だ解決されているとはいえません。しかし、筆者らの糖尿病腎障害の経年的な研究結果から、①自覚症状がなくても定期的に受診し、腎障害に関する検査を受ける ②腎障害がありと診断されたら、速やかに治療を受ける ③体重の適切な管理 ④血糖の管理 ⑤血圧の管理といったポイントを実践するとともに、目標値を達成することによって、メタボリックシンドロームに関連する腎障害は克服できると確信しています。

第5章 メタボリックシンドロームの早期治療

メタボリックシンドロームを伴った疾患の治療 5

肝臓病（脂肪肝）

川原 弘

　従来、本邦では肝疾患の主体はB型、C型肝炎ウイルスによる慢性肝炎や肝硬変で、それ以外ではアルコール性肝障害くらいしか問題とされてきませんでした。しかし近年、健診受診者の20％以上に脂肪肝が認められ、罹患率の最も高い疾患のひとつとなってきたことから、大変注目されるようになりました。脂肪肝は肝臓細胞中に中性脂肪が貯まっている状態をいいますが、その原因として飲酒、肥満および薬物など日常生活との関連がきわめて深いのが特徴です。このような生活習慣に起因するさまざまな疾患は生活習慣病と表現されるようになり、さらには内臓脂肪型肥満がその発生の共通基盤になっていることから、肥満に伴う糖尿病、脂質異常、高血圧などはメタボリックシンドロームとして包括的に理解されるようになってきました。脂肪肝の中でも非アルコール性脂肪性肝疾患（NAFLD：nonalcoholic fatty liver disease）は肝臓におけるメタボリックシンドロームの表現形としての側面も併せ持つ病態といえます。これまで、脂肪肝というと予後良好な経過をたどる良性疾患と捉えられ、積極的な治療は行われてきませんでした。しかし最近では、肝硬変へ進展し肝癌の合併を認める非アルコール性脂肪性肝炎（NASH：non-alcoholic steatohepatitis）の存在が注目され、その病態の解明と治療が積極的に行われるようになってきました。

脂肪肝の診断

　脂肪肝自体は自覚症状に乏しく、健診などの血液検査で肝機能異常を指摘されたり、超音波検査などで偶然みつかったりすることがほとんどです。脂肪肝の診断には体重の推移、飲酒や服薬状況などの問診に加え、トランスアミナーゼやγ-GTP（glutamyl transpeptidase）などの肝機能検査項目で異常値を認め、肝炎ウイルスマーカーが陰性で、遺伝的代謝疾患などの除外が必要となってきます。さらに、その診断には超音波やCTなどの画像検査が有用です。超音波検査では肝臓がbright liverと呼ばれる白っぽい画像として描き出され、腎臓とのコントラストが明瞭になります。一方、CTでは肝臓が全体に低密度となり、肝臓内の脈管が明瞭に見えることもあります。

　脂肪肝の原因は多岐に渡りますので、原因の特定や病期の進展度を見るために肝生検を行うことがあり、脂肪滴の分布が肝小葉内の約1/3以上に及ぶと、脂肪肝の組織診断が確定されます。脂肪肝は蓄積した脂肪の形態により、大滴性と小滴性に分けられます。大滴性脂肪肝は中性脂肪が比較的大きな脂肪滴を形成し、肝細胞内に充満しているために、核や細胞内構造が細胞辺縁に偏在しています。このような組織所見を呈する脂肪肝は肥満や糖尿病、および飲酒に伴うものです。これに対して、小滴性脂肪肝は細胞質の脂肪滴が微小で、核は偏在しないで中央に位置しています。小滴性脂肪肝の形態をとる病態としてはテトラサイクリンやL-アスパラギナーゼなどの薬物性脂肪肝、急性妊娠脂肪肝、Reye

脂肪肝で増加する脂質

Al-Hep：アルコール性肝炎
NASH：非アルコール性脂肪性肝炎
CH：慢性肝炎

　各種肝疾患患者の肝組織から抽出した脂質を薄層クロマトグラフィで分析すると、アルコール性肝炎とNASHでは中性脂肪の増加が著しいことが分かります。

①中性脂肪　②遊離脂肪酸
③コレステロール

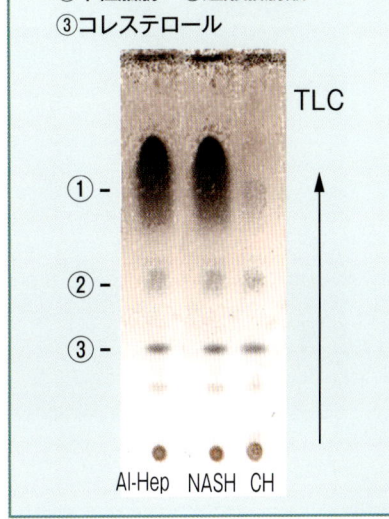

第5章　メタボリックシンドロームの早期治療

症候群などがあげられます。これらの病態は高度の肝機能検査異常を示し、時に肝不全を呈する場合もあります。

脂肪肝の発生機序

肝臓における脂質代謝の観点から、脂肪肝の原因の中で重要な発生機序の詳細について説明します。

遊離脂肪酸の動員・合成の亢進

腸管内皮から吸収されたカイロミ

脂肪肝の画像診断

超音波検査では肝臓がbright liverと呼ばれる白っぽい画像として描出され、腎臓とのコントラストが明瞭になります。一方、CTでは肝全体に低密度となり、肝臓内の脈管が明瞭に見えるようになります。

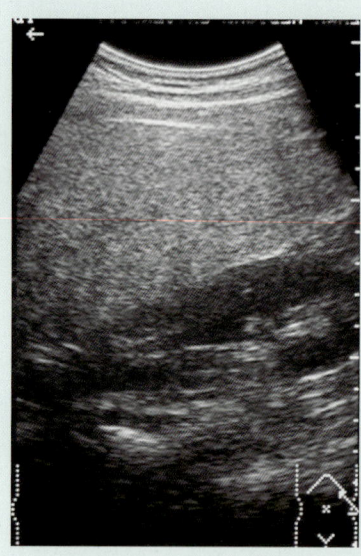

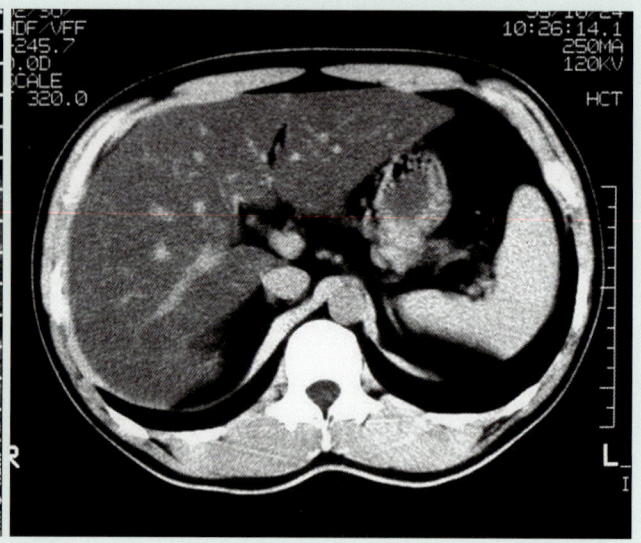

脂肪肝発生機序のまとめ

メタボリックシンドロームでは脂質代謝の過程1、2、4、5の関与が考えられます。

脂質代謝の過程	脂肪肝の原因
1. 小腸や脂肪組織からの脂肪酸の動員	脂肪過剰摂取、糖尿病
2. 脂肪酸の取り込み亢進	
3. LDLの取り込み増加	
4. 脂肪合成の亢進	アルコールや糖質過剰摂取
5. 脂肪酸化の低下	アルコール過剰摂取、ビタミン欠乏、薬剤
6. 末梢への脂肪運搬の障害	アミノ酸欠乏、蛋白合成阻害剤、リン脂質欠乏 無(低)βリポ蛋白血症、アポ蛋白B異常症

クロンと肝から放出された超低比重たんぱく（VLDL）に存在する中性脂肪は、毛細血管壁に局在するリポ蛋白リパーゼ（LPL）により遊離脂肪酸に加水分解され、肝臓に運ばれ中性脂肪として貯えられます。一方、脂肪組織に貯蔵された中性脂肪はホルモン感受性リパーゼ（HSL）によってグリセロールと脂肪酸に加水分解され、遊離脂肪酸として肝臓へ動員されます。

また、糖質摂取過多になると肝細胞内にアセチルCoAが増加しますが、過剰なアセチルCoAはアセチルCoAカルボキシラーゼや脂肪酸合成酵素の働きにより遊離脂肪酸へと変換されます。肝細胞内での遊離脂肪酸の増加に対してその分解能が追いつかないと、過剰に存在する遊離脂肪酸はアシルCoAを経て中性脂肪に変換されます。過栄養や肥満、メタボリックシンドローム、糖尿病に伴う脂肪肝ではこうした影響も少なくありません。

ミトコンドリアβ酸化能低下

ミトコンドリアβ酸化系の異常は、脂肪肝発症の重要な因子の一つです。遊離脂肪酸が過剰に肝へ動員された状態では高酸化状態となり、ミトコンドリアでは活性酸素の産生亢進が惹起されます。この活性酸素は膜の脂質過酸化や蛋白質との結合を起こしたり、ミトコンドリア遺伝子に変異を起こしたりして、ミトコンドリア機能の低下をもたらします。そして、遊離脂肪酸から変換されたアシルCoAが過剰となって中性脂肪に変換され、脂肪蓄積を呈します。病理組織学的に小滴性脂肪肝を呈する急性妊娠性脂肪肝やReye症候群およびアルコール性肝炎などでは、ミトコンドリアの膨化や変形などの形態的変化も認められます。このように肝臓での脂肪酸代謝において、ミトコンドリアでのβ酸化系は極めて重要な役割を果たしています。

末梢組織への中性脂肪分泌障害

先天的なアポ蛋白の生成障害や、あるいは極度な低栄養状態ではアポ蛋白やリン脂質の合成低下によって、VLDLが産生されないために脂肪肝を呈することがあります。

生活習慣と脂肪肝

脂肪肝の原因には日常生活と密接に関連しているものが少なくありませんが、その中でもアルコールと肥満による脂肪肝は症例数が多いだけでなく、両疾患の発生機序には共通性も認められることから近年積極的な研究が進められてきました。

過剰飲酒者では、アルコール代謝に伴って脂肪肝が引き起こされます。摂取されたアルコールはアルコール脱水素酵素によってアセトアルデヒドに、さらにアルデヒド脱水素酵素によって酢酸にまで分解されますが、このとき補酵素として、NAD (nicotinamide adenine dinucleotide) が作用します。アルコール代謝に伴って還元型NADHが増加した状態をredox shiftといいますが、肝臓では増加したNADHを優先して処理するようにミトコン

ミトコンドリアにおけるアルコールと脂質の酸化

飲酒や肥満に伴う脂肪肝のいずれにおいても、アルコールや脂肪酸代謝に伴って生じるミトコンドリアでの酸化状態が活性酸素産生の増大をもたらし、このことがミトコンドリアの機能障害を招き、肝細胞における脂肪蓄積に拍車をかける悪循環が形成されます。

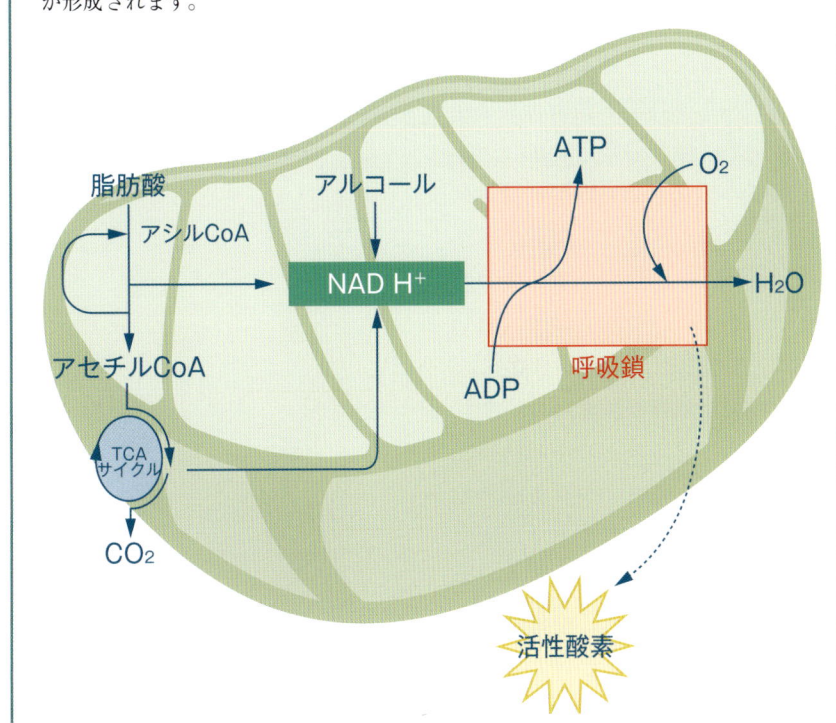

第5章 メタボリックシンドロームの早期治療

ドリアの機能に変化が生じます。すなわち、脂肪酸のβ酸化によって産生されるNADHとアセチルCoAはTCAサイクルによって代謝されますが、アルコール代謝に伴って産生されるNADH量がきわめて大きい状態が持続すると、TCAサイクルはアルコールからのNADHの処理に占拠され、本来の脂肪酸のβ酸化が障害された状態となってしまいます。このようなミトコンドリア機能の障害が脂肪酸の代謝を阻害し、さらにNADHの処理機構として働くグリセロール-3-燐酸の生成亢進、食餌脂肪の増加と脂肪組織からの脂肪酸の動員などが相俟って肝内に脂肪酸蓄積をもたらします。

肥満では食事由来の脂肪酸が増加し、糖尿病やインスリン抵抗性の状態では脂肪細胞のホルモン感受性リパーゼ（HSL）の活性が亢進しているため、脂肪酸供給が不必要なときにも多量の遊離脂肪酸が血中に流れ込んでいます。このようにして食事や脂肪組織から動員された遊離脂肪酸は肝臓により取り込まれ、ミトコンドリアで酸化されるか、あるいはエステル化されて中性脂肪となりVLDL粒子に組み込まれます。一方で、高度のインスリン抵抗性により惹起された高インスリン血症が存在すると、VLDLの分泌や脂肪酸のβ酸化が抑制され、肝細胞に中性脂肪が蓄積して脂肪肝が形成されます。

飲酒や肥満に伴う脂肪肝のいずれにおいても、アルコールや脂肪酸代謝に伴って生じるミトコンドリアでの高酸化状態が活性酸素産生の増大をもたらし、このことがミトコンドリアの機能障害を招き、肝細胞における脂肪蓄積に拍車をかける悪循環が形成されます。

非アルコール性脂肪性肝炎（NASH）

非アルコール性脂肪性肝疾患（NAFLD）は、単純性脂肪肝から非アルコール性脂肪性肝炎（NASH）ならびに線維症や肝硬変に至る幅広い疾患スペクトラムを包含しています。患者数は最近20年ほどの間に急増し、健診受診者総数の7%、肝障害患者の28%を占めるに至っているという報告もあります。さらに、わが国では肝硬変・肝細胞癌に進展するリスクを有する非アルコール性脂肪性肝炎に成人のおよそ1%が罹患していると推定されており、その対策が急務となってきています。非アルコール性脂肪性肝炎は非飲酒者であるにもかかわらずアルコール性肝障害類似の肝組織所見を呈することが特徴で、肝脂肪化に加えて、肝細胞の風船様変化、線維化、マロリー体などの特徴的肝組織所見が認められます。非アルコール性脂肪性肝炎の成因には肥満や、糖尿病などインスリン抵抗性が挙げられ、活性酸素の過剰産生といった酸化ストレスの増大や炎症性サイトカインの誘導を介した細胞障害が生じるものと考えられます。さらに、活性酸素は肝星細胞の活性化による肝線維化を促進したり、遺伝子異常を引き起こし癌化にも関与したりすると考えられます。さらに最近では、内臓肥満によって活性化された脂肪細胞は、内分泌細胞として遊離脂肪酸、TNF-α、レプチンなどの亢進と、アディポネクチンの抑制を介して非アルコール性脂肪性肝炎の病態を修飾していることが明らかとなってきています。

NASHの肝組織

肝細胞内の脂肪滴に加えて、肝細胞の風船様変化、肝細胞周囲性の線維化、マロリー体（矢印）などの特徴的肝組織所見が認められます。

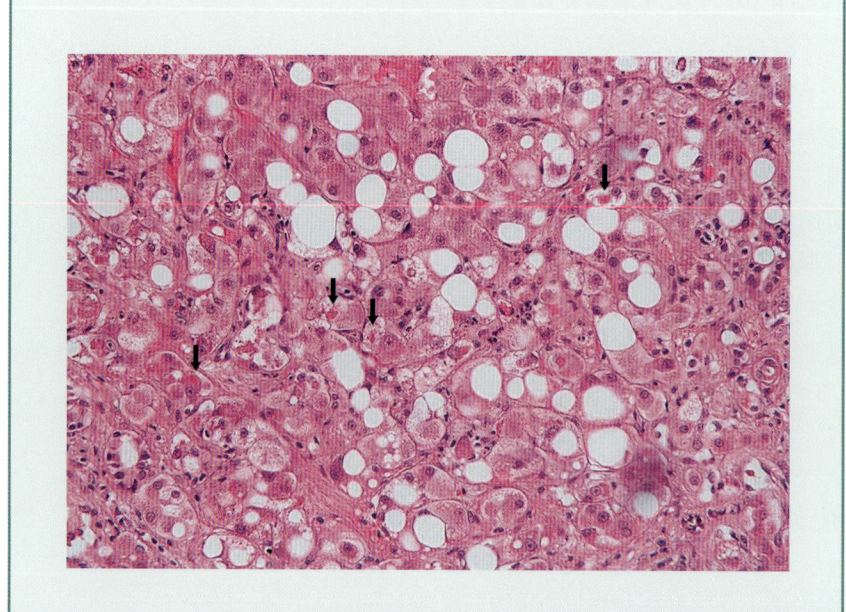

脂肪肝の治療

食事療法・運動療法

アルコール性脂肪肝では禁酒が原則で、ビタミン B₁ などの補給が必要に応じて行われます。一方、メタボリックシンドロームに伴う脂肪肝では、食事・運動療法を厳重に行うことが基本です。カロリー制限、脂肪摂取量制限、有酸素運動を励行し、1〜2 週間かけて 1kg ぐらいのペースで減量を行うことが提唱されています。非アルコール性脂肪性肝炎では、急激な体重減量がむしろ病態の増悪をきたすことがあると報告されているので注意が必要です。そして、治療法を理解していても実行できない患者や肝病態の病期が進んだ症例では、薬物療法の追加が勧められます。

薬物療法

PPAR（peroxisome proliferator-activated receptor）-γ アゴニストとして作用するチアゾリジン誘導体は、大型化した脂肪細胞にアポトーシスを誘導し、同時に小型脂肪細胞を分化誘導します。これにより、アディポサイトカインであり、かつインスリン抵抗性惹起物質である TNF-α やレジスチンの発現低下を介して、血中の遊離脂肪酸レベルを低下させます。一方では、低下していたアディポネクチンの発現や分泌を促進し、インスリン感受性を回復させると考えられています。また、メトホルミンは肝細胞における AMP キナーゼを活性化し、ACC（acetyl-CoA carboxylase）の活性を抑制して脂肪酸の酸化を促進します。同時に、AMP キナーゼ活性化は転写因子 SREBP（sterol regulatory element-binding protein）の発現を低下させることによって、肝での脂肪蓄積を抑制すると考えられます。

近年、アンジオテンシン II 1 型受容体拮抗薬（ARB）がインスリン抵抗性を改善することが報告されています。その作用機序としては、ARB がアンジオテンシン II によるインスリンシグナル伝達抑制を解除することが挙げられ、さらに脂肪組織において ARB の作用によりインスリン感受性の高い小型脂肪細胞が増加することから、アディポネクチン産生増加と TNF-α 産生低下が生じると考えられます。

一方、アンジオテンシン II は肝伊東細胞にあるアンジオテンシン II 1 型受容体に結合し、線維化を促進するサイトカインである TGF-β を分泌させ、オートクリン機序によりコラーゲンなどの細胞外マトリックスを産生させます。この過程に対して、ARB は伊東細胞における TGF-β 産生抑制を介して肝線維化を抑制することが知られています。NASH 症例に ARB を投与すると、肝の炎症や線維化の軽減を認めたとする報告もあります。

脂肪肝（NASH を含む）の治療

アルコール性脂肪肝では禁酒が原則で、ビタミン B₁ などの補給が必要に応じて行われます。一方、メタボリックシンドロームに伴う脂肪肝では、食事・運動療法を厳重に行うことが基本です。非アルコール性脂肪性肝炎では、急激な体重減量がむしろ病態の増悪をきたすことがあると報告されているので注意が必要です。そして、治療法を理解していても実行できない患者や肝病態の病期が進んだ症例では、薬物療法の追加が勧められます。

1. 食事療法・運動療法
2. 薬物療法
    1) インスリン抵抗性改善薬
        ① チアゾリジン誘導体
        ② ビグアナイド剤（メトホルミン）
    2) 抗酸化療法
        ビタミン E、ビタミン C
    3) 高脂血症治療薬
        ① HMG-CoA 還元酵素阻害薬
        ② フィブラート系薬剤
        ③ プロブコール
    4) アンジオテンシン II 1 型受容体拮抗薬
    5) その他の治療法（UDCA: ursodeoxycholic acid, 肥満治療薬）

第5章　メタボリックシンドロームの早期治療

メタボリックシンドロームを伴った疾患の治療6

閉塞性睡眠時無呼吸症候群の手術的治療

高島　雅之

　メタボリックシンドロームと睡眠時無呼吸症候群の関連は強いことが昨今言われており、どちらも脳血管障害や心疾患のリスクを高めることから、両者を伴うことでリスクがより高くなることは、容易に想像がつくことと思います。メタボリックシンドロームを改善させることがまずは重要な治療となりますが、これだけでは無呼吸や睡眠の質の改善に至らないこともあり、睡眠時鼻持続陽圧療法（CPAP）治療の継続や手術治療を必要とする場合もあります。食生活や運動習慣など生活環境の変化が原因となるメタボリックシンドロームは大人のみならず、最近では小児においても肥満が増えてきており、小児のメタボリックシンドロームへの対処もこれからの課題となってくるようです。メタボリックシンドロームだけが無呼吸の増悪因子ではありませんが、この項では睡眠時無呼吸症候群に対する外科治療としてどのようなものがあるか、それぞれについて述べたいと思います。

睡眠時無呼吸で行う手術部位は？

　私たちが日頃無意識にしている呼吸は、鼻から吸った空気がのど→気管（気管支）→肺へと流入し、酸素と二酸化炭素の交換を行っています。このうち鼻は骨や軟骨により、気管は軟骨にて、空気の通り道の形体が管状に保たれています。しかし、のどはどうでしょうか？ 口蓋垂や舌は筋肉や粘膜などからなる組織で、骨や軟骨といった硬い構造物がありません。よって夜寝ているとき、筋肉の緊張は緩み、のどを狭めたり塞いだりして、いびきや無呼吸の原因となります。また、メタボリックシンドロームにて肥満を伴っている場合、のどや舌も肉厚となるため、更にのどは狭くなり得ます。のどに支えとなる構造物が無い理由として、元来、四足歩行であった人類が二足歩行になった結果とも言われています。のどには他に口蓋扁桃（俗に言う扁桃腺）やアデノイド（鼻の奥にある）といった組織があり、これが大きい場合ものどを狭くする原因となります。また、冒頭に述べた「呼吸は鼻から吸う」という行為は、鼻が通っていることが前提とな

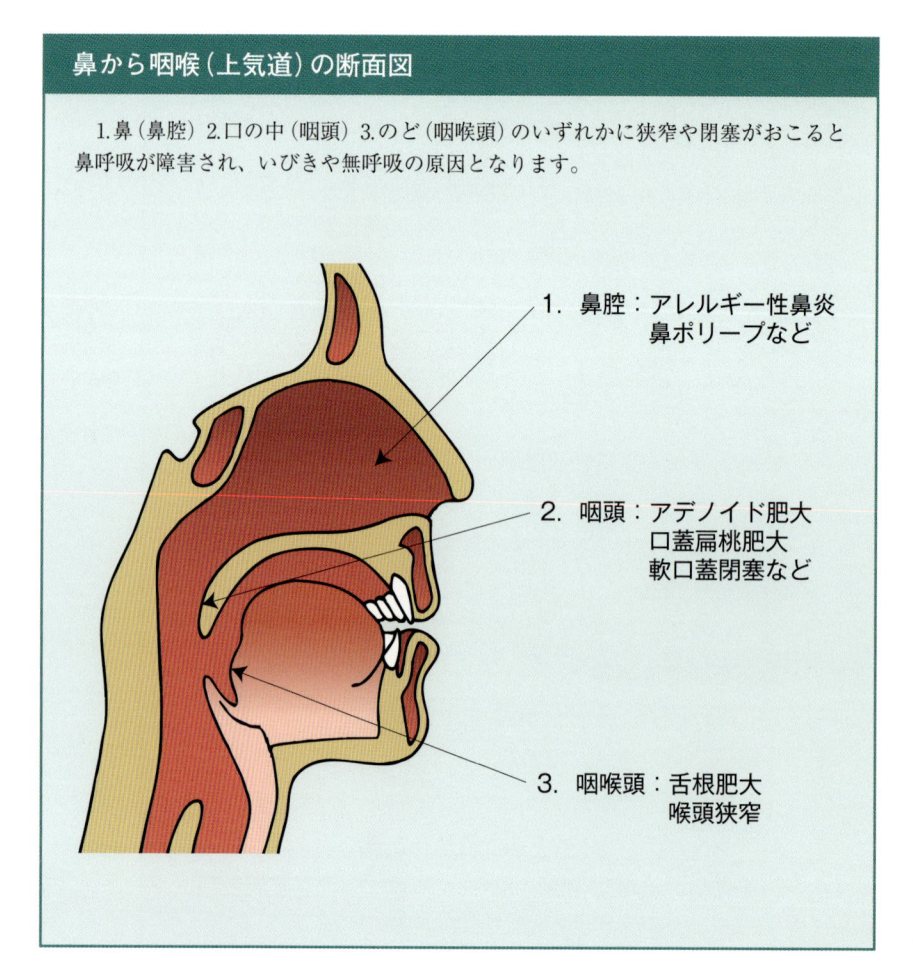

鼻から咽喉（上気道）の断面図

1.鼻（鼻腔）2.口の中（咽頭）3.のど（咽喉頭）のいずれかに狭窄や閉塞がおこると鼻呼吸が障害され、いびきや無呼吸の原因となります。

1. 鼻腔：アレルギー性鼻炎　鼻ポリープなど
2. 咽頭：アデノイド肥大　口蓋扁桃肥大　軟口蓋閉塞など
3. 咽喉頭：舌根肥大　喉頭狭窄

ります。しかし、鼻がつまってしまったらどうでしょう。口を開けて息をせざるを得ません。この口呼吸もいびきに大きく関与することがあります。

よって、閉塞性無呼吸に対し手術を行うことがある部位は、鼻や軟口蓋、口蓋扁桃、アデノイド、舌ということになります。

睡眠時無呼吸の手術法

前述の部位につきそれぞれ異なった手術が行われます。部位別に手術法を示すと、以下のようになります。

鼻の手術

鼻中隔矯正術：鼻の中を左右に分ける「鼻中隔」は骨と軟骨からなり、一般にまっすぐな人は、まずいません。多少なりとも曲ったり、うねったりしていますが、その程度が強いと鼻の中を狭くする原因になります。この曲った骨や軟骨を取り除き、まっすぐに近い鼻中隔となることで鼻の通りをよくします。

鼻甲介に対する手術：鼻の中には鼻甲介と呼ばれる突起物があり、これは上・中・下と3つの鼻甲介からなります。特に下鼻甲介は、アレルギー性鼻炎などで粘膜腫脹を来すことがあり、そのため鼻づまりの原因となります。これについては、レーザーなどの粘膜焼灼術（日帰り治療が可能）や下鼻甲介切除術といった手術が行われることがあります。

鼻内副鼻腔手術：慢性副鼻腔炎（蓄膿症）により鼻の中を鼻茸（ポリープ）が充満すると、鼻呼吸の障害となり、内視鏡を用いて手術を行います。

軟口蓋や口蓋扁桃の手術

口蓋扁桃摘出術：扁桃が大きいためにのどを狭くしている場合、この手術が選択されます。小児では、後述するアデノイド切除術と併せて行われるのが一般的です。

口蓋垂軟口蓋咽頭形成術：成人の睡眠時無呼吸に対し行われる手術として、最も頻度の高い手術です。上述の口蓋扁桃を摘出した後に、口蓋垂やその周囲の軟口蓋といった粘膜組織を縫い縮める方法です。

アデノイドに対する手術

アデノイド切除術：主に小児では、小学校就学前までは鼻の奥にあるアデノイドが大きいことがあり、そのため鼻呼吸が障害されます。ポカンと口をあけ、ボーっとした表情は「アデノイド様顔貌」とも呼ばれ、これを切除することにより鼻呼吸が可能となり、小児例では90％を超える改善率が見込まれます。

舌に対する手術

舌根正中切除術：舌の付け根付近が腫大している場合に選択されることがあります。出血対策としてレーザーを用いたりしますが、術後の出血予防目的に、一時的に気管切開（首に呼吸をするための穴を開ける）を要することもあります。

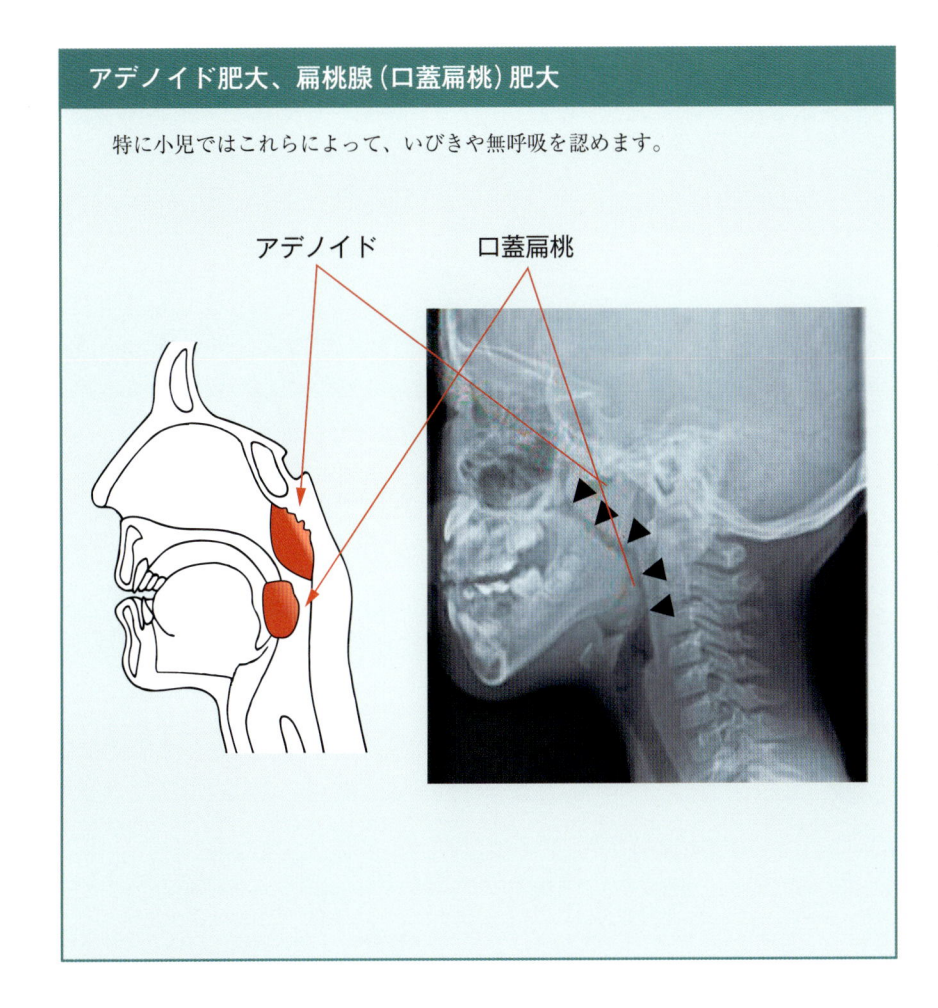

アデノイド肥大、扁桃腺（口蓋扁桃）肥大

特に小児ではこれらによって、いびきや無呼吸を認めます。

アデノイド　　口蓋扁桃

第5章　メタボリックシンドロームの早期治療

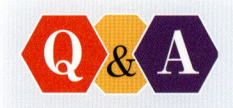

Q&A

問：手術適応の判断は何が重要ですか？

答：手術で最も重要なことは、閉塞部位診断です。いびきや無呼吸の原因となっている部位に対し、対応する手術が存在すれば適応となります。

問：誰でも手術は受けられるのでしょうか？

答：鼻の手術については顔面を含めた骨格の発育に関する問題もあり、原則、小児では適応とならないことが多いです。逆に扁桃肥大やアデノイドについては、小児では適応となることが多く見られます。これらは物理的に大きなものが息の通り道を占拠しているために呼吸が苦しくなるからです。但し、大きいだけでは絶対適応とはならず、毎夜大きないびきをかく、着替えを要する程の寝汗をかく、パジャマを剥いでみて、呼吸性に胸とお腹の動きがシーソーのように互い違いに膨らむ（ろっ骨が強く浮き出るような呼吸をしている）といった場合には、手術の必要性が強いと判断する一因となります。成人では前述のように口蓋垂軟口蓋咽頭形成術の頻度が高いですが、肥満の度合いや年齢（若い方がより効果が得やすい）、閉塞様式の確認など効果を高めるためにいくつかの検査項目が必要となります。

第6章 メタボリックシンドロームの発症予防

職場・地域社会での試み （三浦 克之） 142
 Q&A・栄養面でのポピュレーション・アプローチにはどのようなものがありますか？…146

小児期からの予防対策 （伊藤 順庸） 147
 Q&A・小児にもメタボリックシンドロームはありますか？…150
 ・小児肥満は必ずメタボリックシンドロームになりますか？…150

第6章　メタボリックシンドロームの発症予防

職場・地域社会での試み

三浦　克之

生活習慣病予防のポピュレーション・アプローチについて

生活習慣病の予防対策として2つのアプローチの方法が提唱されています。その2つとは、「ハイリスク・アプローチ」と「ポピュレーション・アプローチ」です。

例えばある集団の健診を行い、生活習慣病危険因子（肥満度、血圧、血糖値など）の検査をすると、その検査値は一定の分布を示します。普通は平均値あたりに最も多くの人が分布し、特に低い人や高い人は少ないという正規分布になります。一般的に、危険因子の検査値が高い人は、さらに重篤な生活習慣病（脳卒中や心筋梗塞）になりやすいハイリスク者です。健診ではそういったハイリスク者（分布の右の裾野にいる人）を見つけて、危険因子を早く改善してもらうよう保健指導をしたり、場合によっては薬で治療したりします。これがハイリスク・アプローチです。

ハイリスク・アプローチは一見効率が良いように見えますが、まだ危険因子が正常範囲にある大多数の人が不適切な生活習慣を続けると、どんどん新たにハイリスク者になってきます。また、ハイリスク者は生活習慣改善の努力を孤独に続けなくてはいけないという苦しさがあります。そこで、危険因子が異常な人も正常な人も含めて集団全体で生活習慣の改善を促し、検査値の分布全体を良い方向（左方向）へ動かしていこうというのが、ポピュレーション・アプローチです。分布全体が左方向へ動けば、ハイリスク者の数も自然に減ります。この方法には、国や地域をあげての健康づくりキャンペーンや外食メニューの改善、運動施設の整備といったいろいろな対策が含まれます。集団全体で取り組むことにより、これからハイリスク者になるのを予防（一次予防）することができますし、すでにハイリスク者の人も皆と一緒に生活習慣の改善に取り組むことができます。環境全

ハイリスク・アプローチ

危険因子の検査値が高い人は、さらに重篤な病気になりやすいハイリスク者です。そういったハイリスク者を見つけて、危険因子を早く改善してもらうよう保健指導をしたり、場合によっては薬で治療したりするのがハイリスク・アプローチです。

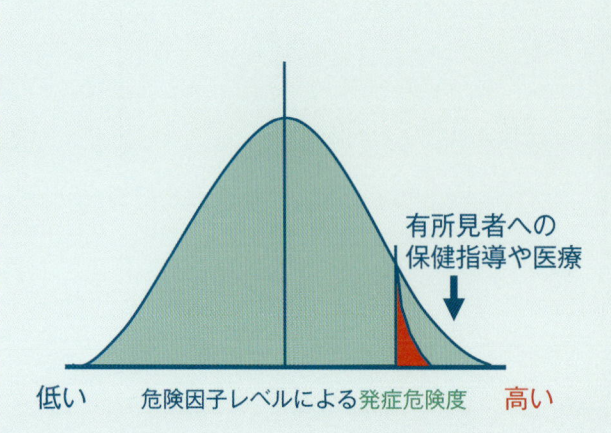

ポピュレーション・アプローチ

危険因子が異常な人も正常な人も含めて集団全体で生活習慣の改善を促し、検査値の分布全体を良い方向（左方向）へ動かしてゆこうというのがポピュレーション・アプローチです。分布全体が左方向へ動けば、ハイリスク者の数も自然に減ります。

142

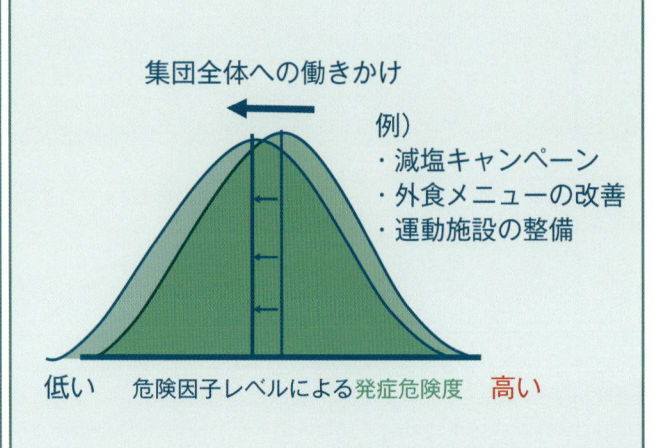

職場・地域社会での試み

体が変わることで、個人の努力が少なくてすむようになります。

わが国の国民健康づくり運動の目標値である「健康日本21」は、国全体でのポピュレーション・アプローチによる対策といえます。ポピュレーション・アプローチを行うには、行政、マスコミ、企業、学校、医療機関など、各方面の社会組織の協力が必要であり、社会全体での取り組みが求められます。

職場全体での肥満予防・身体活動量増加キャンペーンの事例

職場の従業員全員を対象に、身体活動量を増加させ、肥満を予防するため私たちが実施したキャンペーン事例を紹介します。これはメタボリックシンドローム予防のためのポピュレーション・アプローチの良い事例になると思います。

このキャンペーンは、北陸地方の某企業従業員約7,500人を対象に実施されました。キャンペーン期間は2ヶ月間で、最初に、毎日ポイントを自己記録する手帳を従業員全員に配布します。ポイントは何か運動をしたら何ポイント、また1日の歩数を計測して3,000歩あたり1ポイントなどと決められています。約100kcalを消費する運動で1ポイント加算するようになっています。運動以外にも、「腹八分目にした」「間食を食べなかった」などの良好な食生活でもポイントが貯められます。肥満者では2ヶ月で2kgの減量に成功すれば20ポイントのボーナスポイントがあります。このようにして毎日ポイントを貯めて、目標のポイントをクリアすれば景品がもらえます。

記録手帳は、全従業員の44%にあたる約3,300人が提出し、うち59%（全従業員の26%）が目標を達成して景品をもらいました。肥満者におけるキャンペーンの参加状況と体重の変化を見てみると、キャンペーンで250点以上を達成した肥満者では、男性で平均約1kg、女性で平均約2kgの体重減量が達成されていました。しかし、キャンペーン記録手帳を提出しなかった不参加者では、体重の変化はあまり見られませんでした。キャンペーンに参加した人からは、毎日の生活習慣を見直す良い機会になったなどの感想が聞かれました。

このほか、身体活動量増加を目的としたポピュレーション・アプローチとしての環境整備の取り組み事例として、私たちは厚生労働科学研究費補助金「青・壮年者を対象とした生活習慣病予防のための長期介入研究班」において、某事業所の敷地内にウォーキングコースの設置も行いました。この事例は、まさに環境整備の一例です。昼休みの10分間ウォーキングやキャンペーン期間中のコース活用促進などは、従業員全体での身体活動量増加に役立ちました。

肥満予防・身体活動量増加キャンペーン記録手帳の表紙

自分で2ヶ月間の合計ポイントの目標を決めます。目標を達成すれば、景品がもらえます。海外出向員等をのぞく全従業員7,512人のうち、3,287人が参加し、うち1,951人が各自で決めた目標に到達し、景品を得ました。

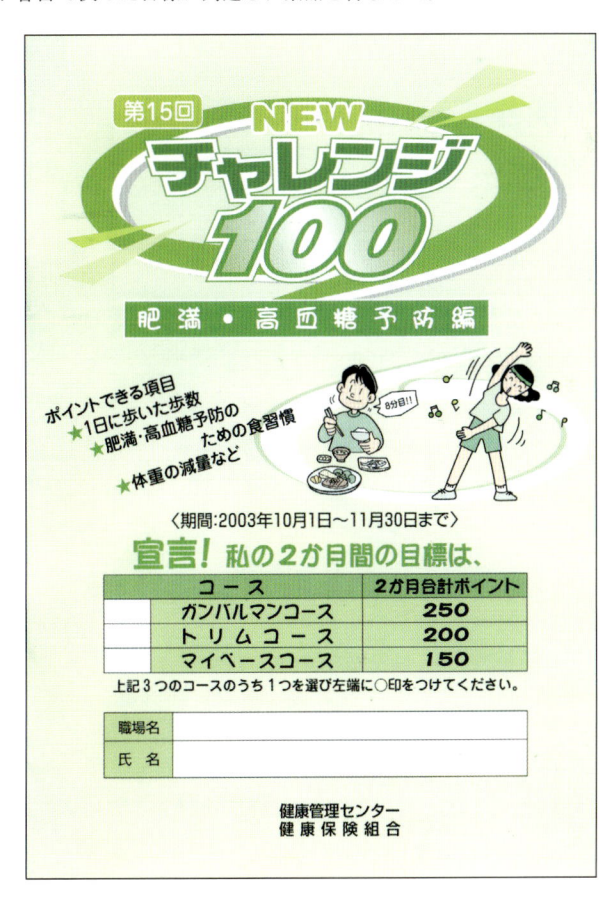

第15回 NEW チャレンジ100 肥満・高血糖予防編

ポイントできる項目
★1日に歩いた歩数
★肥満・高血糖予防のための食習慣
★体重の減量 など

〈期間：2003年10月1日〜11月30日まで〉

宣言！ 私の2か月間の目標は、

コース	2か月合計ポイント
ガンバルマンコース	250
トリムコース	200
マイペースコース	150

上記3つのコースのうち1つを選び左端に○印をつけてください。

職場名
氏名

健康管理センター
健康保険組合

第6章　メタボリックシンドロームの発症予防

肥満予防・身体活動量増加キャンペーン記録手帳の内容

ポイント一覧表と記録表。1日の歩数、その日に行った運動、食事の注意などでポイントが貯められます。2ヶ月間の期間の最後で体重減量に成功した人は、ボーナスポイントももらえます。

ポイント一覧表

① 1日の歩数ポイント

歩数	ポイント
3,000歩以上	1
6,000歩以上	2
9,000歩以上	3

※万歩計で測定し、必ず歩数を記入してください。

② スポーツポイント（1日3ポイントまで）

※ヘルスアップ教室に参加したとき、その分のスポーツポイントは付けないでください。

スポーツとレジャー

種目	時間等	ポイント
ボウリング	2ゲーム	1
自転車	30分	1
野球、ソフトボール（キャッチボール）	30分	1
ハイキング、森林浴	25分	1
ゴルフ	25分	1
卓球	15分	1
テニス、バドミントン	15分	1
バレーボール、ビーチボール	15分	1
スキー・登山	15分	1
釣り	半日	1
その他の運動	30分	1

持久力のつく種目

種目	時間	ポイント
エアロビックダンス	15分	1
ジョギング	15分	1
水泳	10分	1
その他（脈拍数100／分以上）	25分	1

筋力のつく種目

種目	時間等	ポイント
運動A※	各30回	1
運動B※	各70回	1
なわとび	10分	1
筋力トレーニング（腹筋、背筋、腕立て伏せ等）	10分	1

※運動A：しゃがんで立って、足の後ろ振り上げ（物につかまって両足とも）、自転車こぎ（仰向けに寝て）
※運動B：かかとの上げ下げ、むすんでひらいて（指）

特別メニュー（1日1ポイントまで）

種目	内容	ポイント
畑仕事、草むしり、日曜大工	25分	1
マイカー洗車	1台	1
仕事前後のストレッチ	できた日	1

③ THPポイント

内容	ポイント
THP行事への参加、事業部THP活動、体力測定、ヘルスアップ教室※、ウォークラリー大会、運動実践教室、体質改善（料理）教室	4

※ヘルスアップ教室：エアロビックダンス、ビーチボール、リラクゼーション、ウォーキング＆ジョギング

④ 肥満・高血糖予防ポイント（1日2ポイントまで）

内容	ポイント
a. 3食とも「腹八分目」にした。	1
b. 甘い間食をその日1日食べなかった。	1
c. 砂糖入りコーヒー、甘い清涼飲料、炭酸飲料をその日1日飲まなかった。	1
d. 油で調理した料理をできるだけ減らした。	1

※4つの項目から2つを選択し、選んだ項目について達成できた日にポイントを加算できます。
（注）選択した2項目は2か月間変更することはできません。

⑤ 最終ボーナスポイント

内容	ポイント
A. 体重が2kg以上減少できた	20
B. 肥満・高血糖予防の為の生活習慣 　a. 満腹まで食べず「腹八分目」にするようになった。 　b. 甘い間食を以前より食べないようになった。 　c. 砂糖入りの甘い飲物、清涼飲料を以前より飲まなくなった。 　d. 揚げ物・炒め物を以前より減らすようになった。 　e. 以前よりも多く体を動かす習慣が身に付いた。	
1つ身に付いた	10
2つ以上身に付いた	20

★2か月終了時、累計点数に加算できます。

1日の歩数ポイントはこのように加算できます!!

- THPのウォーキング教室に参加して3,000歩歩いた
  ⇒ 1日の歩数ポイント ＋ THPポイント
  （教室での3,000歩を含む歩数）　（4ポイント）
  ※スポーツポイントは付けない。

- ハイキングを1時間実施して4,000歩歩いた
  ⇒ 1日の歩数ポイント ＋ スポーツポイント（ハイキング）
  （ハイキングでの4,000歩を含む歩数）　（2ポイント）

- THPのエアロビ教室に参加した
  ⇒ 1日の歩数ポイント ＋ THPポイント
  （教室での歩数を含む）　（4ポイント）
  ※スポーツポイントは付けない。

—5—

職場・地域社会での試み

第15回 NEW チャレンジ100 ポイント記録表
肥満・高血糖予防編

10月

日(曜)	①1日の歩数 歩数(必ず記入)	3,000歩以上	6,000歩以上	9,000歩以上	②スポーツ	③THP	④肥満・高血糖予防 【 】	【 】	計	累計(10月)
ポイント		1	2	3	1～3	4	1	1		
例	3151	1			1	4	1		7	7
	9981			3			1	1	5	12
	7801		2			4		1	7	19
1 (水)										
2 (木)										
3 (金)										
4 (土)										
5 (日)										
6 (月)										
7 (火)										
8 (水)										
9 (木)										
10 (金)										
11 (土)										
12 (日)										
13 (月)										
14 (火)										
15 (水)										
16 (木)										
17 (金)										
18 (土)										
19 (日)										
20 (月)										
21 (火)										
22 (水)										
23 (木)										
24 (金)										
25 (土)										
26 (日)										
27 (月)										
28 (火)										
29 (水)										
30 (木)										
31 (金)										
10月の集計										①

（↑選択した記号を記入）

〈キリトリ〉

第6章　メタボリックシンドロームの発症予防

肥満者におけるキャンペーン参加状況と体重変化との関係

(2003年度～2004年度　春季集団健診)

キャンペーンで250点以上を達成した肥満者では、男で平均約1kg、女で平均約2kgの体重減量が達成されていますが、キャンペーン記録手帳を提出しなかった不参加者では体重の変化はあまり見られませんでした。

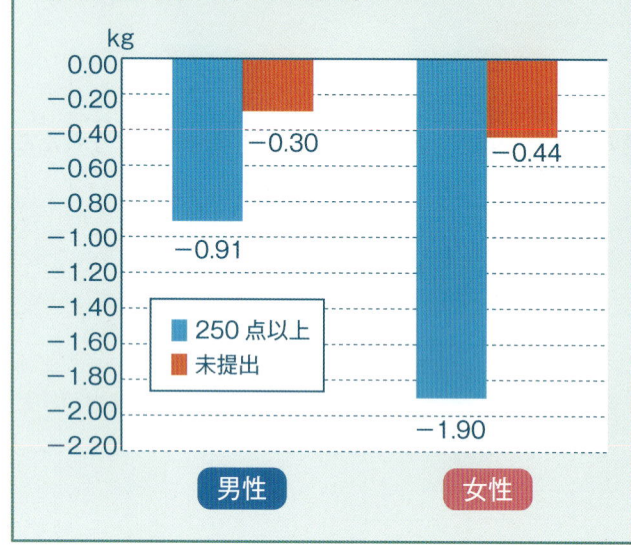

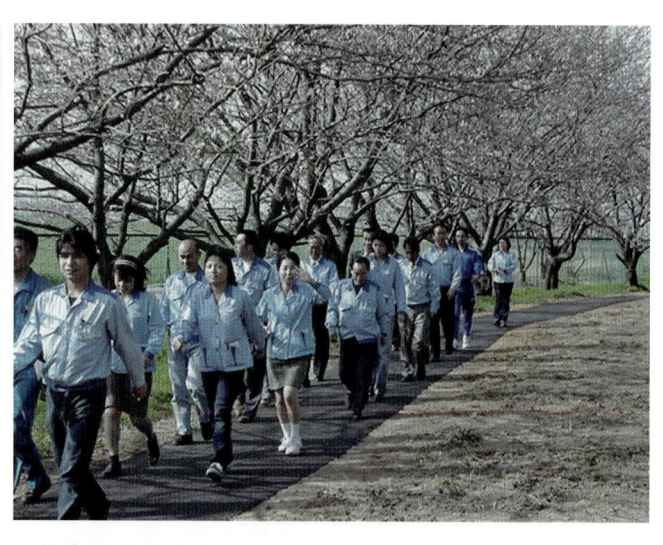

	男性	女性
250点以上	-0.91	-1.90
未提出	-0.30	-0.44

某事業所敷地内のウォーキングコース設置事例

(厚生労働科学研究費補助金効果的医療技術の確立推進臨床研究事業「青・壮年者を対象とした生活習慣病予防のための長期介入研究」平成13～15年度総合研究報告書)

身体活動量増加のための環境整備として、某事業所の敷地内のウォーキングコースを設置しました。昼休みの10分間ウォーキングやキャンペーン期間中のコース活用促進などは、従業員全体での身体活動量増加に役立ちました。

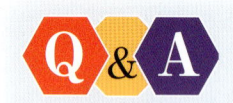

Q&A

問：栄養面でのポピュレーション・アプローチにはどのようなものがありますか？

答：環境整備としては、売っている食品のエネルギー（カロリー）や脂肪量などの栄養表示、外食産業ではメニューにエネルギー、脂肪量、塩分量などを表示して消費者が自分で選択できるようにすることが大切です。健康増進法に定められているように、給食施設（社員食堂や学校給食）における栄養教育や食育を進めることも大切です。主食・主菜・副菜をそろえることの重要性、ラーメン・ライスのような主食の組み合わせを避けるなどの教育をします。食堂メニューの塩分量（みそ汁の塩分濃度など）を低く抑えて、低塩分食に慣れるようにすることも試みられています。欧米では子ども向け菓子類の宣伝の制限や、清涼飲料の学校での販売規制も始まっています。

第6章 メタボリックシンドロームの発症予防

小児期からの予防対策

伊藤　順庸

小児肥満とメタボリックシンドローム

小児においても、肥満は健康障害につながる可能性があり、病気の一つと考えるべき時代となってきました。最近では小児期からの肥満が長期間持続し、比較的早期にメタボリックシンドロームとして発症することが問題となっています。このため小児期に肥満を予防、あるいは早期治療を施すことが大切です。

小児の肥満とは

肥満とは、成人同様、小児でもからだの脂肪が著しく増加した状態のことを指します。成人では肥満の程度の指標として、体重(kg)を身長(m)の二乗で除したBMI(Body Mass Index：体格指数)がよく用いられますが、小児にBMIをあてはめようとしても肥満の程度を把握することは困難です。小児は、まだからだが成長している時期であり標準化することが難しいということ、二次性徴の有無により体組成が変化するため評価法が変化する、などの理由によります。小児の肥満の程度を把握するには「肥満度」という、性別、年齢、身長を考慮した評価法が主に用いられています。この肥満度で標準的な体重からプラス何%増加しているかで、肥満の程度を決定します。

小児期の肥満の予防

小児期の肥満予防の第一歩は、保護者や本人に「肥満は健康をそこねる可能性を持った状態」だということを認識してもらうことから始まります。特に低年齢で肥満になったこども達は、過食や運動不足のマイナス面、メタボリックシンドローム等の意味を理解することが難しいので、保護者の責任が大きくなります。肥満の小児の保護者の多くが、「うちの子(孫)はよく食べて健康的だ」「からだが大きいことはいいことだ」「こどものうちは太っていても、そのうちやせるだろう」「太っていて何が悪い」という考えを持っています。これらの考え方は一概には否定できませんが、すくなくとも中等度以上の肥満を指摘された場合は、認識を改めなくてはなりません。

小児肥満予防の次のステップとして、やはり食事と運動療法が中心になります。ただし予防の段階では、強い食事制限や強制的な運動は必要ありません。まず食事療法ですが、年齢や性別、身長に必要なエネルギー量※を摂取し、過剰にならないよう気をつけることです。

食事の内容としては、緑黄色野菜を多くとり、低カロリーで量が多く食べられるようにして、満腹感が得られるようにします。揚げ物などは量が少ない割にはカロリーが高く、逆効果です。また濃い味つけの食事は、ついつい多めに食べてしまいがちです。なるべく薄味にしましょう。また、なによりもよく噛んで食べることが大事です。早食いになると満

小児の肥満度の求め方と肥満の程度の評価法

(小児の肥満症マニュアル　日本肥満学会編 2004 より改変)

肥満度(％)＝100 ×(現在の体重－標準体重*)／標準体重*

(軽度肥満)　　+20％≦肥満度＜+30％
(中等度肥満)　+30％≦肥満度＜+50％
(高度肥満)　　+50％≦肥満度

*男女別・年齢別・身長別標準体重は『日本小児科学会雑誌』98：96, 1994 より求められます。

第6章　メタボリックシンドロームの発症予防

腹感を感じる前に、大量の食事を食べてしまうからです。運動療法は戸外で遊ばせることも大切ですが、自宅にいるときに出来るだけ家事を手伝わせることが良い方法です。この行為により、普段から体を動かす習慣を養うことが出来るからです。

小児期の肥満の治療

小児期に、肥満によってなんらかの合併症を併発した場合、その程度が軽微であっても治療の対象となります。小児期にみられる肥満に伴う合併症には糖尿病、高血圧、脂質異常、睡眠時無呼吸症候群、脂肪肝などがあります。

小児肥満症の治療は、成人と同様に食事療法や運動療法が主となります。これらに加えて、各種合併症の程度に応じて薬物治療等が必要になります。まず食事療法ですが、「よく噛んで食べる」「緑黄色野菜を多くとる」などの項目は、「小児期の肥満の予防」と同じです。ただし食事のカロリー量は、小児が一日に必要なエネルギー所要量[※]の80〜90％程度に制限しなければなりません。間食は原則的に禁止です。また食事の内容として、炭水化物の割合を減らすようにし、同時に栄養が偏らないようにしなければなりません。次に運動療法ですが、治療が必要なほど肥満している小児の多くは運動することが好きではなく、また過剰な運動が、逆に小児の体を損ねてしまうこともあります。通常、1日に摂取するカロリー量の5％程度の運動量を開始量として設定し、徐々に運動量を増やしていきます。また、運動の内容もウォーキングや水泳などが理想的です。治療としての食事療法、運動療法はともに栄養障害などの副作用を伴うことがありますので、必要な方は専門医の先生の管理の下で行うようにしてください。

小児の肥満の例外

2歳未満の小児に肥満が認められる場合、その多くは良性小児肥満と言われます。2歳以降に発症する肥満と比べ、自然にやせていき、良好な経過をとることが多いようです。実際、2歳未満の小児に食事と運動療法を行うことも極めて困難ですので、経過を見るだけで問題はありません。ただし、特別な疾患の一症状として肥満が出現する場合がありますので、2歳未満の小児の肥満であっても、一度は専門の先生や小児科の先生に相談された方がよいでしょう。

将来的に成人のメタボリックシンドロームへとつながる小児の肥満について、説明してきました。成人のメタボリックシンドローム同様に、あるいはそれ以上に小児の肥満も長い期間をかけて予防したり、治療したりしなければなりません。メタボリックシンドロームの発症が若年であればあるほど、様々な合併症を併発します。本人はもちろん、保護者の方にも根気強い努力が必要なのです。

※男女別・年齢別・身長別エネルギー所要量は『小児肥満症マニュアル』日本肥満学会編2004より求められます。

小児期に見られる肥満症の合併症

① 糖尿病
② 高血圧
③ 脂質異常
④ 睡眠時無呼吸症候群
⑤ 脂肪肝（肝機能障害）
⑥ 黒色表皮腫
⑦ 高尿酸血症（痛風）
⑧ 生理異常

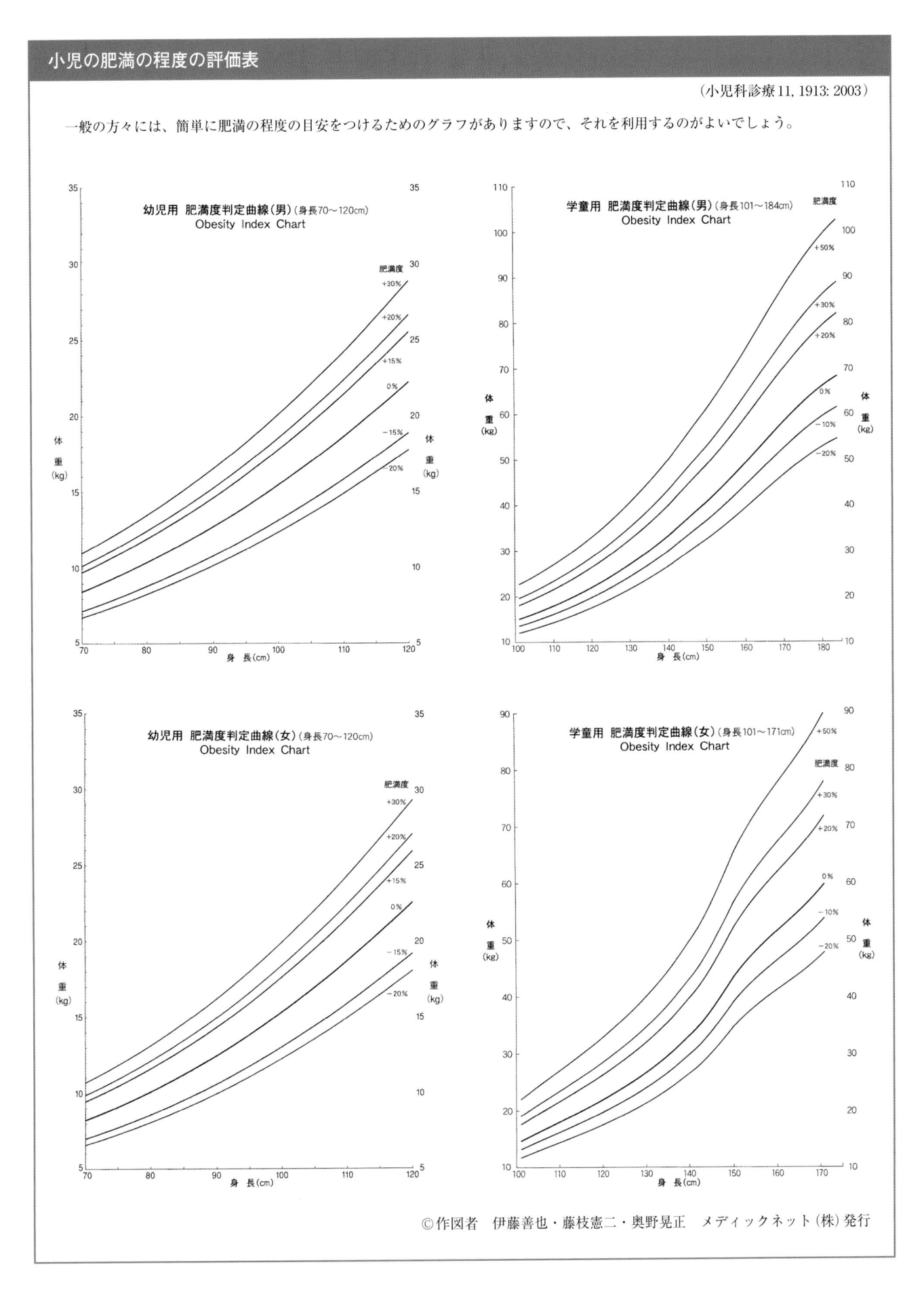

小児の肥満の程度の評価表

(小児科診療 11, 1913: 2003)

一般の方々には、簡単に肥満の程度の目安をつけるためのグラフがありますので、それを利用するのがよいでしょう。

幼児用 肥満度判定曲線（男）（身長70〜120cm） Obesity Index Chart

学童用 肥満度判定曲線（男）（身長101〜184cm） Obesity Index Chart

幼児用 肥満度判定曲線（女）（身長70〜120cm） Obesity Index Chart

学童用 肥満度判定曲線（女）（身長101〜171cm） Obesity Index Chart

©作図者 伊藤善也・藤枝憲二・奥野晃正　メディックネット（株）発行

第6章　メタボリックシンドロームの発症予防

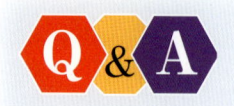

Q&A

問：小児にもメタボリックシンドロームはありますか？

答：あります。日本では2006年に暫定診断基準が作成されました（厚生労働科学研究（大関班）平成17年度総合研究報告書：2, 2006）。

小児メタボリックシンドロームの診断は、
①腹囲が80cm以上、または腹囲／身長が0.5以上である
②中性脂肪120mg/dl以上かつ／またはHDLコレステロール40mg/dl未満
③収縮期血圧125mmHg以上かつ／または拡張期血圧70mmHg以上
④空腹時血糖が100mg/dl以上
となっています。

①は必須であり、②～④までのうち2項目以上を有する場合に小児メタボリックシンドロームと診断されます。お子さんのメタボリックシンドロームが心配な保護者の方は、まず①の腹囲を自宅で測定し、基準を満たすようであれば専門医あるいは小児科の先生に相談されるのがよいでしょう。

小児メタボリックシンドロームは成人と同様に、内臓脂肪型肥満に複数の動脈硬化危険因子を有した状態です。日本での小学生でのメタボリックシンドロームの頻度は増加傾向にあり、一般小児の約1～4%、肥満児健診では15～20%程度といわれています。また肥満の程度が高度になるほどメタボリックシンドロームの頻度も高くなる傾向にあります。

問：小児肥満は必ずメタボリックシンドロームになりますか？

答：必ずとは言えませんが、フィンランドからの報告（Vanharaら、Brit Med J 317: 319, 1998）では、439例の成人のうち30例がメタボリックシンドロームであり、そのうち28例は成人肥満でした。さらにその28例中21例までが小児期に肥満であったと報告しています。逆に小児肥満でありながら、成人時に肥満を解消した74例の中にメタボリックシンドロームを発症した症例はありませんでした。この事実は小児期に肥満であっても、成人までに肥満を解消すればメタボリックシンドロームの発症を抑制することが出来ることを示唆しています。このことから小児期での肥満の予防・治療が、いかに重要であるかが理解できると思います。

第7章

メタボリックシンドロームの今後の展望

メタボリックシンドロームの今後の展望 −メタボリックシンドロームの提唱により社会はどう変わったか− （内田 健三） ……………………… 152

第7章 メタボリックシンドロームの今後の展望

メタボリックシンドロームの今後の展望
－メタボリックシンドロームの提唱により社会はどう変わったか－

内田　健三

メタボリックシンドロームの概念が出現するまでの経緯

　厚生労働省は、日本人の3人に1人が心筋梗塞や脳血管の動脈硬化性心血管病で亡くなっていると報告しています。その最大の危険因子が高コレステロール血症であることは、世界的にコンセンサスが得られ、コレステロールによる動脈硬化性血管病変についは分子レベルでの解明が進み、抗コレステロール薬による治療も確立されています。しかし、動脈硬化性心血管病による死亡率の減少は頭打ちとなり、コレステロール以外の危険因子としてメタボリックシンドロームが注目されています。それより先、1980年代後半より、耐糖能異常、脂質代謝異常、高血圧、肥満の4つの危険因子が重積する人では、心血管合併症に罹患しやすく、危険因子の重積状態をシンドロームX、死の四重奏、内臓脂肪症候群などと称し、その基盤はインスリン抵抗性あるいは内臓脂肪蓄積にあると考えられていました。1999年、世界保健機構（WHO）はこのような危険因子の重積する病態を統一疾患概念としてメタボリックシンドロームと命名し、インスリン抵抗性が基盤であるとした診断基準を掲げました。それとは別に、アメリカコレステロール教育プログラム（NCEP-ATP Ⅲ）は危険因子の重積状態をメタボリックシンドロームと命名しました。しかし、メタボリックシンドロームの定義と診断基準に各国で混乱が生じることとなり、2005年4月、国際糖尿病連合（IDF）は、内臓脂肪蓄積を基盤とし、ウエスト周囲径の測定を必須項目としたメタボリックシンドロームの国際的診断基準を提示しました。

メタボリックシンドロームについてマスコミ報道がもたらしたもの

　2005年4月8日、わが国でもメタボリックシンドロームの診断基準が公表されました。メタボリックシンドロームの定義は、「内臓脂肪蓄積を基盤として高血糖、高血圧、脂質異常など危険因子を一個人が重積し、心血管病変を起こしやすい状態」と定義しています。内臓脂肪蓄積をウエスト周囲径を測ること（男性

メタボリックシンドロームの診断基準に関するマスコミ報道

2005年4月8日日本内科学会など8学会が合同で日本におけるメタボリックシンドロームの診断基準を発表した。

沖縄県の男性の3割はメタボリックシンドロームになっており、沖縄県男性の平均寿命順位が急落した。

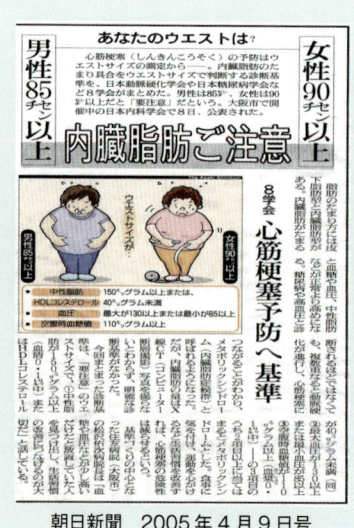

朝日新聞　2005年4月9日号

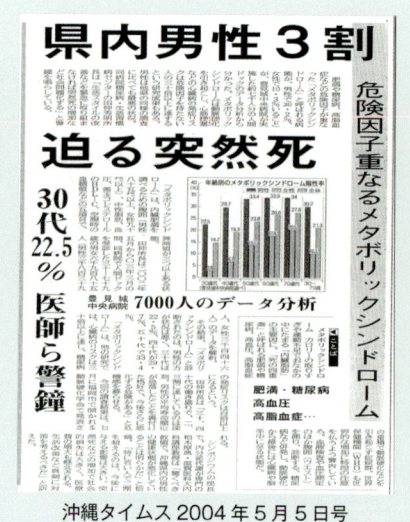

沖縄タイムス 2004年5月5日号

85cm以上、女性90cm以上が異常値）でスクリーニングし、高血糖、高血圧、脂質異常のうち2つ以上を有するものをメタボリックシンドロームと診断することとなりました。

2006年5月8日、厚労省はわが国のメタボリックシンドロームの実態を公表しました。メタボリックシンドロームの有病者（ウエスト周囲径異常値＋危険因子2つ以上）は940万人、予備軍（ウエスト周囲径異常値＋危険因子1つ）は1,020万人で、中高年になるほど増加し、40～75歳に限ると有病者は男性26％、女性10％、予備軍を合わせると男性では2人に1人、女性では5人に1人と公表しました。2005年のメタボリックシンドロームの診断基準の公表以来、メタボリックシンドロームという言葉は、新聞の全国紙および地方紙、テレビ、雑誌、インターネットなどマスコミに載ることとなり、メタボリックシンドロームという言葉を耳にしない日がないほどで、大人から子供にまで浸透し、2006年度の流行語ともなりました。現在、健康・医療の分野でもっとも注目されているキーワードとなっています。

2007年1月、30～50歳代の男女1,300人を対象としたある意識調査によると、「メタボリックシンドロームという言葉を知っているか」という問いに対して、2006年1月の調査では、2.9％が「知っている」、73.8％が「知らない」と回答しましたが、2007年1月の調査では、「知っている」は73.8％、「知らない」は2.6％と、ほとんどの人がメタボリックシンドロームを知っている結果となりました。また、メタボリックシンドロームの重要項目である内臓脂肪という言葉については、ほとんどの人が「知っている」と回答しましたが、ウエスト周囲径の異常値を正確に知っていたのは「5人に1人」でした。

このような意識調査の結果は、メタボリックシンドロームが危険なものとして注目され、一般人に急速に浸透したとして、一応評価されます。しかし、自分の内臓脂肪の蓄積に不安を感じてはいるものの、ウエスト周囲径をあまり測ったことはなく、腹囲の測り方、内臓脂肪が増減するとどのような影響があるのか、とくに動脈硬化との関連を十分理解しているとはいえないようです。一般人はもとより、医療関係者においても十分な理解が必要となっています。

動脈硬化性疾患の要因となる代謝異常をターゲットとした生活習慣病の取り組み

わが国において、心血管病変の要因である生活習慣病（高血圧、糖尿病、脂質異常など）の早期発見、早期治療を目的として、数多くの取り組みがなされています。主なものは次のごとくですが、今後はメタボリックシンドロームを中心として取り組む方向にすすむでしょう。

健診：医療保険に基づき保険者が行う生活習慣病健診、労働安全衛生法に基づき事業者の行う健診、老人保健法に基づき保健事業として市町村による基本健診などが主なものです。これらは、「要精検」、「要医療」などの情報提供を行い、二次健診を勧めることが主体であり、保健指導は高血圧、脂質異常、糖尿病、肝臓病を中心として一部でしか行われていないのが実情です。

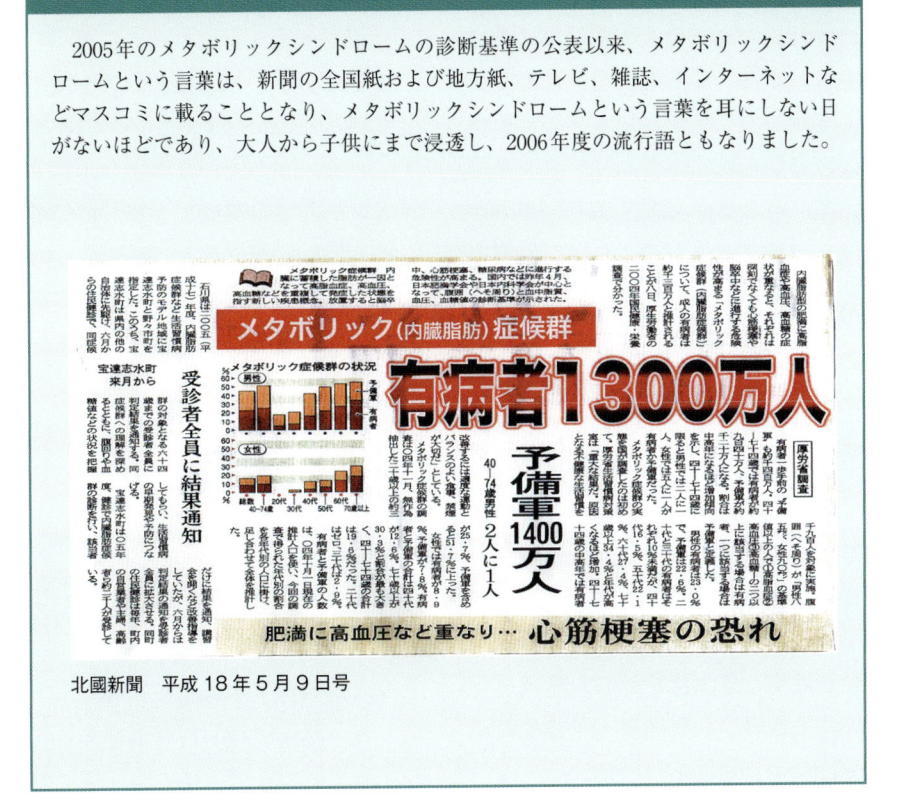

メタボリックシンドロームの診断基準に関するマスコミ報道

2005年のメタボリックシンドロームの診断基準の公表以来、メタボリックシンドロームという言葉は、新聞の全国紙および地方紙、テレビ、雑誌、インターネットなどマスコミに載ることとなり、メタボリックシンドロームという言葉を耳にしない日がないほどであり、大人から子供にまで浸透し、2006年度の流行語ともなりました。

北國新聞　平成18年5月9日号

第7章　メタボリックシンドロームの今後の展望

21世紀における国民健康づくり運動（健康日本21）：2000年より生活習慣病に関する一次予防、二次予防施策推進を目的として行われています。しかし、中間評価では、糖尿病有病者・予備群の増加、20〜60歳代男性の肥満者増加、野菜摂取量の不足、日常生活の歩数が減少しています。健康状態および生活習慣は、「改善しない」ないしは「悪化」という結果に終わっています。

二次健診給付制度：2001年より動脈硬化性疾患の重点的予防対策として、一次健診で4つの危険因子をすべて含むものを「死の四重奏」と病名をつけ、血管病の二次健診、健康指導、食事指導、運動指導を無料で行う労災保険の二次健診給付制度を設けています。

J・DOIT3：厚労省は戦略的研究プロジェクトを立ち上げ、わが国独自の生活習慣病対策のエビデンス構築のため、日本人の血糖、脂質、血圧へ強力に介入しています。

国保ヘルスアップ事業：各自治体においても、地域としての生活習慣病対策が行われています。

2008年4月よりメタボリックシンドロームを重点的課題とした国家的取り組みが開始

2008年の老人保健法の改正により、厚労省は生活習慣改善への介入と生活習慣病予防の徹底に取り組むことになりました。その内容は次の通りです。

目的：生活習慣病を予防するため特定健診と保健指導を効果的かつ効率的に行います。

実施者：医療保険の運営者（保険者）

対象：40〜74歳の保険の加入者

プログラム：メタボリックシンドロームの考え方を科学的根拠とし、腹部周囲径の測定を必須とした診断基準を用います。保険者が検査値から機械的に判断するのではなく、医師が判定して医療機関受診の必要性を通知します。健診受診者全員を生活習慣改善の必要度に応じて「リスクが少ない者」「リスクの重複した者」「リスクがない者」に階層別化し、その階層に応じて「情報提供」「動機付け支援」「積極的支援」を行います。行動支援は、自らが目標を立て、行動変容が出来るような支援を保健指導のもと行います。

健診および指導に携わる者：医師、保健師、管理栄養士、運動指導の専門家が対応しますが、受診者の増加が予測されており、民間事業者への委託や、自治体では部門間との連携が必要です。指導を行う際には、科学的根拠に基づき、個々の病態に合った質の高い全人的指導が必要です。とくに、患者との対話に基づいて実践することが重要なので、医療従事者がそれにふさわしい資質を備えていることが必要であり、患者が得た知識で納得が深まれば、治療の動機が強まり良好な自己管理にもつながることが期待されます。

目標：2015年までに糖尿病などの生活習慣病有病者・予備群が25％減少し、医療費の伸びが適正化します。

環境整備：IT技術を活用した機器や支援ツールの開発、種々の社会資源を有効利用します。

データ分析：集団としての健康課題を設定し、生涯を通じた管理を行い、生活習慣病有病者・予備群の減少について分析を行います。

メタボリックシンドロームについての批判と問題点と今後の展望

メタボリックシンドロームの提唱は一般市民の不安を煽っているのか？

メタボリックシンドロームが提唱されたことにより、該当する患者が増加し、薬を売るため製薬会社に協力しているのではないかという批判が生まれました。メタボリックシンドロームの3つの危険因子は高血圧、糖尿病、脂質異常ですが、厚労省の最近の報告では、高血圧患者は約3,900万人、糖尿病患者は予備軍を含めて1,620万人、脂質異常患者は約2,200万人、肥満は468万人といわれ、年々増加しております。メタボリックシンドロームは内臓脂肪蓄積を有する患者が高血圧、糖尿病、脂質異常のうちの2つ以上を有しているかどうかで分類し直したに過ぎないと考えられます。したがって、メタボリックシンドロームを提唱したことは必ずしも、患者の数を増やしていることにはならないと言えます。一方、わが国のメタボリックシンドロームでは高血圧を有しているもの（高血圧優位型）が最も多いのに比し、米国では糖尿病を有しているもの（糖尿病優位型）が最も多いというデータが出てきており、メタボリックシンドロームの発症機序に人種的相違がある可能性が推察されます。

腹腔内脂肪蓄積のスクリーニング法はこれで良いのか？

心血管病の早期発見のための出発点である腹腔内脂肪の直接測定に代わるスクリーニング法としては、臍

高でのウエスト周囲径の測定が採用されました。これは簡便であり、健診のモチベーションをあげるのに成功したと評価されています。わが国では、CTスキャンによる臍高での内臓脂肪面積が100cm²を超えると危険因子が増加することを根拠として、ウエスト周囲径のカットラインを男性85cm以上、女性90cm以上としています。女性のカットラインが男性より大である基準は世界中で日本のみです。CTスキャンによる脂肪面積を根拠としていますが、多くの批判がでています。そこで、ウエスト周囲径のカットラインのより高い特異度と感度を求めて、ROC曲線を用いた解析により検討されています（日本臨床64巻、増刊号、p84-87、宮脇ら）。それによると、男性では内臓脂肪面積およびウエスト周囲径が男性100cm²および86cmとわが国の診断基準値と同等ですが、女性では65cm²および77cmと、現在の診断基準値とは異なりかなり低い値が妥当ではないかというデータが示されています。この他にも、女性の診断基準に問題ありとする報告が多くなされており、今後、診断基準の改定がなされる可能性があります。

本来、内臓脂肪蓄積の判定には、脂肪体積を直接測ることが最善であり、それを測るインピーダンス法が開発されています。CTスキャンによる内臓脂肪面積との相関性があり、簡便であり、被爆の影響もなく、かつ経時的検査に有効であり、今後内臓脂肪蓄積の判定の主流になる可能性があると考えられます。

メタボリックシンドロームの診断基準はこれでよいのか？

メタボリックシンドロームの構成危険因子は、内臓脂肪蓄積を基盤として重積するものであり、危険因子が偶発的に重積するものとは区別しなければなりません。NCEP-ATP Ⅲの診断基準は内臓脂肪蓄積を必須項目とせず危険因子の数で診断しているので、内臓脂肪蓄積がなくてもメタボリックシンドロームと診断されます。全身性脂肪萎縮症という疾患では、糖尿病、脂質異常、インスリン抵抗性が重積しているにもかかわらず、全身の脂肪は減少している病態です。メタボリックシンドロームとは似て非なるものを診断する可能性があることに注意を要します。

「メタボリックシンドロームの構成危険因子の1つが増悪し、内臓脂肪蓄積が目立たなくなった場合、その危険因子の病名をも用いるべきである」「メタボリックシンドロームが単一の危険因子を上回って心血管病の発症を感知できないとの報告があり、わざわざメタボリックシンドロームというものを設ける必要があるのか」など意見もでています。診断基準の危険因子の組み合わせや追加すべき危険因子、またそれぞれの基準値が妥当なものか、今後解決していかなくてはなりません。

インピーダンス法（InBody）による内臓脂肪量の測定

内臓脂肪蓄積の判定には、脂肪体積を直接測ることが最善であり、それを測るインピーダンス法が開発されています。CTスキャンによる内臓脂肪面積との相関性があり、簡便であり、被爆の影響もなく、かつ経時的検査に有効でもあり、今後内臓脂肪蓄積の判定の主流になる可能性があると考えられます。

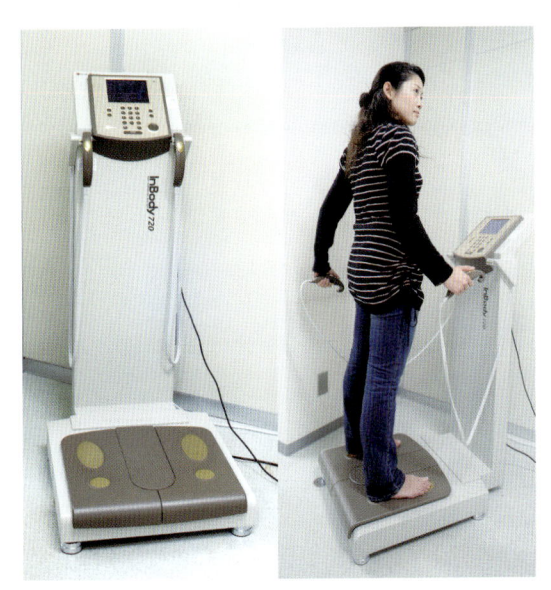

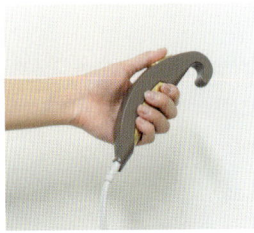

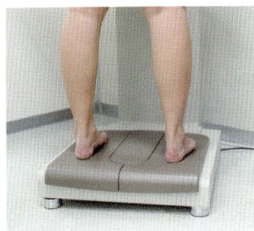

CTで測定した内臓脂肪量との相関性は非常に良い

第7章 メタボリックシンドロームの今後の展望

メタボリックシンドロームの機序解明はアディポサイトカインを中心として進むか？

近年、腹腔内の肥大した脂肪細胞から多くの生理活性物質（アディポサイトカイン）が分泌され、糖代謝、脂質代謝、血圧、血管病変に対し、単独あるいは相互に深く関わっていることが知られてきています。そのうち、アディポネクチンは内臓脂肪蓄積の増加（減少）と並行して血中濃度が低下（増加）し、レプチン、TNF-α、レジスチンなど他のアディポサイトカインと絡み合いインスリン抵抗性が増加（低下）することが知られてきており、メタボリックシンドロームのキーファクターとして特に注目されています。

現在、アディポサイトカインの研究はアディポネクチンを中心として動いていますが、メタボリックシンドロームの成因に関する研究はこれからといえるかもしれません。

薬物による治療戦略は？

メタボリックシンドロームに伴う高血糖、高血圧、脂質異常に対しては、その発症機序を考慮した薬物療法が必要です。既存の薬では、肥満解消とインスリン抵抗性改善作用を持っている薬剤が選択されるでしょう。たとえば、マジンドール（高度肥満）、オルロスタット（リパーゼ阻害薬）、チアゾリジン（インスリン抵抗性改善薬）、降圧薬のアンジオテンシンⅡ受容体阻害薬（一部にインスリン抵抗性改善がある）、フィブラート系（抗脂質薬）などです。

開発中で早めに実用化されそうな薬剤としては、tesaglitazar（インスリン抵抗性改善）、FXR作動薬（脂質代謝改善）などが挙げられます。直接的な作動薬としては、アディポサイトカインの分泌制御薬の開発が期待されています。

メタボリックシンドロームの進展と治療のポイント

（日医生涯教育シリーズ「メタボリックシンドローム up to date」医療・予防への展開 平成19年6月、S247 図2より改編）

メタボリックシンドロームはその上流にある生活習慣因子（過食、運動不足）によるところが大きいと言えます。2008年から行われる特定健診・保健指導は生活習慣因子の是正を階層別に効率よく、支援（情報提供、動機づけ支援、積極支援）を行うものです。無症状、軽症のうちに対応することになり、医療費の削減は十分期待できます。進行した場合も、生活習慣因子の改善を忘れてはなりません。

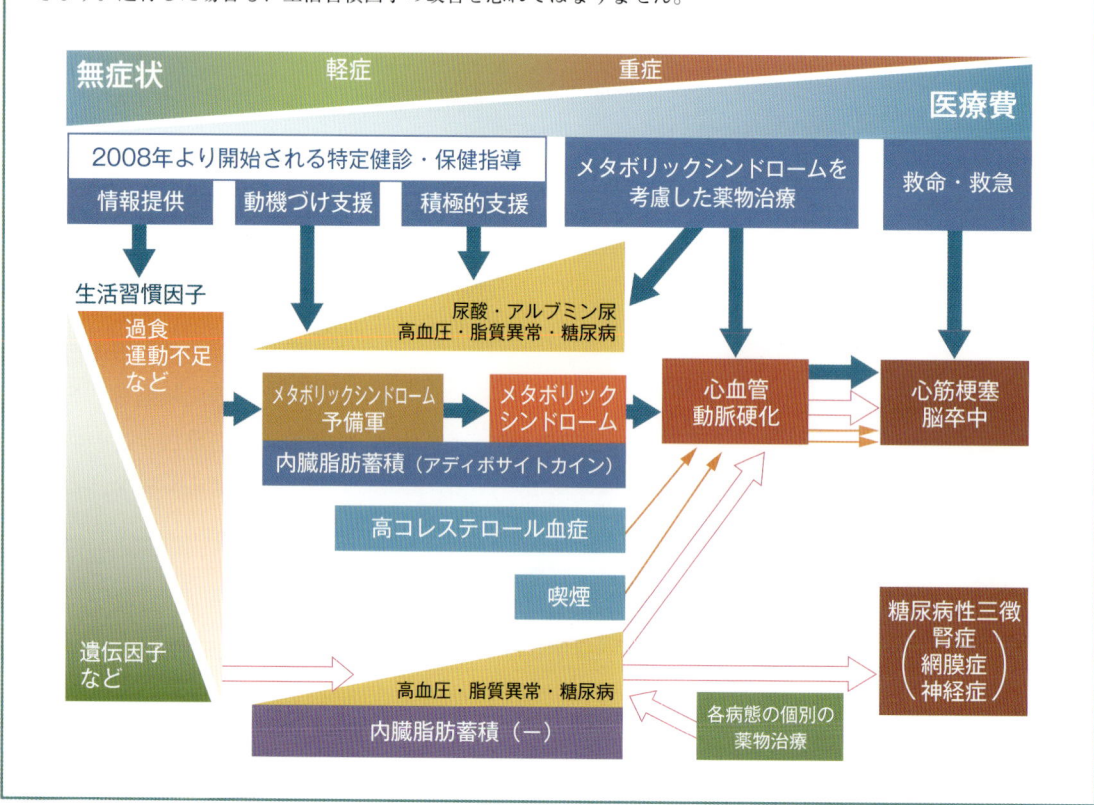

メタボリックシンドロームの考え方は増加し続けている医療費増加の削減を可能にするか？

2008年より実施される特定健診・指導においては、腹囲の測定が必須となりました。日本経団連などの経営者団体は、「社員のおなかが出ているのは個人の責任であり、企業の労働者に対する安全配慮義務の拡大に腹回りの太さまで責任を持つ必要があるのか」「検査項目の増加によって企業側の経営的負担が増加する」などと懸念しています。労働者側としては、労働安全法に基づく企業の定期健診と2008年より40歳以上の人に実施が予定されている特定健診・保健指導と2度の健診を受けることになるのか？ また、ウエスト周囲径の測定によって、腹回りの太目の人の雇用を避けるのではないか？ 懸念されています。

従来、糖尿病、脂質異常、高血圧などの生活習慣病は、個別に治療がなされてきました。メタボリックシンドロームについて、内臓脂肪蓄積を基盤として危険因子の重積した病態と理解し、内臓脂肪の減量を基本とした管理を行うことにより、複数の生活習慣病を一括して効率よく予防、治療することが望まれます。それによって、危険因子を個別に治療するよりも、増え続ける国民医療費の削減は大いに期待できます。

今後、日本人がメタボリックシンドロームを正しく理解・評価し、内臓脂肪（ウエスト周囲径）がどれだけ減ればどれだけ心血管病変あるいは総死亡率が減るのか（予防効果）の日本人のエビデンスをつくることも重要です。

文献

第1章 メタボリックシンドロームとは
メタボリックシンドロームの発症メカニズム
1）嶋 康晃：世界の心臓を救った町 フラミンガム研究の55年．ライフサイエンス出版，東京，2004
2）Reaven GM: Role of insulin resistance in human disease. Diabetes 37: 1595-1607, 1988
3）Kaplan NM: The deadly quartet: Upper-body obesity, glucose intolerance, hypertriglycridemia, and hypertension. Arch Intern Med 149: 1514-1520, 1989
4）DeFronzo RA, Ferrannini E: Insulin resistance. A multifaceted syndrome responsible for NIDDM, obesity, hypertension, dyslipidemia, and atherosclerotic cardiovascular disease. Diabetes Care 14: 173-194, 1991
5）日本肥満学会編：肥満症治療ガイドライン2006. p10-15, 肥満研究12（臨時増刊号），2006
6）Fujioka S, Matsuzawa Y, Tokunaga K, Tarui S: Contribution of intra-abdominal fat accumulation to the impairment of glucose and lipid metabolism in human obesity. Metabolism 36: 54-59, 1987
7）Nakamura T, Tsubono Y, Kameda-Takemura K, Funahashi T, Yamashita S, Hisamichi S, Kita T, Yamamura T, Matsuzawa Y; The Group of the Research for the Association between Host Origin and Atherosclerotic Disease under the Preventive Measure for Work-related Disease of the Japanese Labor ministry: Magnitude of sustained multiple risk factors for ischemic heart disease in Japanese employees - A case-control study. Jpn Circ J 65: 11-17, 2001
8）メタボリックシンドローム診断基準検討委員会：メタボリックシンドロームの定義と診断基準．日内会誌 94: 794-809, 2005
9）松澤佑次：メタボリックシンドローム：その概念と日本人の診断基準．糖尿病学2005，岡芳知，谷澤幸生編，p65-72, 診断と治療社，東京，2005

第2章 メタボリックシンドロームと動脈硬化促進因子（危険因子）との関係
糖代謝異常
1）Alexander CM, et al: NCEP-defined metabolic syndrome, diabetes, and prevalence of coronary heart disease among NHANES III participants age 50 years and older. Diabetes 52: 1210-1214, 2003.
2）Wilson PWF, et al: Metabolic syndrome as a precursor of cardiovascular disease and type 2 diabetes mellitus. Circulation 112: 3066-3072, 2005.
3）Lorenzo C, et al: The National Cholesterol Education Program-Adult Treatment Panel III, International Diabetes Federation, and World Health Organization definitions of the metabolic syndrome as predictors of incident cardiovascular disease and diabetes. Diabetes Care 30: 8-13, 2007.
4）Kadota A, et al: Relationship between metabolic risk factor clustering and cardiovascular mortality stratified by high blood glucose and obesity: NIPPON DATA90, 1990-2000. Diabetes Care 30: 1533-1538, 2007.

尿酸代謝異常
1）Modan M, Halkin H, Karasik A, Lusky A: Elevated serum uric acid-a facet of hyperinsulinaemia. Diabetologia 30: 713-718, 1987
2）Facchini F, Chen YD, Hollenbeck CB, Reaven GM: Relationship between resistance to insulin-mediated glucose uptake, urinary uric acid clearance, and plasma uric acid concentration. JAMA 266: 3008-3011, 1991
3）Leyva 8F, Wingrove CS, Godsland IF, Stevenson JC: The glycolytic pathway to coronary heart disease: A hypothesis. Metabolism 47: 657-662, 1998
4）Matsuura Yamashita S, Nakamura T, Nishida M, Nozaki S, Funahashi T, Matsuzawa Y: Effect of visceral fat accumulation on uric acid metabolism in male obese subjects: Visceral fat obesity is linked more closely to overproduction of uric acid than subcutaneous fat obesity. Metabolism 47: 929-933, 1998
5）Fox IH: Metabolic basis for disorders of purine nucleotide degradation. Metabolism 30: 616-634, 1981
6）疋田美穂：高尿酸血症と生活習慣病，糖代謝異常の関連に関する研究．痛風と核酸代謝 24: 139-151, 2000
7）Nieto FJ, Iribarren C, Gross MD, Comstock GW, Cutler RG: Uric acid and serum antioxidant capacity: a reaction to atherosclerosis? Atherosclerosis 148: 131-139, 2000
8）Kawamoto R, Tomita H, Oka Y, Ohtsuka N: Relationship between serum uric acid concentration, metabolic syndrome and carotid atherosclerosis. Intern Med 45: 605-614, 2006
9）Ishizaka N, Ishizaka Y, Toda E, Nagai R, Yamakado M: Association between serum uric acid, metabolic syndrome and carotid atherosclerosis in Jaoanese individuals. Arterioscler thromb Vasc Biol 25: 1038-1044, 2005
10）Kato M, Hisatome I, Tomikura Y, Kotani K, Kinugawa T, Ogino K, Ishida K, Igawa O, Shigemasa C, Somers VK: Status of endothelial dependent vasodilation in patients with hyperuricemia. Am J Cardiol 96: 1576-1478, 2005
11）Ishizaka N, Ishizaka Y, Toda E, Hashimoto H, Nagai R, Yamakado M: Higher serum uric acid is associated with increased

arterial stiffness in Japanese individuals. Atherosclerosis 192: 131-137, 2007
12）Corry DB, Tuck ML: Uric acid and the vasculature. Curr Hypertens Rep 8: 116-119, 2006

第3章　メタボリックシンドロームで引き起こされる病気
動脈硬化症に基づく病気　2-メタボリックシンドロームと脳血管障害（脳卒中）
1）脳卒中治療ガイドライン 2004. 篠原幸人ら（編），協和企画，東京，2004.
2）Elliot W.J. Circadian variation in the timing of stroke onset. A meta-analysis. Stroke. 1998: 29: 992-996.
3）堀 有行，久保山哲彦，佐藤孝幸ら．レム睡眠中の中大脳動脈血流速度　―経頭蓋ドップラー血流計による連続的観察と呼吸機能との関係―．脳波と筋電図, 1993, 21: 1-11.
4）Yaggi HK, Concato J, Kernan WN, et al. Obstructive sleep apnea as a risk factor for stroke and death. N Engl J Med. 2005, 353: 2034-2041.

動脈硬化症に基づく病気　4-メタボリックシンドロームと腎臓病
1）Chen J et al. The metabolic syndrome and chronic kidney disease in U.S. adults. Ann Int Med 140:167-174, 2004

その他の病気　3-メタボリックシンドロームと睡眠時無呼吸症候群
1）栂 博久他：睡眠呼吸障害―診療のポイント第1版第2刷．編集：栂 博久，高橋昌克，メジカルビュー，2007年

第4章　メタボリックシンドロームの診断
内臓脂肪蓄積の判定法とメタボリックシンドロームの診断基準
1）World Health Organization: Definition, diagnosis and classification of diabetes mellitus and its complications. Part I: Diagnosis and classification of diabetes mellitus. World Health Organization, Geneva, 1999.
2）Expert Panel on Detection, Evaluation, and Treatment of High Blood Cholesterol in Adults. Executive Summary of the Third Report of the National Cholesterol Education Program (NCEP) Expert Panel on Detection, Evaluation, and Treatment of High Blood Cholesterol in Adults (Adult Treatment Panel III). JAMA 285: 2486-2497, 2001.
3）メタボリックシンドローム診断基準検討委員会：メタボリックシンドロームの定義と診断基準．日内会誌 94: 794-809, 2005
4）The IDF consensus worldwide definition of the metabolic syndrome, 2005.
http://www.idf.org/webdata/docs/Metabolic_syndrome_definition.pdf（2005/Apr/14）
5）Grundy SM, Cleeman JI, Daniels SR, Donato KA, Eckel RH, Franklin BA, Gordon DJ, Krauss RM, Savage PJ, Smith SC, Spertus JA, Costa F.: Diagnosis and management of the metabolic syndrome. An American Heart Association/National Heart, Lung, and Blood Institute Scientific Statement. Circulation 112: e285-e290, 2005.

メタボリックシンドロームの早期発見　―職場地域での取り組み―
1）Nakamura T, Tsubono Y, Kaneda-Takemura T, Funahashi T, Yamashita S, Hisamichi S, Kita T, Yamamura T, Matsuzawa Y: The Group of the Research for the Association between Host Origin and Atherosclerotic diseases under the Preventive Measure for Work-related Diseases of the Japanese Labor Ministry. Jpn Circ J 65: 11-17, 2001
2）津下一代：メタボリックシンドロームが検診・保健指導のあり方を変える！．MEDICAL DIGEST 56: 48-55, 2007

第5章　メタボリックシンドロームの早期治療
メタボリックシンドロームを伴った疾患の治療　2-脳血管障害（脳梗塞）
1）脳卒中治療ガイドライン 2004. 篠原幸人ら（編），協和企画，東京，2004.
2）Bassetti CL: Principles and practice of sleep medicine（Fourth Edition）, 2005 p825.

索 引

記号・英数

75g 経口ブドウ糖負荷試験 ……23, 24
ABCA1 ………………………… 28
BMI（body mass index：体格指数）
 ……………………………7, 11, 68
bright liver …………………………133
HDL ………………………………… 27
HMG-CoA 還元酵素阻害薬（スタチン）
 ………………………………… 29
HOMA-R ………………………… 26
JDCS 研究 ……………………… 46
K（カリウム）チャネル開口薬 ……121
LDL ………………………………… 27
LDL 受容体 ……………………… 29
MDCT（multi-row detector CT）……118
MRFIT …………………………… 45
NHANESIII ……………………… 44
OPCAB: off-pump coronary artery
 bypass surgery ……122
PAI-1 ……………………………… 16
small dense LDL ………………… 29
TNF-α …………………………… 16
VLDL ……………………………… 27

あ

α 1 遮断薬…………………………113
α グルコシダーゼ阻害薬…………129
アスピリン…………………………121
アディポサトカイン……………… 15
アディポネクチン……………15, 58
アデノイド…………………………138
アテローム血栓性梗塞………48, 124

アメリカコレステロール教育プログ
ラム（NCEP-ATP Ⅲ）の基準……… 73
アルコール………………………… 41
アンジオテンシンⅡ1型受容体拮抗薬（ARB）
 …………………………………137
アンジオテンシンⅡ受容体拮抗薬（ARB）
 …………………………113, 130
アンジオテンシン変換酵素
（ACE）阻害薬…………113, 130
安静時痛…………………………… 50

い

いびき……………………………… 66
インスリン抵抗性…14, 28, 35, 58, 129
インスリン抵抗性症候群………… 11
インスリン分泌指数……………… 26

う

ウエスト周囲径…………………… 75
運動の効果………………………… 95
運動療法…………………… 95, 127

え

エイコサペンタエン酸（EPA）…… 91
壊死………………………………… 50
エネルギー所要量…………………148

か

改訂NCEP-ATP III 診断基準 …… 74
回転性アテレクトミー……………121
潰瘍………………………………… 50
カイロミクロン…………………… 27
核医学検査…………………………118
カテーテル治療……………………126
カルシウム（Ca）拮抗薬 ……114, 120
間欠性跛行………………………… 50
冠状動脈…………………………… 44

冠状動脈造影………………………119
冠状動脈バイパス手術
（CABG: coronary artery bypass grafting）
 …………………………………120
肝性リパーゼ……………………… 28
肝臓病………………………… 57, 133
カンナビノイドB1受容体拮抗薬…129
冠攣縮性狭心症……………………117

き

危険因子……………………… 50, 127
基礎代謝基準値…………………… 90
基礎代謝量（kcal）………………… 90
喫煙（タバコ）……………… 39, 128
急性冠症候群………………………117
狭心症………………………… 44, 116
虚血性心疾患………………………116
禁煙治療…………………………… 39

く

クモ膜下出血……………………… 48
グループ・ダイナミクス…………108

け

頸動脈エコー検査………………… 78
経皮的冠状動脈インターベンション
（PCI: percutaneous coronary intervention）
 …………………………………120
経皮的血管形成術
（PTA: percutaneous transluminal angioplasty）
 …………………………………126
経皮的心肺補助装置
（PCPS: percutaneous cardio pulmonary support）
 …………………………120, 122
血清シスタチンC…………………130
血栓内膜切除術……………………126
血栓溶解療法………………………122
検査項目…………………………… 76

顕性蛋白尿……………………………55

こ

口蓋扁桃………………………………138
効果的な運動…………………………96
交感神経切除術………………………126
抗狭心症薬……………………………120
口腔内装具（OA）……………………69
高血圧………………………20, 41, 68
抗血小板療法…………………………124
高脂血症………………………………68
行動科学………………………………106
抗トロンビン薬………………………124
高尿酸血症………………………35, 36
国際糖尿病連合（IDF）………………73
国民健康・栄養調査報告……………88
コレステロール………………………27
今後の展望……………………………152

し

糸球体濾過値…………………………56
脂質代謝異常…………………………27
死の四重奏……………………………11
脂肪肝……………………………57, 133
集団指導………………………………106
粥　腫：アテローム、atheroma ……2
粥腫（プラーク）……………………116
粥　状　動脈硬化 ……………………2
硝酸薬…………………………………120
小児肥満………………………………147
食事バランスガイド…………………93
食事療法………………………………87
職場・地域………79, 106, 109, 142
食欲抑制薬……………………………115
心筋梗塞………………………44, 68, 116
心原性塞栓症……………………48, 124
診断基準………………………………72
腎生検…………………………………130
腎臓病……………………………54, 129

身体活動係数…………………………90
シンドロームX………………………11
心肺運動負荷試験
（CPX: cardiopulmonary exercise test）…96

す

睡眠呼吸モニター（ポリグラフ）…69
睡眠時鼻持続陽圧療法（CPAP）…69
睡眠時無呼吸症候群
（SAS: sleep apnea syndrome）……66
スタチン系高脂血症薬………………121
スタチン系薬剤………………………114
ステント留置…………………………121

せ

生活習慣改善プログラム……………86
生活習慣病……………………………68
生体インピーダンス法………………72
世界保健機構（WHO）の基準………73
摂取エネルギー量……………………88

そ

早期治療………………………………86
早期発見………………………………79
組織プラスミノーゲンアクチベーター
（rt-PA）………………………………124

た

大動脈内バルーンパンピング
（IABP: intra-aortic balloon pumping）
……………………………………120, 122
タバコ（喫煙）……………………39, 128

ち

チアゾリジン系薬剤…………………114
チアゾリジン誘導体………………129, 137

中枢性睡眠時無呼吸症候群
（CSAS: central sleep apnea syndrome）…66
中性脂肪………………………………27
超音波振動メス………………………69

つ

痛風………………………………35, 61

て

低侵襲手術（MIDCAB: minimally invasive
direct coronary artery bypass surgery）
…………………………………………122
手軽に行える運動……………………99

と

透析療法………………………………54
糖代謝異常……………………………23
糖尿病……………………………41, 68
糖尿病腎症……………………………131
動脈硬化…………………………………2
動脈硬化促進因子………………………2
特定健康診査…………………………81
特定健診・特定保健指導……………83
ドコサヘキサエン酸（DHA）………91
突然死…………………………………68
トリグリセライド……………………27

な

内臓脂肪………………………………28
内臓脂肪症候群………………………13
内臓脂肪蓄積……………………2, 11
内臓脂肪蓄積の判定法………………72
内臓脂肪面積……………………13, 76
内中膜複合体厚
（IMT: intima media thickness）……78

161

に
尿酸代謝異常 …… 35

ね
眠気 …… 68

の
脳血管障害（脳卒中） …… 48
脳血管障害（脳梗塞） …… 124
脳出血 …… 48
脳卒中 …… 48, 68

は
バイパス術 …… 125
発症メカニズム …… 10
発症予防 …… 142
バルーン形成術 …… 121

ひ
非アルコール性脂肪肝
（NAFLD: non-alcoholic fatty liver disease）… 57
非アルコール性脂肪性肝炎
（NASH: non-alcoholic steatohepatitis）
…… 133, 136
非アルコール性脂肪性肝疾患
（NAFLD: nonalcoholic fatty liver disease）
…… 133, 136
ピオグリタゾン …… 114
皮下脂肪面積 …… 13
ビグアナイド薬 …… 114, 129
ビスファチン …… 16
肥満 …… 7, 30, 41, 68
肥満度 …… 11, 68
標準体重 …… 90, 147
標準的腹囲径測定法 …… 77
微量アルブミン尿 …… 55

ふ
不安定狭心症 …… 117
フィブラート系薬剤 …… 29, 114
フィブラート薬 …… 130
腹囲の測定 …… 76
腹部肥満 …… 54
不整脈 …… 68
不飽和脂肪酸 …… 91
フラミンガム研究 …… 10, 44
フリーラジカルスカベンジャー …… 124
プリン体 …… 35

へ
β（ベータ）遮断薬 …… 121
閉塞性睡眠時無呼吸症候群
（OSAS: obstructive sleep apnea syndrome）… 66
閉塞性動脈硬化症 …… 50, 125
閉塞性無呼吸低呼吸症候群（OSAS） … 48
ペットボトル運動 …… 100

ほ
包括的生活指導 …… 103
方向性アテレクトミー（DCA） …… 121
防風通聖散 …… 115
飽和脂肪酸 …… 91
補助循環法 …… 122
ポピュレーション・アプローチ …… 142

ま
マジンドール …… 115
末期腎不全 …… 54
マルチプルリスクファクター症候群
…… 5, 11

み
脈波伝播速度
（PWV: pulse wave velocity）検査 … 78

む
無呼吸 …… 66
無症候性脳梗塞 …… 49

め
メタボリックシンドローム
（metabolic syndrome: 代謝症候群）
…… 2, 14, 39, 54, 68
メタボリックシンドロームの診断基準 … 73
メトホルミン …… 114, 137

や
薬物溶出性ステント
（DES: drug eluting stent） …… 122
薬物療法 …… 112

ゆ
遊離脂肪酸 …… 28, 134

ら
ラクナ梗塞 …… 48, 124

り
リスクファクター（危険因子） …… 44
理想体重 …… 11
リポタンパクリパーゼ（LPL） …… 28

れ
レーザー形成術 …… 121
レジスチン …… 16
レニン阻害薬 …… 130
レプチン …… 16, 58

図説 カラダ大辞典①
メタボリックシンドローム

発 行 日	平成21年6月1日
編　　集	図説 カラダ大辞典編集委員会
発　　行	金沢医科大学 出版局
	〒920-0293 石川県河北郡内灘町大学1丁目1番地
	電話 076-286-2211（代）
	http://www.kanazawa-med.ac.jp
発　　売	株式会社 紀伊國屋書店
	〒163-8636 東京都新宿区新宿3丁目17番7号
	電話 03-3354-0131（代）
印　　刷	株式会社 橋本確文堂
	〒921-8025 石川県金沢市増泉4－10－10
	電話 076-242-6121

本書の内容を無断で複写、複製、転載すると、著作権・出版権の侵害となることがありますのでご注意ください。
落丁、乱丁本はお取替えいたします。
© 金沢医科大学 図説 カラダ大辞典編集委員会

ISBN978-4-906394-36-4　C3347